Prävention von Machtmissbrauch und Gewalt in der Pflege

Martina Staudhammer

Prävention von Machtmissbrauch und Gewalt in der Pflege

2 Auflage

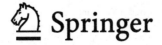

Martina Staudhammer
Wien, Österreich

ISBN 978-3-662-68543-3   ISBN 978-3-662-68544-0   (eBook)
https://doi.org/10.1007/978-3-662-68544-0

Die Deutsche Nationalbibliothek verzeichnet diese Publikation in der Deutschen Nationalbibliografie; detaillierte bibliografische Daten sind im Internet über https://portal.dnb.de abrufbar.

Planung/Lektorat: Sarah Busch
Springer ist ein Imprint der eingetragenen Gesellschaft Springer-Verlag GmbH, DE und ist ein Teil von Springer Nature.
Die Anschrift der Gesellschaft ist: Heidelberger Platz 3, 14197 Berlin, Germany

Das Papier dieses Produkts ist recyclebar.

Vorwort

„Humanität besteht darin, dass niemals ein Mensch einem Zweck geopfert wird."
(Albert Schweitzer)

Humanität wird als Geisteshaltung, Gesinnung und Menschlichkeit beschrieben. Fast alle gängigen Pflegemodelle orientieren sich an einem humanistischen Weltbild. Der Mensch steht im Mittelpunkt des Handelns, er wird als Teil des Ganzen und doch als Individuum mit all seinen Bedürfnissen verstanden.

Doch warum geht im Pflegealltag diese Menschlichkeit oft verloren, wird vergessen und bietet somit Spielraum für Gewalt?

In meiner mittlerweile mehr als 35-jährigen Berufslaufbahn gab es zahlreiche Momente der Fassungslosigkeit, der Ohnmacht und der Handlungsunfähigkeit. Im Rückblick betrachtet waren es immer Situationen, in denen die Menschlichkeit und Achtsamkeit fehlten und die Würde eines Menschen verletzt wurde.

Ich möchte an dieser Stelle unbedingt betonen, dass es weit mehr Momente der Freude und positiver Beziehungsgestaltung gab. Die allermeisten meiner Kolleginnen und Kollegen, denen ich in den letzten 35 Jahren begegnet bin, haben das Herz am rechten Fleck und sehen ihren Beruf nach wie vor als Bereicherung. Und sie würden keinen anderen wählen, hätten sie nochmals die Wahl. Diesen wunderbaren Menschen möchte ich Danke sagen und sie gleichzeitig auffordern, sich im Berufsalltag weiter für die Menschlichkeit einzusetzen. Denn jeder von uns kennt die vielen Alltagssituationen, in denen die Grenzen zwischen Humanität und Berufsethik und den immer enger werdenden Strukturen kaum mehr in Einklang zu bringen sind.

Das Thema Gewaltprävention und die damit verbundene Achtsamkeit im Pflegealltag beschäftigen mich seit vielen Jahren. Ich war damals noch Schülerin und absolvierte ein Praktikum auf einer neurologischen Abteilung. Einige Mitarbeiter*innen besuchten gerade eine Fortbildung zur basalen Stimulation und so nutzten sie die morgendliche Grundpflege um die gelernten Seminarinhalte zu üben. Anregende Körperwaschungen sollten getestet werden.

Beispiel

Bei Herrn Schmidl wurde anregende Ganzkörperwaschung durchgeführt. Herr Schmidl war wegen seiner fortschreitenden Parkinsonerkrankung auf der neurologischen Abteilung aufgenommen. Die Körperpflege dauerte sehr lange und Herr Schmidl zitterte immer mehr. Seine Sprache war aufgrund seiner Erkrankung schon sehr verwaschen und er konnte sich sprachlich nicht mehr mitteilen. Er stöhnte und drehte den Kopf weg. Die Pflegeperson beachtete dies nicht, sie machte weiter und wusch den Patienten gegen den Haarstrich mit bereits kühlem Wasser. Sie sagte immer wieder zu Herrn Schmidl: „Das tut Ihnen gut, das macht Sie richtig munter!" ◄

Die Ausübung von Macht und Gewalt in der Pflege hat viele Gesichter, meist geschieht sie unbewusst. Wann und ob Handlungen oder „Nicht-Handlungen" als Gewalt erlebt werden, ist sehr unterschiedlich. Daher erfordert dieses Thema unsere Aufmerksamkeit, um im Alltag die Achtsamkeit und den Respekt vor jedem Menschen in den Vordergrund zu stellen.

Allen Führungspersonen kommt hier eine besondere Verantwortung zu. Eine ehrliche Auseinandersetzung mit dem Thema ist der erste Schritt zur Vermeidung von Machtmissbrauch und Gewalt in der Pflege.

Dieses Buch ist keine pflegewissenschaftliche Abhandlung und kein Grundlagenwerk über Macht und Gewalt.

Seit der Erstauflage dieses Buches hat sich die Situation in Pflegeeinrichtungen nochmal drastisch verschärft. Die Corona Pandemie mit all ihren Auswirkungen, hat das Gesundheitssystem und alle Mitarbeiter*innen enorm gefordert und belastet. Die Personalsituation hat sich nochmal massiv verschlechtert und damit auch die Situation für Patient*innen und Bewohner*innen in Krankenhäusern und Pflegeeinrichtungen. Daher ist das Thema Macht – und Gewaltprävention wichtiger als je zuvor.

Anhand zahlreicher realer Fallbeispiele sollen Sie auf den folgenden Seiten einen Einblick in die vielen Dimensionen der Gewalt und Machtausübung und deren Präventionsmöglichkeiten erhalten. Ich möchte Sie emotional berühren, Sie stellenweise betroffen machen, denn das eine oder andere Beispiel wird Ihnen bekannt vorkommen. Denn nur dann kann Sie dieses Buch sensibilisieren, im Alltag achtsam und aufmerksam zu sein. Es kann Sie ermutigen, die ethischen Werte in den Mittelpunkt Ihres Handelns zu stellen. Es kann Ihnen helfen, Gewaltpotenziale zu erkennen und diesen entgegenzusteuern. Es kann Sie befähigen, dass Thema Macht und Gewalt aufzuzeigen und darüber zu reden. Es kann Ihnen den Rücken stärken, weil die Würde des Menschen unantastbar ist.

Ich bedanke mich bei Sarah Busch vom Springer Verlag für ihre Unterstützung und die Hilfestellung bei der Überarbeitung dieses Buches sowie bei Kerstin Barton für die Projektbegleitung. Mein besonderer Dank gilt Anne Borgböhmer für das Lektorieren des Buches.

Der größte Dank gilt meinem Mann und meinen Töchtern, die mich während der Schreibphase immer ermuntert und bestärkt haben.

Die Namen der Personen und Orte in den Fallbeispielen wurden aus Personen- und Datenschutzgründen verändert.

Ich wünsche Ihnen viele „Aha"-Erlebnisse beim Lesen!

Wien, Österreich   Martina Staudhammer
Altötting, Deutschland 2023

Inhaltsverzeichnis

Über die Autorin

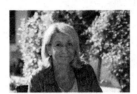 **Martina Staudhammer „Achtsam Leben pflegen"**
So lautet das berufliche Leitbild aber auch das private Lebensmotto von Frau Staudhammer.

- Frau Staudhammer ist diplomierte psychiatrische Gesundheits- und Krankenpflegerin. Sie war jahrelang aktiv als Beraterin und Referentin im Gesundheitsbereich tätig.
- Seit 2017 ist sie Einsatzleiterin der Volkshilfe Gesundheits- und soziale Dienste im Bezirk Braunau am Inn/ Österreich

Unter anderem waren es Seminare zu folgenden Themen:

- Macht und Gewalt in der Pflege und Betreuung
- Demenz und andere psychiatrische Symptome
- Kommunikationsmöglichkeiten bei Demenz
- Praxisrelevante Biografiearbeit in der Pflege und Betreuung
- Gelindere Maßnahmen – Heim-Aufenthaltsgesetz
- Pflegeplanung – Berücksichtigung von Lebensgewohnheiten und Biografie
- Sexualität im Heim – normal oder grenzüberschreitend?
- Angeleitete Fallbesprechungen und Lösung von Spannungsfeldern bei komplexen Pflegesettings

Sollten Sie Kontakt zu Frau Staudhammer aufnehmen wollen, so können Sie dies gern unter folgender E-Mail-Adresse tun: martina.staudhammer@gmx.at.

Macht und Gewalt

Inhaltsverzeichnis

Beispiel

Die Pflegehelferin Christine arbeitet seit fünf Jahren auf einer onkologischen Abteilung mit dem Schwerpunkt Lungenkarzinom. In den letzten Monaten belastet sie die Arbeit zunehmend. Hatte sie anfangs noch Geduld, strahlte Ruhe aus und konnte Einfühlungsvermögen zeigen, bemerkt sie nun immer wieder Ekelgefühle. Besonders bei Hustenanfällen von Patient*innen findet sie das Sputum und den Auswurf immer unerträglicher. Sie erledigt zwar alle Aufgaben, doch ihren Ekel kann sie immer weniger verbergen. Als sie eines Tages die Nierentassen mit dem Speichel wegräumt, und ein Patient dabei plötzlich hustet, sagt sie zu ihm: „Pfui Teufel, können Sie den Schleim nicht runterschlucken oder woandershin husten." Danach schämt sie sich, kann in der Nacht nicht mehr schlafen, und so sehr sie sich bemüht, häufen sich ihre Unfreundlichkeiten gegenüber Patient*innen, bis sie eines Tages weinend zusammenbricht und ein langer Krankenstand folgt. ◄

Der Pflegeberuf ist sehr anspruchsvoll und erfordert ein hohes Maß an körperlicher und psychischer Belastbarkeit. Die tägliche Konfrontation mit Krankheit, Leid und auch dem Tod weisen Mitarbeiter*innen im stationären Pflegealltag immer wieder auf ihre Grenzen hin. Auch die unterschiedlichen Ansprüche und Erwartungen der Pflegebedürftigen und deren Angehöriger mit den immer mehr werdenden administrativen Vorgaben zu vereinen, wird immer schwieriger. Viele Pflegende geraten im Alltag in Gewissenskonflikte. Sie fühlen sich hin und hergerissen zwischen ethischen Erwartungen und strukturellen Gegebenheiten. Pflegende fühlen sich zunehmend hilflos sind überfordert und in ihrem Handlungsspielraum und ihrer Kompetenz eingeschränkt. Dieses Spannungsfeld erhöht die Gefahr von Machtmissbrauch und Gewalt in all seinen Ausprägungen für den hilfsbedürftigen Menschen. Im einleitenden Beispiel kommt es durch Überforderung zu Unfreundlichkeiten von Seiten der Pflegeperson. Die Ausprägungen und Auswirkungen von Machtmissbrauch und Gewaltphänomenen in Pflegebeziehungen beschränken sich jedoch nicht auf Unfreundlichkeiten. Im engen Beziehungsgeflecht der Pflege sind alle Formen von Gewalt möglich, daher ist eine ehrliche Auseinandersetzung aus unterschiedlichen Perspektiven unerlässlich. Erst dann können präventive Maßnahmen und Konzepte ihre Wirkung zeigen.

Ein besonderes Augenmerk muss auf die Gesundheit der Mitarbeiter*innen gelegt werden. Dies liegt nicht nur im Interesse der Patienten*innen oder Bewohner*innen, sondern auch im Interesse der Gesellschaft und der Kostenträger.

Besonders die psychische Gesundheit von Mitarbeiter*innen in Gesundheitsberufen gewinnt immer mehr an Bedeutung. Schon jetzt sind ca. 15 % der krankheitsbedingten Ausfälle auf psychische Belastungen zurückzuführen, gefolgt von Muskel- und Skeletterkrankungen.

Laut dem aktuellen Gesundheitsreport der DAK-Gesundheit (Rebscher 2022) liegt die Krankenstandsrate bei 4,7 %. Im Vergleich zu anderen Berufen sind die Zahlen überproportional hoch. Nun führen die enormen körperlichen und psychischen Belastungen einerseits zu Ausfällen, die dann von anderen Mitarbeiter*innen wieder kompensiert werden müssen. Andererseits zeigen sich schon lange vor dem endgültigen Kranksein, Anzeichen von Überforderung. Nicht nur unter dem Aspekt der Kosten, sondern auch unter dem Aspekt der Gewaltprävention ist auf die physische und psychische Gesundheit von Pflegepersonen besonders zu achten.

► Unachtsamkeit und Unfreundlichkeiten entstehen häufig aus einer Überforderung oder auch Überlastung von Mitarbeiter*innen. Es entsteht Leid auf beiden Seiten.

Gerade weil der Pflegeberuf sehr belastend ist und dadurch das Risiko von Überforderung bis hin zu Frustration, Machtmissbrauch und Gewalt steigt, ist eine breite und umfassende Sensibilisierung notwendig.

Führungskräfte können durch ihr Wissen, ihre Achtsamkeit und Vorbildfunktion maßgeblich zur Prävention beitragen.

Im Sinne der Prävention von Machtmissbrauch und Gewalt ist es notwendig, einen einheitlichen Zugang und somit ein einheitliches Verständnis in der Auseinandersetzung des sensiblen Themas zu gewährleisten.

Um sich dem Thema Macht und Gewalt anzunähern, ist es vorerst notwendig, gängige Definitionen rund um das Thema Gewalt aus der Literatur näher zu betrachten und unter dem Aspekt von Pflegebeziehungen zu beleuchten.

1.1 Klärung der Begriffe

Wann und wo Machtmissbrauch und Gewalt beginnen, ist nicht einfach zu definieren und oft auch nicht einfach zu erkennen. Vor allem den Begriff Macht findet man in Pflegebeziehungen kaum. Da er aber von großer Bedeutung und in engem Zusammenhang mit der Entstehung und Prävention von Gewalt in Pflegebeziehungen steht, wird er des Weiteren immer im Kontext betrachtet.

1.1.1 Gewalt

In der Literatur finden sich zahlreiche Definitionen von Gewalt. Im Folgenden wird versucht, die für Pflegebeziehungen bedeutendsten aufzuzeigen.

WHO
Die Weltgesundheitsorganisation definiert Gewalt zum einen allgemein und zum anderen auch explizit gegenüber älteren Menschen (WHO):

> „Gewalt ist der absichtliche Gebrauch von angedrohtem oder tatsächlichem körperlichem Zwang oder physischer Macht gegen die eigene oder eine andere Person, gegen eine Gruppe oder Gemeinschaft, der entweder konkret oder mit hoher Wahrscheinlichkeit zu Verletzungen, Tod, psychischen Schäden, Fehlentwicklung oder Deprivation führt."

Gewalt gegenüber älteren Menschen definiert die WHO wie folgt:

> „Unter Gewalt gegen ältere Menschen versteht man eine einmalige oder wiederholte Handlung oder das Unterlassen einer angemessenen Reaktion im Rahmen einer Vertrauensbeziehung, wodurch einer älteren Person Schaden oder Leid zugefügt wird."

Weitere Definitionen
Die Autorinnen Cordula Schneider und Ursula Ruthemann formulieren in ihren Ausführungen zum Thema Gewalt in der Pflege bzw. im Altenheim Gewalt gegenüber Pflegebedürftigen anschaulich:

> „(…) objektiv bezieht sich der Gewaltbegriff auf eine körperliche Zwangseinwirkung. Als subjektive Komponente wird der Zwang verstanden, der dazu eingesetzt wird, einen wirklich geleisteten oder zu erwartenden Widerstand des Opfers zu überwinden. In einer Beziehung liegt dann Gewalt vor, wenn eine Person zu etwas gezwungen wird. Es wird deutlich, dass Gewalt nur dann ausgeübt werden kann, wenn eine asymmetrische Beziehung zwischen den beteiligten Personen, Gewaltanwender*in und Gewaltadressat*in besteht." (Schneider 2005, S. 19)

Ursula Ruthemann bemerkt, dass Gewalt immer aus der Sicht des Betroffenen gesehen bzw. definiert werden sollte.

Es wird immer dann von Gewalt gesprochen, wenn eine Person zum Opfer wird, d. h. vorübergehend oder dauerhaft daran gehindert wird, ihren Wunsch oder ihren Bedürfnissen entsprechend leben zu können. Gewalt bedeutet also, dass ein ausgesprochenes oder unausgesprochenes Bedürfnis missachtet wird. Dieses Vereiteln einer Lebensmöglichkeit kann durch eine Person verursacht sein (personale Gewalt), oder von institutionellen oder gesellschaftlichen Strukturen (strukturelle Gewalt) ausgehen. Bei der personalen Gewalt, erscheint darüber hinaus die Unterscheidung zwischen aktiver Gewaltanwendung im Sinne von Misshandlung und passiver Gewaltanwendung im Sinne von Vernachlässigung (Ruthemann 1993).

In der Definition von Ursula Ruthemann wird die Gefahr von Gewalt insofern verdeutlicht, dass in jeder Veränderung von Lebenssituationen durch Krankheit oder Pflegebedürftigkeit ein erhöhtes Risiko für die Betroffenen besteht.

Zahlreiche Organisationen bemühen sich zunehmend, dass Thema Gewalt in der Pflege zu enttabuisieren. In einer Bevölkerungsbefragung des Zentrums für Qualität in der Pflege (ZQP) im Jahr 2014 wird berichtet, dass das Problembewusstsein in der Bevölkerung relativ gering ist. „Bei der Befragung der Mitarbeiter*innen von ambulanten Diensten geben 40 % an, sich in den letzten 12 Monaten problematisch verhalten zu haben. Am häufigsten gaben sie verbale und psychische Misshandlungen (21 %). Vernachlässigung gaben 19 %

an. 8 % berichten, körperliche Gewalt ausgeübt zu haben. Im Faktenblatt des ZQP wird ein dringender Handlungsbedarf gesehen. Nach wie vor ist das Problembewusstsein in der Gesellschaft und auch innerhalb der Gesundheitsberufe selbst stark entwicklungsbedürftig." (Rabold und Görgen 2007)

1.1.2 Aggression

Ein weiterer Begriff, der oft mit Gewalt einhergeht, ist der Begriff der Aggression.

> „Als Aggression wird ein Verhalten bezeichnet, das subjektiv als Bedrohung erlebt wird und objektiv eine Schädigung verursacht." (Schirmer et al. 2009, S. 11)

> „Aggressives Verhalten ist jegliche Form verbalen, nonverbalen oder körperlichen Verhaltens, welches für die Patient*in selbst, andere Personen oder deren Eigentum eine Bedrohung darstellt, oder körperliches Verhalten, wodurch die Patient*in selbst, andere Personen oder deren Eigentum zu Schaden kommt." (Schirmer et al. 2009, S. 10)

Eine eindeutige Abgrenzung der Begrifflichkeiten Gewalt und Aggression ist nicht möglich.

1.1.3 Macht

Für den Begriff Macht gibt es ebenfalls eine Vielzahl von Definitionen, aber keine eindeutige für den Gesundheitsbereich. Die gebräuchlichsten sind die nach Max Weber und Hannah Arendt:

> „Macht bedeutet, jede Chance innerhalb einer sozialen Beziehung den eigenen Willen durchzusetzen, gleich worauf diese Chance beruht." (Weber 1980, S. 28)

> „Macht entspringt der menschlichen Fähigkeit, nicht nur zu handeln oder etwas zu tun, sondern sich mit anderen zusammenzuschließen und im Einvernehmen mit ihnen zu handeln. Über Macht verfügt niemals eine einzelne Person; sie ist im Besitz einer Gruppe und bleibt nur solange existent, als die Gruppe zusammenhält. Wenn wir von jemand sagen, er/sie ‚habe die Macht', heißt das in Wirklichkeit, dass er/sie von einer bestimmten Anzahl von Menschen ermächtigt ist, in ihrem Namen zu handeln. In dem Augenblick, in dem die Gruppe (…) auseinandergeht, vergeht auch ‚seine/ihre Macht'." (Arendt 1970, S. 45)

Auch wenn beide Definitionen vorrangig auf politische Machtverhältnisse abzielen, können doch Rückschlüsse auf Pflegebeziehungen geschlossen werden, da es sich bei dem Begriff Macht immer um eine Asymmetrie, gleichgültig ob in Beziehungen zu Einzelnen oder in Bezug auf Gruppen, Systeme oder Gesellschaften, handelt. In der Definition von Hannah Arendt wird insbesondere die Bedeutung der Legitimation des Machtverhaltens deutlich.

Macht in Pflegebeziehungen wird oft legitimiert
In Pflegebeziehungen wird Machtausübung alltäglich legitimiert; zu denken ist dabei z. B. nur an Zwangsmaßnahmen und Freiheitsbeschränkungen. Doch auch in banal erscheinenden Situationen ist die Legitimation für Machtausübung an der Tagesordnung. Die Legitimation erfolgt durch den Vorwand der personellen Unterbesetzung oder über gesetzliche Vorgaben; auch persönliche Bedürfnisse legitimieren Machtmissbrauch in Abhängigkeitsverhältnissen.

Häufige Begründungen sind:

- Der Patient wird heute nicht gewaschen, weil zu wenig Personal da ist.
- Der Bewohner wird nachts alle 2 h zwecks Lagerung geweckt, obwohl er dabei schreit.
- Die Patient*innen müssen warten, da die Pflegepersonen ihre Pausen gleichzeitig abhalten.
- Die Bewohnerin spuckt ihre Medikamente aus und erhält sie daraufhin zerkleinert im Joghurt.
- Der Patientin werden die langen Haare abgeschnitten, weil es für die Pflege leichter ist.
- Das Eigentum des Bewohners mit Demenz wird weggesperrt, damit er es nicht immer ausräumt.
- Die Patientin erhält flüssige, breiige Kost, da diese schneller verabreicht werden kann.

Sowohl für die Anwendung aller Formen der Macht und der damit in engem Zusammenhang stehenden Gewalt gibt es zahlreiche Gründe, die diese nach innen und außen legitimieren. Es stellt sich jedoch die Frage, ob die Gründe der Legitimation ethisch und moralisch im Sinne der unantastbaren Würde und damit im Zusammenhang stehenden Selbstbestimmung und Freiheit, also den Grundrechten jedes Menschen, vertretbar sind.

Die Würde des Menschen wird durch Machtmissbrauch geschädigt

> „Die Würde des Menschen ist unantastbar." (Artikel 1 Abs. 1 Grundgesetz)

Das deutsche Bundesministerium für Familie, Senioren, Frauen und Jugend hält in seiner Pflege- Charta 2011 fest:

> „Würde ist ein fest bestehender innerer Wert, der untrennbar durch das Menschsein gegeben und damit unantastbar ist. Würde kann weder erworben noch verloren und wiedergewonnen werden. Würde wird im Zusammenhang geschaffen, kann angeeignet, verloren und wiedergewonnen werden. Sie kommt im Verhalten von Menschen zum Ausdruck, kommt einer Person aufgrund ihres Amtes oder ihres sozialen Status zu oder wird der äußeren Erscheinung einer Sache oder einer Person zugeschrieben." (BMFSF 2011, www.pflege-charta.de)

Würdevolle Pflege beinhaltet an erster Stelle die Berücksichtigung der Individualität, Selbstbestimmung, Freiheit, Sicherheit und Privatheit. Das Recht auf Information und Beratung, ebenso wie das Recht auf Wertschätzung und Kommunikation sowie Teilhabe an der Gemeinschaft, unabhängig von der jeweiligen Weltanschauung, Religion und Herkunft, bildet die Basis für würdevolle Pflege und Betreuung.

1.1.4 Autonomie und Freiheit

Das Wort Autonomie kommt aus dem Griechischen und bedeutet sinngemäß „Selbstgesetzgebung". Je nach Fachbereich bedeutet es Selbstständigkeit, Unabhängigkeit, Selbstbestimmung, Eigenständigkeit und Eigenverantwortlichkeit. Die juristische und ethische Bedeutung ist Selbstverantwortlichkeit (Stangl 2000).

> „Freiheit bezeichnet die Fähigkeit des Menschen, aus eigenem Willen Entscheidungen zu treffen." (Springer-Gabler Wirtschaftslexikon o. J.)

1.1.5 Humanität

Dieser Begriff wird mit Menschlichkeit übersetzt und im Duden als Geisteshaltung und Gesinnung beschrieben.

In der Bedeutung von Menschlichkeit stecken jedoch sowohl positive als auch negative Eigenschaften der Menschen. Im Gesundheits- und Sozialbereich werden ausschließlich die positiven Eigenschaften erwartet. Von der Akzeptanz bis hin zur Toleranz, von der Nächstenliebe bis zu Selbstaufgabe, Verständnis und Empathie, Kompetenz und Freundlichkeit usw. Wie oft hören wir von Mitarbeiter*innen: „Wir sind auch nur Menschen" und damit haben sie absolut Recht.

Zusammenfassend stehen nun auf der einen Seite die Begrifflichkeiten der Gewalt, Macht und Aggression und auf der anderen Seite die der Selbstbestimmung, Freiheit, Würde und Humanität. Und genau hier zeigen sich in der Betreuung und Pflegepraxis die meisten Unsicherheiten. Inwieweit sind Patient*innen und Bewohner*innen, insbesondere mit psychischen und/oder kognitiven Beeinträchtigungen, noch einsichts- und urteilsfähig? Rechtfertigen wir nicht häufig Grenzüberschreitungen mit Vorgaben und Standards?

▶ Humanität im Pflegealltag bedeutet, die Würde, Selbstbestimmung und Freiheit jedes Einzelnen in den Mittelpunkt des pflegerischen Handelns zu stellen.

Teamsensibilisierung

Als Einstieg in das sensible Thema ist es erforderlich, die Begrifflichkeiten im Team auch in der Praxis zu definieren.

Ziel sollte sein, dass sich das Team auf eine gemeinsame Definition für jeden dieser Begriffe einigt. Eine einheitliche Bedeutung der Begrifflichkeiten für den einzelnen Fachbereich bzw. das Team gibt den Mitarbeiter*innen Sicherheit und Orientierung. Moderieren Sie die Diskussion ohne zu werten, beobachten Sie die Mitarbeiter*innen, ihre Argumente und Zugänge zum Thema Macht und Gewalt. Geben Sie auch nützliche, aber vor allem positiv stärkende Beispiele aus dem Alltag.

Übung
Methode: Moderierte Diskussion
  Ziel: Sensibilisierung der Mitarbeiter*innen
  Dauer: 1 h

- Fragen Sie in Ihrem Team nach der Definition der Begrifflichkeiten von Gewalt und Macht, Selbstbestimmung und Würde.
- Erläutern Sie die Begrifflichkeiten anhand gängiger Definitionen.

Es ist nicht selten, dass es zu heftigen Diskussionen im Team kommt. Zahlreiche „Ja, aber"-Sätze werden in der Diskussion verwendet werden. Vielleicht wird auch ein konkretes und aktuelles Beispiel in den Mittelpunkt der Diskussion gerückt. Dann bitten Sie die Mitarbeiter*innen um Lösungsvorschläge, die im Alltag rasch umsetzbar sind.

Wenn kein solches Beispiel angeführt wird, können Sie das nachfolgende Beispiel als Grundlage der Diskussion verwenden. Es spiegelt den Alltag, der von grundpflegerischen und medizinischen Handlungen geprägt ist, wieder. Die Freiheit und Selbstbestimmung des Bewohners wird hier nicht berücksichtigt.

Beispiel

Herr Taler ist 66 Jahre alt, nach einem Schlaganfall ist er halbseitig gelähmt, seine Sprache ist verwaschen und kaum verständlich. Er kann seine Wünsche nur mit Lauten, Mimik und Gestik kundtun. Da er keine Angehörigen hat, wird er nach einem langen Krankenhausaufenthalt mit anschließender Rehabilitation in ein Pflegeheim verlegt. Anfangs zeigt er bei allen Pflegehandlungen ein kooperatives Verhalten. Er folgt Anweisungen und versucht, soweit wie möglich mitzuhelfen. Trotz laufender Physiotherapie und Logopädie zeigen sich im ersten Jahr keine Fortschritte. Herr Taler reagiert bei den Therapien und bei diversen Pflegehandlungen zunehmend ablehnend. Er äußert dies durch lautes Stöhnen und Abwehrbewegungen. Er zeigt wenig Interesse am Alltagsgeschehen, starrt meistens nur vor sich hin. Er möchte auch nicht mehr essen, bei der Verabreichung der Mahlzeiten macht er die Augen zu, dreht den Kopf weg. Wenn eine Pflegeperson mit dem Löffel kommt, spuckt er das Essen aus und schreit. Der Gewichtsverlust ist dramatisch, und bei allen Pflegekontakten wird versucht, Herrn Taler irgendwie Nahrung zu verabreichen. Hochkalorische Zusatznahrung wird verordnet, auch diese spuckt Herr Taler wieder aus. Die Nahrungsverabreichung erfolgt von den Mitarbeiter*innen zunehmend unfreundlich. Die Einen löffeln ihm das Essen einfach in den Mund, die Anderen hören nach der ersten Ablehnung auf. Keiner geht mehr gerne zu Herrn Taler. Nachdem alle medizinischen Untersuchungen ohne Ergebnis erfolgt sind und er weiter Gewicht verliert, wird eine PEG-Sonde verordnet und gelegt. Herr Taler erhält nun seine Nahrung mittels Sonde. ◄

Wie viel Autonomie und Selbstbestimmung bleibt

Wie viel Autonomie und Selbstbestimmung hat ein Mensch, der Unterstützung in den Alltagsaktivitäten benötigt, überhaupt noch? Unsere Berufsethik verbietet es uns, einen Menschen verhungern zu lassen, ihn nicht zu waschen oder ihn nicht zu mobilisieren. Wir rechtfertigen Handlungen gegen den Willen eines Menschen mit Berufspflichten. Pflege muss zunehmend messbar sein, mittels Zahlen und Formeln, mittels zahlreicher Parameter und je mehr Dokumentation umso besser. Umso besser für wen? Für die Bewohner*innen und Patienten*innen, für die Mitarbeiter*innen oder für die Träger? Am Beispiel der Pflege bedeutet messbare Qualität, dass der Fokus auf grundpflegerische Tätigkeiten reduziert wird, denn diese werden in Form von Pflegegeld schwerpunktmäßig bezahlt. Dazu zählen unter anderem die Körperpflege,

Nahrungsaufnahme und ärztlich verordnete Therapien. Auch wenn in Pflegeleitbildern, Konzepten und Modellen von Ganzheitlichkeit, von Körper, Geist und Seele ausgegangen wird und die Selbstbestimmung, Würde und Individualität des Menschen als oberste Priorität angegeben wird, stellt sich die Frage, wie die Realität aussieht.

Herr Taler hat sich aufgegeben, im Pflegeheim wird der Fokus auf die messbaren Parameter wie z. B. sein Gewicht gelegt. Wer fragt sich, welche psychischen und/oder sozialen Bedürfnisse seinem Leben wieder Qualität geben würden?

Fragestellungen für das interdisziplinäre Team wären zum Beispiel:

- Was fehlt Herrn Taler? Psychosozial?
- Was ist anders als früher? Gewohnheiten und Normalität?
- Welche Perspektiven/Ressourcen hat Herr Taler?
- Welche Maßnahmen kann das Team leisten?

Gewalt hat viele Gesichter und nicht immer wird sie erkannt oder überhaupt als solche gesehen. Die Kenntnisse der unterschiedlichen Formen von Gewalt sind daher für alle Mitarbeiter*innen zwecks Entstehung, Erkennung und Vermeidung notwendig.

1.2 Formen von Gewalt

Hier wird in der Literatur die direkte und indirekte Gewalt, die unmittelbar im Zusammenhang mit Misshandlung steht, beschrieben. Des Weiteren wird zwischen körperlicher und psychischer Gewalt sowie der Einschränkung des freien Willens, finanzieller Ausbeutung und Vernachlässigung unterschieden. Strukturelle und kulturelle Gewalt sowie finanzielle Ausbeutung werden als gewaltfördernde Außenfaktoren genannt.

Aggressionshandlungen bzw. Gewalt an Menschen betreffen immer mehrere Ebenen. Körperliche Übergriffe belasten auch die Seele. Vernachlässigung kann körperliche und psychische Schädigungen auslösen, ebenso wie die Einschränkung des freien Willens Körper, Geist und Seele verletzen können.

Meist treten zuvor nachvollziehbare Ereignisse auf. Nachvollziehbar bedeutet allerdings nicht, dass diese auch entschuldbar und angebracht sind. Zum besseren Verständnis werden nachfolgend zu jeder Definition Beispiele aus dem Pflegealltag, Erkennungsmerkmale und/oder Lösungsansätze und Betrachtungen aufgezeigt.

1.2.1 Direkte und indirekte Gewalt

Direkte Gewalt: Hier stehen sich Täter*in und Opfer gegenüber. Dies hat immer negative Folgen für die Schwächeren. Es wird aktiv dem Willen des Menschen entgegengewirkt und hinterlässt Schäden (Seidel 2007).

Indirekte Gewalt: Darunter werden die Auswirkungen der unterschiedlichen Formen von Gewalt verstanden, die immer mehrdimensional stattfinden. So geht meist körperliche Gewalt mit psychischer einher und psychische Gewalt mit Vernachlässigung durch Isolation. Da kaum ein Gewaltphänomen alleine auftritt, sind immer mehrere Ebenen zu berücksichtigen.

1.2.2 Körperliche Gewalt

Alle Handlungen, die dem Gegenüber bewusst Schmerzen zufügen, z. B. schlagen, gegen den Willen festhalten, zwangsweise Eingabe von Psychopharmaka, sexueller Missbrauch, Zwangsernährung, Legen von nicht benötigten Kathedern und Sonden. Körperliche Gewalt ist aber auch, wenn man dem Menschen Wärme, Behaglichkeit verweigert. Gewalt ist teilweise tief im Gefüge zwischenmenschlicher Beziehungen versteckt (Seidel 2007).

Beispiel

Frau Reis ist 85 Jahre alt. Sie steht nachts häufig auf und irrt herum. In den letzten zwei Wochen wurde sie dreimal am Boden liegend vorgefunden, ohne sich dabei verletzt zu haben. Als Frau Reis in der Nacht wieder einmal herumirrt, wird sie von der diensthabenden

Pflegeperson gepackt und ins Bett gelegt. Beide Bettseitenteile werden angebracht. Die Notfallmedikation gegen Unruhe wird ihr eingeflößt, indem ihr die Nase zugehalten wird, bis sie die Medikamente geschluckt hat. ◀

Frau Reis wird, ohne ihre Bedürfnisse zu hinterfragen, wieder ins Bett gebracht. Nähe, Vertrauen und Sicherheit vermittelt die Pflegeperson in keiner Weise. Um die Nachtruhe sicherzustellen, erfolgen zwei freiheitentziehende Maßnahmen (Bettseitenteile und die verordnete Medikation gegen Unruhe). Die Aufgabe der Pflegeperson wäre, die Ursachen für die Unruhe von Frau Reis herauszufinden. Erste Maßnahmen, die Frau Reis beruhigen könnten und ihr Orientierung und das Gefühl von Sicherheit geben, sind in der folgenden Übersicht zusammengefasst.

Beruhigende Maßnahmen
- Bewohnerin auf die Toilette begleiten
- Bewohnerin mitnehmen, essen und trinken anbieten
- Beruhigendes Gespräch
- Hautkontakt – Hand halten
- Ein Abendritual einführen
- Tagesstruktur je Biografie
- Orientierungstraining

1.2.3   Psychische Gewalt

Psychische Gewalt ist im Unterschied zu körperlicher Gewalt sehr subtil, oft nicht sichtbar, wenngleich nicht minder verletzend und schädigend. Besonders problematisch ist, dass die Verletzungen der Seele vom Betroffenen oftmals nicht benannt werden können. Gesellschaftlich und auch juristisch finden sie eher wenig Beachtung. Verletzungen der Seele sind allgegenwärtig und richten großes Leid an. Psychische Gewalt geschieht in der Regel unbewusst und aus einer enormen Überforderung heraus. Alle Formen, vom Ignorieren der Bedürfnisse, Verspotten, Belächeln, nicht ernst nehmen, Beschimpfen und Beleidigen, Dro-

hungen und Bloßstellen fallen ebenso unter psychische Gewalt wie die Missachtung der Intim- und Privatsphäre, pädagogische Konsequenzen für unangepasstes Verhalten, Strafen, Alleinlassen, lange warten Lassen und auch Isolation und Ausgrenzung. Weitere Formen von psychischer Gewalt äußern sich z. B. darin, den Menschen auf seine Diagnosen zu reduzieren, von oben herab zu behandeln, keine zwischenmenschlichen Interaktionen oder auch kein Interesse an der Person zu zeigen. Psychische Gewalt ist ein Angriff auf das Sein, auf das Denken und Fühlen des Betroffenen. Es ist anzunehmen, dass die Dunkelziffer von psychischen Gewalttaten hoch ist, denn sie finden im Verborgenen statt.

Beispiel

Frau Müller ist 75 Jahre alt. Bei ihr wurde Brustkrebs diagnostiziert. Die linke Brust musste bei der Operation entfernt werden. Ein Brustaufbau wurde nicht durchgeführt. Frau Müller versucht, dies immer wieder bei den Visiten anzusprechen. Bei den Visiten wird ihr folgende Erklärung gegeben: „In Ihrem Alter wird das nicht mehr gemacht, Sie brauchen doch Ihre linke Brust eh nicht mehr!" Nach der Entlassung aus dem Krankenhaus verändert sich das Leben von Frau Müller drastisch. Sie geht kaum noch außer Haus, sie schämt sich zu sehr. ◀

Frau Müller wird mit ihrem Problem nicht ernstgenommen, sie wird regelrecht als Frau abgewertet, bloßgestellt und lächerlich gemacht. Ihr Selbstwert wird nachhaltig geschädigt.

Tipp
Um Patienten mit ihren Sorgen ernst zu nehmen, braucht es:

- Bezugspflege-/Vertrauens- oder Ansprechpersonen
- Beratungsgespräche
- Psychologische Begleitung
- Perspektiven aufzeigen
- Selbsthilfegruppen

Auf psychische Kränkungen reagieren Menschen mit Resignation, Angst und Unruhe, Verweigerung, Schlaflosigkeit und emotionalem Rückzug; diese Symptome werden dann häufig mit Psychopharmaka behandelt. Psychische Gewalt ist dann mit körperlicher Gewalt gekoppelt.

Als subtil kann alles schwer Erkennbare und schwer Beschreibbare betrachtet werden, das im Verborgenen stattfindet und zunächst nicht erklärbar ist. Nur sehr selten kann in Pflegebeziehungen von absichtlichem, geplantem und vorsätzlichem Handeln bzw. von krimineller Energie ausgegangen werden. Subtile Gewalt entsteht meist aus Ohnmachtsgefühlen, aus Überforderung und enormer Hilflosigkeit heraus.

All jene, die eine direkte Verantwortung für die Qualität in stationären Einrichtungen haben, egal ob Krankenhaus oder Pflegeeinrichtung, sind aufgefordert, erste Anzeichen bzw. Merkmale oder die Gefahr von psychischer Gewalt von Mitarbeiter*innen gegenüber Pflegebedürftigen zu erkennen.

Mögliche Anzeichen für psychische Gewalt Mitarbeiter
- Unfreundlich und genervt
- Handeln gegen den Willen der Betroffenen
- Ignorieren Bedürfnisse
- Negativ über die Betroffenen sprechen
- Abwerten
- Hilfe verweigern
- Intimsphäre missachten
- Bloßstellen
- Schimpfen
- Hohe Fluktuation und Ausfallsquote
- Beklagen häufig Arbeitsbedingungen
- Laute und fordernde Kommunikation
- Hektisches, nervöses Verhalten

Mögliche Symptome beim Pflegebedürftigen
- Rückzug
- Resignation
- Weglaufen
- Schreien
- Motorische Unruhe, Zittern
- Ständiges Läuten
- Gehäufte körperliche Beschwerden
- Schlaflosigkeit
- Extreme Anpassung
- Ablehnendes Verhalten
- Zunehmende Desorientierung
- Vermehrte Stürze

1.2.4 Einschränkung des freien Willens

Beispiele für die Einschränkung des freien Willens im Krankenhaus- und Pflegebereich sind:

- Bestimmung des Wohnortes,
- mechanische Freiheitsbeschränkungen, wie z. B. Bettgitter, Gurte, abgeschlossene Tür,
- elektronische Freiheitsbeschränkungen und Überwachungen,
- medikamentöse Freiheitsbeschränkungen,
- die Androhung einer dieser Maßnahmen.

▶ Strukturelle Vorgaben in Institutionen können diese Gewaltquellen häufig fördern.

Beispiel

Herr Zahn ist 48 Jahre alt und lebt seit 20 Jahren in einer Behinderteneinrichtung. Sein Zimmer ist er gewöhnt, er hält sich viel dort auf. Aufgrund struktureller Gegebenheiten soll Herr Zahn in einen anderen Wohnbereich verlegt werden. Er weigert sich und möchte bleiben, wo er ist. Als Herr Zahn am nächsten Tag in der Werkstätte ist, werden alle seine Sachen in den anderen Wohnbereich gebracht. Als er nach seinem Arbeitstag zurückkommt, ist sein altes Zimmer versperrt. ◄

Tipp

Ein alternatives Vorgehen zur „heimlichen" Übersiedlung von Herrn Zahn könnte so gestaltet werden:

- Vertrauensaufbau durch die Bezugsperson des neuen Wohnbereichs
- Stunden- und tageweise Eingewöhnung in den neuen Wohnbereich
- Anreize schaffen, Freundschaften im neuen Wohnbereich fördern, Interessen fördern
- Herrn Zahn in die gemeinsame Zimmergestaltung und die Planung der Übersiedelung mit einbeziehen

1.2.5 Vernachlässigung

Hier werden Handlungen unterlassen; dies kann aktiv und passiv erfolgen. Als passiv gelten unterlassene Handlungen, wobei es zu einer Falscheinschätzung der Bedürfnisse kommt und darauffolgend zu Schäden. Als aktiv werden unterlassene Maßnahmen bezeichnet, die willentlich von der betreuenden Person verweigert werden (Weissenberger-Leduc et al. 2010).

Beispiel

Aktive Vernachlässigung: Herr Schuster geht mit dem Rollator auf der internen Station auf und ab. Als er eine Mitarbeiterin sieht, fragt er, ob sie ihn auf die Toilette begleiten kann, worauf diese meint, er habe eine Inkontinenzeinlage, da soll er hineinmachen. ◄

Beispiel

Passive Vernachlässigung: Frau Luz hat auf Grund einer Beckenfraktur Bettruhe verordnet bekommen. Sie bittet die Mitarbeiterin um ihre Zahnprothese, damit sie ihr Frühstück essen kann. Diese stellt die Prothesenschale auf das Nachtkästchen und verlässt das Zimmer. Frau Luz kann diese auf Grund ihrer Immobilität nicht erreichen. ◄

Als Vernachlässigung gilt sowohl jede Verweigerung von Hilfen und Hilfsmitteln als auch der missbräuchliche oder falsche Einsatz von Hilfsmitteln. Auf der psychosozialen Ebene sind hier die Vernachlässigung oder Verweigerung von Gesprächen, Kontakten und Zuwendung zu nennen sowie jegliche Missachtung und Unterlassung von Hilfestellung der physischen, psychischen und sozialen Bedürfnisse. Auch lange Wartezeiten ohne Angabe von Gründen zählen zur Vernachlässigung.

Beispiel

Frau Kurz lebt in einem Pflegezentrum. Sie leidet an Multipler Sklerose in einem fortgeschrittenen Stadium. Seit dem letzten Krankheitsschub verspürt sie eine innere Unruhe, die sie dazu veranlasst, immer wieder aufzustehen. Dabei stürzt sie häufig. Meist sind keine Verletzungen sichtbar und sie verweigert eine Kontrolle im Krankenhaus. Als sie sich bei einem ihrer Stürze eine Wunde am Hinterkopf zuzieht, willigt sie ein, ins Krankenhaus zu fahren. Wegen Personalmangel kann keine Begleitperson mitfahren. Frau Kurz wird am frühen Nachmittag mit dem Krankentransport ins nahe gelegene Krankenhaus auf die chirurgische Ambulanz gebracht. Dort wird sie im Wartezimmer abgestellt und gebeten, etwas Geduld zu haben. Im Wartezimmer ist ein ständiges Kommen und Gehen. Patient*innen werden aufgerufen, neue Patient*innen kommen. Frau Kurz wartet schon zwei Stunden, bis sie endlich bei einer Mitarbeiterin nachfragt, wie lange es noch dauert. Außerdem hat sie Schmerzen, muss auf die Toilette, Hunger und Durst hat sie auch schon. Die Mitarbeiterin reagiert ungehalten und meint, sie müsse sich noch gedulden, sie sieht ja, was heute los ist. Frau Kurz wartet eine weitere Stunde und niemand ruft sie auf. Mittlerweile ist der Harndrang schon enorm und sie kann es kaum mehr zurückhalten. Bei der nächsten Gelegenheit bittet sie eine Mitarbeiterin, sie auf die Toilette zu begleiten. Worauf diese meint, dass sie nicht zuständig ist. Frau Kurz kann den Harndrang nicht mehr zurückhalten und uriniert in die Hose. Sie schämt sich und sagt nichts mehr. Mittlerweile wartet Frau Kurz vier Stunden in der Ambulanz. Die Mitarbeiter*innen des Pflegeheims machen sich langsam Sorgen und fragen telefonisch in der Ambulanz nach. Erst da fällt auf, dass Frau Kurz gar nicht registriert wurde und kein Ambulanzakt angelegt wurde. Frau Kurz wird daraufhin als nächste aufgerufen. Eine Erklärung oder Entschuldigung erfolgt nicht. Die nasse Hose wird nicht erwähnt, nur mit einem abwertenden Blick kommentiert. ◄

Eine Vernachlässigung oder auch ein Vergessen und Übersehen von Patient*innen geschieht in der Regel nicht mit Absicht, sondern hat häufig eine Reihe von Ursachen. Eine wesentliche Rolle spielt dabei die Überforderung, dass zu viele Aufgaben auf einmal erledigt werden müssen. Aber auch das Abspulen von Routinehandlungen, um „fertig" zu werden, führt zu einer inneren Resignation der Mitarbeiter*innen in Gesundheitsberufen. Diese innere Resignation führt dazu, dass der vorgegebene Prozess der Pflegehandlungen abgespult wird, ohne nachzudenken, ohne Flexibilität und vor allem, ohne die Bedürfnisse der Patient*innen zu berücksichtigen. Pflegeprozesse werden immer mehr strukturiert, minutiös geplant und dann immerfort gleich abgewickelt. Jede Veränderung im Tagesablauf birgt dann die Gefahr, Anderes zu vergessen oder zu übersehen.

Ein besonders hohes Vernachlässigungspotenzial zeigt sich bei Patient*innen oder Bewohner*innen, die ein zurückhaltendes Verhalten an den Tag legen. Gerade die „ruhigen" Patient*innen, die nicht nachfragen und die geduldig warten, werden deutlich häufiger übersehen, vergessen und vernachlässigt.

Der Alltag in Einrichtungen des Gesundheitswesens und in Pflegeeinrichtungen ist zunehmend stressbelastet, viele unterschiedliche Aufgaben müssen erfüllt werden. Pflege- und Betreuungskräfte stehen vielen Patient*innen und Bewohner*innen mit unterschiedlichsten Bedürfnissen und Erwartungen gegenüber. Die große Herausforderung im Alltag besteht darin, die Bedürfnisse der pflegebedürftigen Menschen in den Mittelpunkt zu stellen und neben zahlreichen anderen Aufgaben die eigene Belastungsgrenze rechtzeitig zu erkennen und geeignete Selbstpflegemaßnahmen einzuleiten.

1.2.6 Strukturelle Gewalt

Strukturelle Gewalt wird von den meisten Mitarbeitern*innen als Hauptgefahrenfaktor für Gewalt in Gesundheitsberufen gesehen und angegeben. Hierzu zählen alle Haus- und Heimordnungen, die personelle Ausstattung, enge Tagesstrukturen, die räumliche Ausstattung und dadurch mangelnde Privat- und Intimsphäre, immer kürzere Aufenthaltstage in Krankenhäusern, um Kosten zu sparen, sowie immer mehr patientenferne Tätigkeiten, wie Dokumentation, Hygienevorschriften, Standards und gesetzliche Vorgaben von Pflege- und Krankenkassen. All das fördert eine Missachtung der ganzheitlichen Betreuung und Pflege. Wo bleibt der Mensch mit seiner Individualität, wenn Vorgaben und Sicherheit („es darf nichts passieren") vor Selbstbestimmung und Freiheit gestellt werden? Als strukturelle Gewalt zählt auch, wenn finanzielle Interessen vor ethische Werte gestellt werden. Strukturelle Gewalt hat eine umfassende Breite und ermöglicht somit eine Vielzahl von anderen Gewaltformen.

Es ist deutlich zu beobachten, dass Mitarbeiter*innen von Gesundheitsberufen genau hier scheitern.

Die meisten Mitarbeiter*innen in Gesundheitsberufen ergreifen den Beruf mit einem großen sozialen Engagement und Idealismus. Menschen zu helfen, sie zu unterstützen, einfach für sie da zu sein, ist die Vorstellung bei der Ergreifung des Berufs. Doch sehr schnell kommen die Realität, der Stress und die Unzufriedenheit, all das nicht erfüllen zu können. Nicht umsonst ist die Burnout-Gefahr in Gesundheitsberufen enorm hoch. Viele steigen bereits nach vier bis sechs Jahren oder noch früher wieder aus dem Beruf aus. Kaum einer kehrt zurück.

In Institutionen, wie Krankenhäusern und Pflegeheimen, werden viele Menschen unterschiedlicher Herkunft und unterschiedlicher Bedürfnisse und Gewohnheiten gepflegt und betreut. Viele funktionale Abläufe garantieren einerseits die Versorgung der Menschen, andererseits schränken genau diese Abläufe die Individualität des Einzelnen enorm ein.

Die Herausforderung für Führungskräfte aller Ebenen ist es, hier einen Rahmen für Individualität und Bedürfnisorientierung zu schaffen.

<hr>

Beispiel

Herr Tanner ist 76 Jahre und kann wegen seiner schweren Parkinsonerkrankung nicht mehr alleine leben. Er benötigt Hilfe in allen Alltagsaktivitäten. Er war immer ein Nachtmensch, den Tag verbrachte er meist bis 14 Uhr im Bett, danach stand er auf, aß, was er gerade daheim hatte, versorgte seine Katzen und die Wohnung. Danach widmete er sich seiner elektrischen Eisenbahn, meist bis in die frühen Morgenstunden. Im Pflegeheim stehen nur Zweibettzimmer zur Verfügung. Herr Tanner teilt sich nun sein Zimmer mit Herrn Vogt, der an einer Demenz leidet und die Tagesstruktur des Pflegeheims gut annimmt. Schon in der ersten Woche kommt es zu Unstimmigkeiten mit Mitarbeiter*innen. Herr Tanner möchte nicht um 7 Uhr aufstehen, nicht um 8 Uhr frühstücken und schon gar nicht den Tag im Aufenthaltsbereich des Wohnbereichs verbringen. Nach der Körperpflege schläft er tagsüber sitzend im Rollstuhl. In der Nacht ist er wach, sitzt auf dem Bett, schaut sich seine

Modelleisenbahnbücher an. Er läutet dann mehrmals, weil er auf die Toilette muss oder, weil er Hunger hat. Herr Vogt wird dadurch nachts öfter wach, reagiert mit Unruhe und Orientierungsstörungen. Bei den Dienstübergaben beklagen die Mitarbeiter*innen täglich den „gestörten Tag-/Nachtrhythmus" von Herr Tanner, worauf nach ärztlicher Anordnung eine Schlafmedikation verordnet wird. Die Symptome des Parkinsons verschlechtern sich zunehmend. Herr Tanner ist binnen einem Monat vollständig immobil und bettlägerig. Seine Bücher interessieren ihn nicht mehr. Er hat sich bzw. er wurde „angepasst". ◄

Dieses Beispiel zeigt deutlich, dass strukturelle Gegebenheiten zu weiteren Formen von Gewalt im Alltag führen. Häufig führt dies zu emotionalem Rückzug der Betroffenen, welcher dann als Anpassung gewertet wird. Die Handlungsalternative kann nur eine umfangreiche Änderung der Strukturen und Rahmenbedingungen sein. Pflegebedürftige Menschen müssen sich der Institution anpassen oder werden angepasst, statt umgekehrt.

Nachfolgend noch einige Beispiele, die strukturelle Gewalt widerspiegeln.

Beispiele für strukturelle Gewalt
- Feste, rigide Essenszeiten
- Personelle Unterbesetzung
- Dokumentation vor Pflege
- Zweibettzimmer, Mehrbettzimmer
- Feste Besuchszeiten
- Feste Schlaf- und Ruhezeiten
- Badepläne
- Starre Betreuungspläne
- Sicherheit vor Freiheit
- Unzureichende Fallbesprechungen
- Mangelnde Diagnostik, aus Kostengründen
- Fehlende Pflegehilfsmittel
- Enge Tagesstrukturen
- Verpflichtende Beschäftigungsangebote
- Keine Beschäftigungsangebote
- Vorgaben von Kontrollorganen stehen vor der Selbstbestimmung des zu Pflegenden

Strukturelle Gegebenheiten und teilweise falsch interpretierte Vorgaben des Trägers, der Organisation und von Kontrollorganen, wie Heimaufsicht und MDK, tragen maßgeblich dazu bei, dass Gewaltphänomene legitimiert werden. Mitarbeiter*innen agieren gegen den Willen und das Selbstbestimmungsrecht der Patient*innen und Bewohner*innen, und oftmals folgt das Argument:

„Wir müssen, denn das fordert die Heimaufsicht, der MDK, der Träger, die Pflegedienstleitung …" Ob Kontrollorgane tatsächlich Druck auf die einzelnen Einrichtungen ausüben, müsste im Einzelfall geprüft werden. Mit Sicherheit wird der Druck aber vom Träger oder von Führungskräften auf die Mitarbeiter*innen weitergegeben, bedeuten doch schlechtere Beurteilungen und MDK-Bewertungen die Gefahr von Auslastungseinbrüchen und somit von finanziellen Einbußen. Es sind leider keine Einzelfälle, wo durch angstmachende Argumente Anforderungen und Vorgaben durchgesetzt werden. Dort, wo mit Druck und Angst gearbeitet wird, wird dieser wie selbstverständlich auf Patient*innen und Bewohner*innen weitergegeben. Die Mitarbeiter*innen werden instrumentalisiert. Dies führt dazu, dass Organisationsziele vor die Bedürfnisse der Pflegenden gestellt werden. Um strukturelle Gewaltpotenziale weitgehend zu verringern, benötigt es Flexibilität im Alltag und eine eindeutige Positionierung der Wertehaltung durch die Führungskräfte.

Während der Corona Pandemie wurde uns allen bewusst, wie wichtig Freiheit und Selbstbestimmung sowie soziale Kontakte für unser Wohlbefinden ist. Für Patient*innen und Bewohner*innen in Krankenhäusern und Pflegeeinrichtungen war diese Zeit besonders belastend. Die Tagestrukturen und Kontaktmöglichkeiten wurden drastisch eingeschränkt und führten bei vielen pflegebedürftigen und kranken Menschen zur Verschlechterung der Betreuungssituation. Unser aller Lebensqualität wurde durch Kontaktbeschränkungen und die Angst vor Ansteckung massiv eingeschränkt. Für Mitarbeiter*innen im Gesundheits- und Pflegebereich waren die Einschränkungen nicht weniger belastend. Von einem Tag auf den Anderen, war nichts mehr wie

davor. Schutzkleidung und Masken erschwerten die tägliche Arbeit und die Kommunikation drastisch. Der Alltag in Betreuungseinrichtungen beschränkte sich auf das aller notwendigste. Infizierte Patient*innen und Bewohner*innen wurden isoliert. Gerade für Menschen mit demenziellen Erkrankungen führte dies oftmals zur Verschlechterung des Krankheitsbildes. Viele hatten das Gefühl, dass Menschen die zur vulnerablen Gruppe gehörten, weggesperrt wurden. Viele klagten über Einsamkeit. Für Pflegekräfte war diese Zeit wohl, die größte Herausforderung in ihrem Berufsleben. Wir haben in dieser Zeit alle erlebt, wie wichtig Strukturen und kulturellen Gewohnheiten für unser Wohlbefinden sind. Die meisten Menschen fühlten und waren, in den Zeiten der Pandemie massiv in ihrer Lebensgestaltung eingeschränkt. In Zukunft sollten wir dies nicht vergessen und im Alltag innerhalb und außerhalb von Gesundheitseinrichtungen ein besonderes Augenmerk auf strukturelle Gewaltprävention haben.

Strukturelle Gewaltprävention bedeutet, dass eine umfassende Verlagerung der Versorgungsprioritäten angestrebt wird. Hier sind nicht nur die Führungskräfte, der/die Träger und die Kontrollorgane gefordert, sondern es bedarf auch einer breiten gesellschaftlichen und politischen Diskussion. Dass strukturelle und kulturelle Gewalt in einer engen Wechselwirkung zueinanderstehen, ist unbestritten. Ohne kulturelle Veränderungen sind strukturelle Veränderungen nicht oder nur erschwert möglich.

1.2.7 Kulturelle Gewalt

Mit kultureller Gewalt sind die Wertvorstellungen einer Gesellschaft gemeint. Wie wird hierzulande Alter, Krankheit und Abhängigkeit gesehen? In der Regel wird dies assoziiert mit nicht leistungsfähig und sehr teuer. Mit der ständigen Diskussion der Überalterung und enormen Kosten der Renten und Pflegegelder wird ein negatives Bild geschaffen. Alt sein oder auch an chronischen Krankheiten zu leiden bedeutet, nichts mehr wert zu sein, keinen Beitrag für die Gesellschaft leisten zu können. So macht es den meisten Menschen Angst, wenn sie an Altwerden oder an Pflegebedürftigkeit denken.

Auch das Bild der Gesundheitsberufe, insbesondere dem der Altenpflege, wurde kulturell negativ und abwertend geprägt. Bei Personalmangel in der Pflege kommen immer wieder Vorschläge aus der Politik, die unterschiedlichsten Arbeitsuchenden in der Pflege auszubilden. „Jede Mutter kann das" und Ähnliches wird dann als Argument angegeben. Noch immer sind Gesundheitsberufe von Frauen dominiert.

Auf fast jedem Werbeplakat für Pflegeeinrichtungen sind hübsche junge Menschen, meist Frauen, zu sehen, die einen alten Menschen lächelnd umarmen. Einerseits wird die heile Welt und Einfachheit der Betreuung und Pflege vermittelt, andererseits wird den immer mehr werdenden Anforderungen und Belastungen damit begegnet, Pflege zu akademisieren. Ob dies ein positiveres Bild der Gesundheitsberufe in der Gesellschaft zeichnet, ist fraglich. Die Nähe zu den Menschen und ihren Bedürfnissen wird dadurch nicht mehr. Zudem soll die Übernahme von immer mehr ärztlichen Tätigkeiten das Ansehen der Gesundheitsberufe erhöhen.

Hat das dann noch etwas mit Pflege zu tun?

Das Bild der Pflegeperson in den gesellschaftlichen Erwartungen wird nach wie vor als helfende, aufopfernde und meist weibliche Person gezeichnet. Immer dann, wenn negative Meldungen aus Pflegeeinrichtungen die Öffentlichkeit erreichen, sind alle sehr betroffen. Wie kann das sein, das ist unfassbar und untragbar, ist dann zu vernehmen. Aus den Organisationen ist dann von Einzelfällen die Rede, die entsprechend bestraft werden. Einzelpersonen werden, und das zu Recht, verurteilt, aber nach den Bedingungen, die dazu beitragen, fragt niemand oder zumindest nicht laut genug. Keiner traut sich, die Strukturen und kulturellen Bedingungen ehrlich und wirksam zu hinterfragen. Das würde schließlich bedeuten, das hochgelobte Sozial- und Gesundheitssystem und darüber hinaus die Werte in unserer Gesellschaft in Frage stellen zu müssen.

Bedauerlicherweise wird auf gravierende Mängel und angezeigte körperliche Gewaltakte von Seiten der Politik mit noch mehr Kontrollen geantwortet. Ein Teufelskreis – mehr Kontrollen ziehen mehr strukturelle Maßnahmen und somit weniger Individualität und Selbstbestimmung für Patient*innen und Bewohner*innen nach sich, aber auch Kompetenzentzug und immer weniger Gestaltungsfreiheit für die Mitarbeiter*innen. Somit wird das Bild der dienenden, aufopfernden und pflichtbewussten Pflegeperson aufrechterhalten.

1.2.8 Finanzielle Ausbeutung

An dieser Stelle sei erwähnt, dass diese Form der Gewalt häufiger durch das familiäre oder private Umfeld von pflegebedürftigen Menschen vorkommt. Es bedeutet zum Beispiel, dass Vermögensanteile des Betroffenen gegen seinen Willen veräußert werden.

Finanzielle Ausbeutung von pflegebedürftigen Menschen kann auf vielfältige Weise geschehen: durch Einbehaltung der Rente oder des Taschengeldes zum eigenen Vorteil, Veruntreuung des Vermögens durch den Betreuer sowie eine unangemessene Einstufung der Pflegestufe, damit man höhere Pflegesätze kassieren kann (Hirsch 2000).

> „Man kann davon ausgehen, dass zum Großteil massive psychische und körperliche Gewalt angewendet wird, damit ein pflegebedürftiger Mensch bestimmte Gegenstände und Vermögensbestandteile auf eine Pflegeperson überträgt." (Seidel 2007, S. 6)

Beispiel

Frau Hammerschmid lebt in einem Pflegeheim. Sie ist 55 Jahre alt und auf Grund ihrer paranoiden Schizophrenie seit vielen Jahren im Heim. Sie steht seit Jahren unter Betreuung. Die finanziellen Mittel sind sehr gering. Lediglich 15 € stehen ihr in der Woche zur Verfügung. Frau Hammerschmied gibt diese meist für Schminkutensilien aus, ihr gesamtes Badezimmer ist voll mit Lippenstiften, Nagellack und Make-up. Der Betreuer veranlasst, dass Frau Hammerschmied nur noch 5 € in der Woche erhält. Als Begründung gibt er an, das Geld für Forderungen der Krankenkasse zurückhalten zu müssen. Frau Hammerschmied kann das nicht nachvollziehen, schließlich sind 15 € in der Woche sowieso viel zu wenig. Sie beginnt ständig nach Geld zu fragen, sie spricht alle Mitarbeiter*innen an, reagiert ungehalten. Frau Hammerschied versucht auch mehrmals täglich, ihren Betreuer telefonisch zu erreichen. Dieser geht aber nie ans Telefon. Frau Hammerschmied zeigt deutliche Zeichen von Unruhe, sie schläft nachts nicht mehr, ein neuerlicher schizophrener Schub zeichnet sich ab. Zunehmend spricht sie über Verfolgung und Bedrohung, bis sie letztendlich in eine psychiatrische Klinik überwiesen wird. ◄

Gerade für Patient*innen mit psychiatrischen Krankheitsbildern sind Einschränkungen der finanziellen Mittel oft Auslöser für neuerliche paranoide Symptome. Ist es doch oft die einzige Selbstbestimmung, die ihnen noch bleibt, wenigstens über die meist schon sehr geringe Summe von Geld verfügen zu können. Es werden Wohnungen aufgelöst, das Eigentum weggeworfen oder veräußert. Das kann wiederum zum Auftreten von psychischen Symptomen führen. Die Gabe von Psychopharmaka ist dann obligatorisch.

Es wäre unbedingt notwendig, Patient*innen, die in eine Einrichtung der Langzeit- bzw. Dauerpflege übersiedeln, eng in die Wohnungsauflösung mit einzubeziehen. Häufig werden Patient*innen vom Krankenhaus direkt ins Pflegeheim gebracht, ohne dass sie ihre Wohnung nochmal – ein letztes Mal – sehen. Und ohne dass sie die Entscheidung haben, was sie mitnehmen möchten, sowie ohne vom bisherigen Umfeld Abschied nehmen zu können.

1.3   Macht versus Gewalt

Wo liegt nun der Unterschied oder der Zusammenhang zwischen Machtmissbrauch und Gewalt in Pflegebeziehungen?

Macht ist weder gut noch böse

> „Im Prinzip ist Macht weder gut noch böse, sie ist lediglich ein Mittel zum Zweck, eine alltägliche soziale Interaktion zur Durchsetzung von Interessen. Somit kann ihr niemand entgehen. Es wäre eine Illusion, ohne sie auszukommen. Meistens schieben wir die Tatsache, dass wir selbst ständig Machtansprüche anderer abwehren und sogar Kämpfe ausfechten, weit weg. Das ist schade, denn wer sich der Machtausübung stellt und Kompetenz erwirbt, gewinnt Lebensqualität." (Bauer-Jelinek 2007, S. 13)

Ein Zitat von Niklas Luhmann (2000, S. 39) besagt:

> „Macht setzt Freiheit voraus."

Eine Interpretation dazu ist, dass wir jeweils selbst entscheiden, ob wir diese ausüben oder nicht. Ob und wie, wir sie ausüben, ob wir sie missbrauchen oder im Sinne des Lebens und der Freiheit, unseres jeweiligen Gegenübers anwenden.

Da in unserer Gesellschaft Macht als Begriff, nach wie vor als negatives Attribut gesehen wird, wird sie theoretisch im Zusammenhang mit der professionellen Pflege und Betreuung kaum und ungern thematisiert.

Karlfriedrich Herb (2008, S. 2) erläutert die Wortherkunft von Macht und Gewalt wie folgt:

> „Das Wort Macht liegt den mittelhochdeutschen Verbformen, wie „können und vermögen", zugrunde. Das Wort Gewalt ist von dem Zeitwort „walten" abgeleitet und bedeutet so viel wie Kraft haben, verfügen und herrschen. Im Prinzip sind diese Begrifflichkeiten umgangssprachlich immer im Kontext zu sehen und werden als Synonym verwendet. Sie besetzen im Wechsel dieselben Bedeutungsfelder."

Somit ist Macht und Gewalt immer im engen Kontext zu sehen. Derjenige, der Macht missbraucht, um seine Interessen durchzusetzen, übt immer Gewalt aus.

Nachdem Macht vom Grunde her weder positiv noch negativ ist, liegt es in unserer Verantwortung, wie wir sie anwenden.

Hierarchische Macht in der Pflege

Das Gesundheitssystem und insbesondere der Pflegebereich sind seit jeher hierarchisch aufgebaut und von oben herab, also autoritär, geprägt. So waren es früher Ärzt*innen, gefolgt von der Oberin, Oberschwester usw., die von oben herab delegiert und angeordnet haben. Es wurden mit der Zeit zwar die Namen für Positionen verändert, an der Hierarchie und den zugeordneten Machtverhältnissen hat sich aber wenig verändert. Häufig werden Anordnungen von oben herab schriftlich an die Mitarbeiter*innen weitergegeben. Für eine Auseinandersetzung in den Teams bleibt meistens keine Zeit. Anordnungen sind von Mitarbeiter*innen schriftlich zur Kenntnis zu nehmen und werden in einem dicken Ordner abgelegt. Kaum ein/e Mitarbeiter*in weiß, was sie/er im Laufe ihrer/seiner beruflichen Tätigkeit schon alles unterschrieben und zur Kenntnis genommen hat. Die Machtgestaltung der Führungskräfte ist ein erheblicher Faktor der Unternehmenskultur. Die Unternehmenskultur ist wiederum ein wesentlicher Faktor zur Vermeidung von Machtmissbrauch und Gewalt an hilfs- und pflegebedürftigen Menschen. Viele Mitarbeiter*innen erleben diverse Anordnungen als Druck und psychische Belastung, die meist von Angstgefühlen begleitet ist. Dieser Druck wird dann unreflektiert auf Patient*innen oder Bewohner*innen weitergegeben. Daher sind Sie als verantwortliche Führungskraft aufgefordert, im Sinne des Wortes „Führung" den Mitarbeiter*innen ein angstfreies Arbeiten zu ermöglichen, Vorgaben und Anordnungen möglichst transparent und nachvollziehbar zu machen und sich ihrer Vorbildfunktion bewusst zu sein.

1.4   Machtvoll oder machtlos

Macht hat in Beziehungen immer zwei Seiten. In positiver Sicht unterstützt sie Menschen, ihre Ziele und Bestrebungen nach Lebensqualität und Wohlbefinden zu erreichen. In der Pflege wird dies auch als Empowerment bezeichnet.

Die WHO definiert Patient*innen-Empowerment als integralen Bestandteil von Programmen zur Verbesserung der Patient*innen Sicherheit. (WHO-Dokument „World Alliance of Patient Safety" WHO 2005)

Hier geht es vordergründig um Partizipation, Aufklärung und Einbeziehung der Patient*innen, Partnerschaft und Patient*innen-bezogene Beziehungsgestaltung.

> „Die negative Seite der Macht spiegelt sich in Machtausübung und Machtmissbrauch wieder. Sie soll Menschen dazu bringen, das zu tun, was der Pflegende möchte oder für richtig findet, ohne das Gegenüber und seine Wertvorstellungen zu respektieren. Diese Form manifestiert sich oft als subtile und psychische Gewalt in Form von Erpressungsversuchen, Zwang, Täuschung, verletzenden Worten und körperlicher Gewalt. Es ist anzunehmen, dass Machtmissbrauch in der Pflege häufig auf Grund von Überforderung entsteht und nicht die Ursache von krimineller Energie ist." (Schaffert-Witvielt et al. 2015, S. 107–108)

Machtbewusstsein

Um die Bedeutung von Macht positiv in den Pflegealltag zu übertragen, ist es notwendig, sich seiner Macht im Berufsalltag bewusst zu sein. Neben der sozialen und emotionalen Kompetenzentwicklung benötigen wir zur Gewaltprävention unbedingt eine Entwicklung der Machtkompetenz, welche bedeutet, dass Pflege- und Betreuungspersonen ein bewusstes Handeln an den Tag legen, sie sich ihrer Möglichkeiten der Durchsetzung von Zielen bewusst sind und somit zum Machtgestalter werden. Sobald jemand bewusst agiert, ist eine machtvolle statt einer machtlosen Interaktion mit Patient*innen und Bewohne*innen möglich.

Folgendes Beispiel spiegelt machtvolles und machtloses Verhalten von Pflegepersonen wieder.

Beispiel

Frau Werner ist 94 Jahre alt. Nachdem sie im 92. Lebensjahr ihr Sehvermögen vollständig verlor und sich in ihrer Wohnung nicht mehr zurechtfand, willigte sie der Übersiedelung in ein Pflegeheim ein. Die Eingewöhnung in den

Pflegeheimalltag gestaltete sich für Frau Werner schwierig. Sie findet sich örtlich nicht zurecht. Zu den vielen unterschiedlichen Mitarbeitern*innen findet sie keine vertrauensvolle Basis. So gewöhnt sich Frau Werner an, lauthals zu schreien, wenn sie etwas möchte. Auch wenn sie Geräusche wahrnimmt, die sie nicht einordnen kann, beginnt sie zu schreien. Bei den Mahlzeiten sitzt sie im Aufenthaltsbereich mit weiteren 20 Bewohner*innen. Immer wenn das Mittagessen ausgeteilt wird, fängt Frau Werner noch lauter an zu schreien, sie hört erst auf, wenn sie ihr Essen vor sich hat.

Die Pflegehelferin Gudrun geht vor dem Essenausteilen zu Frau Werner, informiert sie, was es zu Essen gibt und bringt ihr immer als erstes ihre Mahlzeit. Sie vergewissert sich, dass sie mit dem Besteck zurechtkommt und versichert der Bewohnerin, dass sie ihr gerne hilft.

Die Pflegehelferin Andrea beginnt sofort mit dem Austeilen des Essens. Als Frau Werner lauthals zu schreien beginnt, gibt sie die Anweisung: „Frau Werner bekommt ihr Essen als Letzte, damit sie sich endlich merkt, dass ihr das Schreien nichts hilft." ◄

Der Pflegehelferin Gudrun ist wahrscheinlich ihre Handlung und machtvolle Gestaltung der Interaktion gar nicht bewusst, ebenso wie sich Pflegehelferin Andrea ihres machtlosen und mit psychischer Gewalt agierenden Verhaltens nicht bewusst ist. Beide gestalten dieselbe Situation unterschiedlich, die eine machtvoll und die andere machtlos. Hierbei wird deutlich, dass Macht bedeutet, Situationen gewaltfrei oder gewaltsam gestalten zu können. Gudrun wählt die Macht, die Bedürfnisse der Bewohnerin zu stillen, ihr Orientierung zu geben und gleichzeitig angstlösend zu wirken. Andrea hingegen meint, die Macht zu haben, die Bewohnerin zu erziehen und für ihr Verhalten zu bestrafen.

Ob nun jemand die positiven Machtkompetenzen im Sinne von machtvollem oder die negativen Machtkompetenzen im Sinne von machtlosem Verhalten besitzt, lässt sich wie in Tab. 1.1 dargestellt beschreiben.

Tab. 1.1 Machtkompetenzen

Machtvolles Handeln bedeutet	Machtloses Handeln bedeutet
Verantwortungsvoll agieren	Verantwortungslos agieren
Bewusstheit der Konsequenzen	Unbewusstheit der Konsequenzen
Nach ethischen und moralischen Werten handeln	Nach den eigenen und momentanen Bedürfnissen handeln
Beziehungen positiv gestalten	Beziehungen abbrechen
Interaktion auf Augenhöhe	Abwertende Interaktion, bevormunden, bloßstellen, ignorieren
Reflektiertes Handeln	Unreflektiertes Handeln
Eigenes Verhalten der Situation anpassen können	Eigenes Verhalten beibehalten, auch wenn es nicht zum Ziel führt
Eigene Interessen gewaltfrei zu verfolgen	Eigene Interessen mittels Gewalt durchzusetzen
Kritikfähig sein	Kritikunfähigkeit sein
Zielorientiert planen und handeln	Situationsbezogenes Handeln
Hohe soziale Kompetenz haben	Wenig soziale Kompetenz haben
Agieren statt reagieren	Reagieren statt agieren
Eigene Möglichkeiten realistisch einschätzen	Eigene Möglichkeiten über- oder unterschätzen

Menschen, die einen ausgeprägten Machttrieb haben, reagieren eher machtlos, sie möchten ihre Interessen und Bedürfnisse um jeden Preis durchsetzen und überschätzen dabei häufig ihre Möglichkeiten. Trotz des ausgeprägten Machttriebs entwickeln sie wenig Machtkompetenz. Bei Pflege- und Betreuungspersonen mit wenig Machtkompetenz steigt die Gefahr von Gewalt enorm.

Neben den Eigenschaften der emotionalen und sozialen Kompetenz wäre die positive Machtkompetenz ein unbedingt notwendiges Persönlichkeitsmerkmal, das Mitarbeiter in Gesundheitsberufen mitbringen oder entwickeln sollten.

Machtkompetenz

„Machtkompetent handeln bedeutet, selbst Verantwortung zu übernehmen für die Ziele, die man verfolgt, und die Art und Weise, wie man es tut. Es bedeutet außerdem, die Konsequenzen aller Aktionen – der durchgeführten und der unterlassenen – zu bedenken und zu tragen." (Bauer-Jelinek 2007, S. 17)

Auch wenn Christine Bauer Jelinek Machtkompetenz vor allem im beruflichen, karrierebezogenen Kontext beschreibt, sind ihre Ausführungen für den Pflegebereich insofern hilfreich, dass sie Machtbestrebungen des Einzelnen erkennen lassen. In der Interaktion mit Menschen, die auf Hilfe und Unterstützung angewiesen sind, erweisen sie sich als Denkanstoß für eine neue Sichtweise von Macht als äußerst nützlich.

Die Herausforderung in Pflegebeziehungen liegt darin, dass sich Pflege- und Betreuungspersonen reflektiert und sensibel als Machtgestalter*innen einbringen. Dies würde das ohnehin wenig ausgeprägte Selbstbewusstsein von Pflegenden nachhaltig stärken. Langfristig würde ein verändertes Rollenverständnis innerhalb und außerhalb des Gesundheitssystems entstehen. Es ist höchste Zeit, das Berufsbild der Pflege weg von helfenden und dienenden Erwartungen hin zu einer gestaltenden und professionellen Berufsgruppe zu etablieren.

Mit der Entwicklung von Machtkompetenz wären pflegende und betreuende Gesundheitsberufe befähigt, als gleichwertige Partner*innen neben Ärzt*innen gegenüber Politiker*innen und der Gesellschaft mit ihren Anliegen ernst genommen zu werden.

▶ Machtkompetenz und Machtgestaltung bedeuten, sich seiner Professionalität, seiner Kompetenz und seiner Werte bewusst zu sein. Sie stärkt das Selbstbewusstsein und fördert so machtvolle und gewaltarme Interaktionen nach innen und außen.

1.5   Die Macht der Kommunikation

„Man kann nicht, nicht kommunizieren." (Paul Watzlawick)

Jeder kennt diesen Satz des Kommunikationswissenschaftlers und Psychotherapeuten Paul Watzlawick.

Das einmal Gesagte kann nicht mehr rückgängig gemacht werden!

Jeder erinnert sich an Aussagen von Mitmenschen, die verletzt und gekränkt haben. Und jeder erinnert sich an ehrliche und anerkennende Worte, die enorm stärken und motivieren oder auch trösten und entlasten können.

Kommunikation, egal ob verbal oder nonverbal, kann „gewaltig" auf uns wirken. Gewalt wird immer durch Kommunikation ausgedrückt, entweder durch das gesprochene Wort oder unsere Körpersprache. Denken und Sprechen sind eng miteinander verknüpft. So erfassen wir mit unserem Denken und dem gesprochenen Wort unser Sein, unsere Welt, jeder für sich, mit seinen eigenen Gedanken und daraus formulierten Sätzen. In der jeweiligen Sprache zeigt sich unsere Kultur und Werthaltung. Gebräuchliche Redewendungen und Zitate spiegeln die Gewaltigkeit der Worte wider.

- „Die Zunge ist schärfer als ein Schwert" (arab. Sprichwort)
- „Wie ein Schlag ins Gesicht"
- „Wörter sind wie Waffen"

Wenn Sprache oder auch nur ein Wort verletzen kann, dann kommt der Sprache in der professionellen Interaktion eine besondere Bedeutung zu.

„Die Sprache gehört zum Charakter des Menschen" meint Sir Francis von Verculam Bacon.

Das schließt mit ein, dass wir unser Gegenüber anhand des Gesagten beurteilen und wir ebenfalls anhand dessen beurteilt werden. Die Bedeutung dessen, was Pflegende in der Interaktion mit Patient*innen und Bewohner*innen sagen, hat eine enorme Wirkung auf die Beziehungsgestaltung.

Kommunizieren bedeutet die Verständigung mittels Sprache und Zeichen, einen Austausch. Wir senden Signale mit Worten, Mimik, Gestik und unserer Körpersprache, wir teilen uns mit und es entsteht Nähe oder Distanz. Kommunikation ist das gesprochene Wort und der Ausdruck unseres Körpers. Die Körpersprache ist der Ausdruck unseres Empfindens, wie Freude, Interesse, Empathie, Wut, Schmerz, Ärger, Aggression und Unsicherheit. Nur kurz können wir diese Gefühle steuern. Wir nehmen andere Menschen durch ihre Körpersprache und Körperhaltung wahr, auch die Stimmlage und Lautstärke spielen eine wichtige Rolle. Binnen Sekunden bewerten wir auf Grund unserer Erfahrungen die jeweilige Situation und den Menschen. Erst dann wird das gesprochene Wort gehört und verarbeitet.

▶ Die häufigsten Fehler der Kommunikation in Pflegebeziehungen sind das Schweigen und das zu viel Sprechen.

In der Kommunikation gibt es immer einen Sender und einen Empfänger. Kommunikationsfähigkeit bedeutet, dass sich der Sender auf den Empfänger einstellt und die verbalen und nonverbalen Signale auf die Verständnisfähigkeit des Gegenübers anpasst.

Beispiel

Frau Olbrich lebt in einer Pflegeeinrichtung, sie hat eine fortgeschrittene schwere Demenzerkrankung und ist in ihrem Sprachverständnis und Sprachvermögen stark eingeschränkt. Sie versteht und spricht nur mehr Ein-Wort-Sätze. Bei der Körperpflege gibt die Pflegeperson verbale Anleitung: „Frau Olbrich stehen Sie bitte auf, kommen Sie zum Waschbecken, ziehen Sie sich aus, waschen Sie sich das Gesicht, da ist die Seife …" Sie gibt unentwegt Anleitungen, zu schnell und zu viel. Frau Olbrich scheint nicht zu reagieren, sie sucht in ihrem Kleiderschrank herum, nimmt alles heraus, wirkt nervös. ◀

Wie viele Informationen ein Mensch aufnehmen kann, hängt immer auch von seiner jeweiligen Tagesverfassung und Stimmung ab; diverse Krankheitsbilder erfordern spezielle und individuelle Kommunikationsrituale. Die Merk- und Konzentrationsfähigkeit ist ebenfalls stimmungsabhängig und abhängig davon, ob gerade Interesse daran besteht.

Tipp

Da Frau Olbrich in der verbalen Kommunikation und der Konzentrationsfähigkeit stark eingeschränkt ist, benötigt sie eine langsame und schrittweise Anleitung bei allen Alltagsaktivitäten: „Ein-Wort-Sätze" als verbale Anleitung, wie „Frau Olbrich, bitte Aufstehen" oder „Bitte Waschen", dabei die Seife in die Hand geben, das Wasser spüren lassen und vorzeigen, einzelne Handlungsschritte von Frau Olbrich durchführen lassen und dann erst danach weitere Anleitung geben. Achten Sie auch auf Ihre eigene Körpersprache als Pflegeperson, vermitteln Sie Ruhe und Gelassenheit.

Beurteilung und Einschätzung der Ressourcen

Die Beurteilung des Sprachverständnisses, des Sprachvermögens, der Wahrnehmungsfähigkeit, Aufnahme- und Verarbeitungsfähigkeit sowie Konzentrationsfähigkeit nimmt einen hohen Stellenwert im Pflegealltag ein. Die richtige Beurteilung gewährleistet eine angemessene gewaltfreie Kommunikation. Sie berücksichtigt die Fähigkeiten der Patient*innen und verhindert Über- und Unterforderung. Sie schafft Beziehung und Vertrauen; Ängste und Unsicherheiten werden abgebaut.

Sie kennen sicher Menschen aus Ihrem Umfeld, die ununterbrochen sprechen, kaum dabei Luft holen, Ihnen immer näherkommen und in keinster Weise bemerken, dass es für Sie sehr unangenehm und auch anstrengend ist, ihnen zuzuhören. Sie hören dann nicht mehr zu, nicken nur mehr höflichkeitshalber und denken daran, wie Sie schnellstmöglich wegkommen. Anhand dieses Beispiels, erkennt man sehr gut, wie sehr einseitige oder auch narzisstische Kommunikation belasten kann.

Ähnlich gestaltet es sich mit Ratschlägen. Wann wollen Menschen einen Rat? Im Prinzip nur, wenn sie danach fragen. Ratschläge sind Schläge; sie vermitteln dem Gegenüber eine Überlegenheit: „Ich weiß es besser, ich weiß was für dich gut ist." Es kommt einer Bevormundung gleich.

Einfluss der gewählten Worte im Gespräch

Mit Worten und Gesten vermitteln wir Interesse und Empathie oder Überlegenheit und Ablehnung.

Unsere innere Haltung spiegelt sich in unserem Verhalten, dem körperlichen Ausdruck und in Worten wider. Jedes Gewaltpotenzial in uns wird, wenn wir aufmerksam sind, für den Anderen spürbar und sichtbar. Daher:

Übung

- Beobachten und kontrollieren Sie Ihre Gedanken.
- Beobachten und kontrollieren Sie Ihre Körperhaltung.
- Beobachten und kontrollieren Sie Ihre Stimmlage.
- Werden Sie in Stresssituationen langsamer.
- Bleiben Sie authentisch und ehrlich.
- Bleiben Sie ruhig und gelassen.
- Vermeiden Sie Ratschläge.

Beispiel

Frau Janeck benötigt Hilfestellung bei der Nahrungsaufnahme. Zur Mittagszeit sitzt sie in ihrem Rollstuhl am Tisch. Die Mitarbeiterin des Pflegeheims kommt mit der Suppe, stellt sich neben Frau Janeck und verabreicht ihr die Suppe. Zwischendurch spricht sie mit einer Kollegin, die einer anderen Bewohnerin, ebenfalls stehend, die Nahrung verabreicht. ◄

Tipp

Damit Pflegehandlungen nicht bedrohlich wirken, führen Sie diese immer auf Augenhöhe durch, setzen Sie sich bei der Nahrungsverabreichung zu den Patient*innen.

Die Bedeutung der Sprache im biografischen Kontext

Im Pflegealltag werden Menschen aus unterschiedlichen Städten, Dörfern, Ländern und somit unterschiedlichen Dialekten und Sprach- und Ausdrucksgewohnheiten betreut. Die Herkunft und das Bildungsniveau sind in der Kommunikation ebenso zu beachten. Mit einer 90-jährigen Bewohnerin aus Norddeutschland wird sich die Verständigung in beispielsweise bayrischem Dialekt als schwierig herausstellen.

In allen Kulturkreisen verbindet die gemeinsame Sprache die Menschen. Mit einem Physikprofessor aus Berlin wird in der Regel ein anderer Kommunikationsstil erforderlich sein als mit einer Bergbäuerin aus Tirol. Nicht nur die Wortwahl und der Dialekt werden verbinden oder trennen, auch der Humor und die Weltanschauungen unterscheiden sich oft erheblich. Die Macht der Kommunikation liegt nun darin, sich auf die individuellen Fähigkeiten und auch Gewohnheiten einzustellen, auch wenn es dem Einzelnen völlig fremd und ungewohnt erscheint. Dann ist die Pflegeperson der Machtgestalter, die Gewalt durch Sprache verhindert.

Pflegebedürftige Menschen sind besonders verletzlich. Sie haben durch ihre Erkrankung, Schmerzen, Ängste und Sorgen, die enorm belasten. Es fehlen oftmals die Kraft und der Mut, sich gegen das Krankenhaus- oder Pflegeheimpersonal aufzulehnen oder auch nachzufragen. Mitarbeiter*innen aus dem Gesundheitswesen haben nach ihrer Ansicht einen Wissensvorsprung und grundsätzlich besteht ihnen gegenüber ein großer Vertrauensvorschuss. Patient*innen und Bewohner*innen vertrauen und glauben den Mitarbeiter*innen erst einmal. Dieses Vertrauen gilt es, im Alltag durch Wertschätzung, Achtsamkeit, Empathie, Respekt und Fachwissen aufrechtzuerhalten.

Besonders in der Langzeitpflege ist die Gefahr von subtilen Grenzüberschreitungen und Machtmissbrauch erhöht. Menschen mit kognitiven Beeinträchtigungen oder geistigen Behinderungen haben ein deutlich höheres Risiko, dem Machtmissbrauch von Pflegepersonen zum Opfer zu fallen. Hier gilt es, besonders achtsam zu sein und Patient*innen- und Bewohner*innen Bedürfnisse und das Sprachverständnis in den Mittelpunkt zu stellen.

▶ Reflektieren Sie Ihren Alltag, erkennen und unterscheiden Sie Ihre Bedürfnisse, die der Mitarbeiter*innen und die der Patient*innen oder Bewohner*innen.

1.6   Ursachen von Machtausübung und Gewalt in Pflegebeziehungen

Die Ursachen für Gewalt in Pflegebeziehungen sind so vielschichtig wie ihre Formen.

„Nur selten kommt es ohne Anzeichen und ganz plötzlich zu gewalttätigen Vorkommnissen – vielmehr haben Gewalt und Aggression in den meisten Fällen eine längere Vorgeschichte. Meist tragen verschiedene Belastungsfaktoren dazu bei, dass es zu problematischem oder gewalttätigem Verhalten kommt. Wichtig ist hierbei, die Ursachen auch separat von konkreten Einzelsituationen und dem Auslöser zu betrachten – denn nicht immer führt z. B. eine akute Überlastungssituation auch zu problematischem Verhalten. Den Auslöser markieren oftmals unterschiedliche Faktoren zusammen.“ (www.gewalt-pflege.de)

Das Zentrum für Qualität in der Pflege (ZQP) gibt folgende Ursachen und Auslöser aus der Sicht von Pflegepersonen für Gewaltphänomene an (Interview mit Gerda Graf in: ZQP 2017):

- Schlechtes Betriebsklima, Teamkonflikte
- Hohes und unüberschaubares Arbeitsaufkommen
- Personalmangel
- Keine Zeit für Patient*innen/Bewohner*innen
- Überlastung (Burnout), Gedankenlosigkeit, Unachtsamkeit, Ignoranz
- Finanzielle, soziale, gesundheitliche Probleme, Ekel
- Körperliche Angriffe des zu Pflegenden
- Beschuldigungen, Misstrauen, Verhaltensstörungen des Kranken
- Enormer Dokumentationsaufwand
- Mangelnde Fortbildungen
- Ständig einspringen müssen
- Ungünstige Arbeitszeiten
- Hohe Verantwortung
- Zu wenig Anerkennung von innen und außen
- Schwierige Patient*innen/Bewohner*innen mit herausforderndem Verhalten
- Keine Unterstützung von den Vorgesetzten
- Private Probleme
- Druck von Angehörigen
- Zu wenig Bezahlung
- Mangelnde Eignung für den Beruf/Eigenproblematik einzelner Mitarbeiter*innen
- Wenig Erfolgserlebnisse
- Starre Vorgaben
- Starre Hierarchien
- Kein Mitspracherecht – „wir werden nicht gefragt“
- Keine Unterstützung in schwierigen Situationen
- Keine Berufslobby
- Fehlende Transparenz

Im Kontext zu den Ursachen von Gewalt erklärt Johan Galtung (1993) mit seinem Gewaltdreieck die Zusammenhänge von direkter, struktureller und kultureller Gewalt. Galtung hält fest, dass die direkte Gewalt am anschaulichsten ist; sie erfolgt direkt, während die strukturelle Gewalt nicht immer offensichtlich ist. Somit wird die direkte Gewalt häufig durch die strukturellen und kulturellen Gegebenheiten legitimiert. Bei der Ausübung von direkter Gewalt gibt es einen Schuldigen, die Täter*innen. Bei struktureller und kultureller Gewalt sind Systeme verantwortlich und demnach ist es ungleich schwieriger, diese Faktoren zu identifizieren, und auch abhängig von der Veränderungsbereitschaft von komplexen Systemen und ganzen Kulturen.

Wenn man die Aussagen der Pflegemitarbeiter*innen der Befragung vom ZQP betreffend Ursachen für ein erhöhtes Gewaltpotenzial interpretiert, wird auch hier das Risiko für Gewalt mehrheitlich strukturellen Bedingungen zugeschrieben, gefolgt von persönlichen Gründen und zuletzt von kulturellen Gegebenheiten. Dass sich Mitarbeiter*innen im Gesundheitssystem durch strukturelle Vorgaben zunehmend belastet und ohnmächtig fühlen, stellt dies keine positive Prognose hinsichtlich Gewaltprävention für die Zukunft dar.

Der Weg vom anfänglichen Engagement, der Freude und der Neugier in Gesundheitsberufen hin zur Frustration ist nicht weit. Wenn jemand seine Vorstellungen und Werte nicht leben kann, dann breitet sich Unzufriedenheit aus, und diese überträgt sich durch das jeweilige Verhalten letztendlich auf die Mitmenschen. Aus Frustration wird Demotivation, die jegliche Art von Gewalt fördert.

Betrachtet man die Hauptursachen für möglichen Machtmissbrauch und damit verbundener Gewaltausübung genauer, ist festzustellen, dass vorrangig in drei Bereichen dringender Handlungsbedarf besteht:

1. Strukturelle Bedingungen
2. Unternehmenskultur
3. Persönliche Anforderungen an Mitarbeiter*innen – Sozialkompetenz inklusive Machtkompetenz

► Das Ziel wäre, schon kleine Anzeichen bei sich und anderen wahrzunehmen und je nach Verantwortlichkeit persönliche, strukturelle und auch kulturelle Strategien zur Prävention zu entwickeln.

Literatur

Arendt H (1970) Macht und Gewalt. München, Zürich

Bauer-Jelinek C (2007) Die geheimen Spielregeln der Macht und die Illusionen der Gutmenschen. Ecowin Verlag GmbH 2007(13):17

Bundesministerium für Familie, Gesundheit und Senioren (2011) Pflege Charta 2011, www.pflege-charta.de. Zugegriffen am 28.07.2017

Galtung J (1993) Strukturelle Gewalt, Reinbeck 1975, Landeszentrale für politische Bildung (Hrsg.). Aggression und Gewalt, Stuttgart, S 52–73

Herb K (2008) Machtfragen – 4 Politische Antworten, politische Meinung, Heft Nr. 459, S. 2. http://www.kas.de/wf/doc/kasie. Zugriffsdatum am 19.10.2018

Hirsch RD (2000) Gewalt in der Pflege, Redemanuskript zum Gespräch am 11. Mai 2000 im Ausschuss für Menschenrechte und humanitäre Hilfe des deutschen Bundestages in Berlin. https://www.hsm-bonn.de. Zugegriffen am 27.07.2018

Luhmann N (2000) Die Politik der Gesellschaft. Suhrkamp/Taschenbuch/Wissenschaft, Frankfurt, S 39

Rabold S, Görgen T (2007) Misshandlung und Vernachlässigung älterer Menschen durch ambulante Pflegekräfte: Ergebnisse einer Befragung von Mitarbeiterinnen und Mitarbeitern ambulanter Dienste. Z Gerontol Geriatr 40:366–374

Rebscher H (Hrsg) (2022) DAK Gesundheitsreport 2022. DAK Gesundheit, Berlin. https://www.dak.de/dak/download/gesundheitsreport-2022

Ruthemann U (1993) Aggression und Gewalt im Altenheim. Recom, Basel, S 13

Schaffert-Witvielt B, Mathwig F, Meireis T, Porz R, Zimmermann M (Hrsg) (2015) Macht der Fürsorge. Theologischer Verlag, Zürich, S 107

Schirmer U et al (2009) Prävention von Aggression und Gewalt in der Pflege, Grundlagen und Praxis der Aggressionsmanagement für Psychiatrie und Gerontopsychiatrie. Schlütersche, Hannover

Schneider C (2005) Gewalt in Pflegeeinrichtungen, Erfahrungen von Pflegenden. Schlütersche, Hannover. http://www.aok.gesundheitspartner.de/rh/vigo_pflege/gesund_und_aktiv/bgf/krankenstand/index.html

Seidel L (2007) Gewalt an alten Menschen, Entstehungsfaktoren für Gewalt an pflegebedürftigen Menschen und Lösungsansätze. Marbuse, Bonn

Springer Gabler Wirtschaftslexikon (o.J.) http://wirtschaftslexikon.gabler.de/Definition/freiheit.html. Zugegriffen am 28.07.2017

Stangl W (2000) Autonomie. www.stangl.eu/psychologie/definition/Autonomie.shtml. Zugegriffen am 28.07.2017

Weber M (1980) Wirtschaft und Gesellschaft, 5. Aufl. Mohr, Tübingen

Weissenberger-Leduc M et al (2010) Gewalt erkennen, Fragen und Antworten zu Demenz und Gewalt: Bundesministerium für Arbeit. Soziales und Konsumentenschutz, Wien

World Health Organization (WHO) (2005) World Alliance for Patient. Global patient safety challenge (2005–2006). Clean safety care is safer care. World Health Organisation, Geneva, S 1–25. http://www.who.int/patientsafety/events/05/GPSC_Launch_ENGLISH_FINAL.pdf

Zentrum für Qualität in der Pflege (ZQP) (2017) ZQP-Report Gewaltprävention in der Pflege, 2. Aufl. https://www.zqp.de/wp-content/uploads/Report_Gewalt_Praevention_Pflege_Alte_Menschen.pdf. Zugegriffen am 18.10.2017

Gewaltfreie Pflege – Möglichkeiten und Grenzen

2

Inhaltsverzeichnis

Beispiel

An einem heißen Sommertag ging die Mutter von Johannes (3 Jahre) mit ihm Eis essen. Der kleine Johannes bekam eine Eistüte mit Schokoladeneis. Wegen der großen Hitze musste er das Eis schnell essen, sonst rann alles davon. Der kleine Junge schaffte dies natürlich nicht, ohne sich voll zukleckern. Seine Mutter schimpfte und ermahnte ihn mehrmals. Doch das Schokoladeneis war schon überall, auf der Kleidung, am Boden, an der Mutter, am Kinderwagen … Seine Mutter wurde immer lauter, nahm dem Jungen das Eis weg und sagte sehr eindringlich: „Du bist ein dummes Kind, ein so dummes Kind, wie es schlimmer nicht mehr geht. Du bist einfach dumm und bleibst dumm."

Im Laufe seiner Kindheit hörte Johannes diesen Satz noch oft, obwohl er sich immer bemühte, nichts falsch zu machen.

Johannes wird Krankenpfleger. Die Angst, etwas falsch zu machen, hat er noch immer, und so erleben ihn auch Kolleg*innen und Patient*innen auf einer internen Station. Er ist genau und penibel, möchte alle Vorgaben erfüllen. Und so kommt es immer wieder vor, dass er die Bedürfnisse der Patient*innen nicht erkennt und z. B. die Körperpflege durchführt, obwohl sich Patient*innen wehren. Gleichzeitig hat er ein enormes Fachwissen, mit dem er immer und jeden versucht zu belehren. ◀

Die Erlebnisse von Johannes haben ihn zu dem gemacht, der er ist. Er überträgt seine Kränkungen unreflektiert auf andere Menschen. Es ist ihm in keiner Weise bewusst. Er möchte alles richtigmachen, alles wissen, nur um nie wieder „dumm" zu sein.

Wir alle haben positive und negative Erfahrungen gemacht und danach unser Verhalten entwickelt. Nun treffen wir privat und beruflich auf andere Menschen mit ihren Erfahrungen, Bedürfnissen und Motiven. Im Privatleben können wir entscheiden, mit wem wir unsere Zeit verbringen. Im beruflichen Umfeld, bei Patient*innen, Bewohner*innen und Kolleg*innen, können wir das nicht. Und auch der/die Pflegebedürftige kann dies nicht.

Von Pflege- und Betreuungspersonal wird erwartet, sich mit allen menschlichen und unmenschlichen Verhaltensweisen auseinanderzusetzen. Es wird ein professioneller Umgang mit Patient*innen und Bewohner*innen erwartet. Kompetent, verständnisvoll, flexibel, einfühlsam, geduldig, kritikfähig, belastbar, verantwortungsvoll, freundlich, ordentlich, genau, kommunikationsfähig und fachlich sollten sie sein.

Kennen Sie jemanden, der all das erfüllt?

Die Erwartungshaltung und das Anforderungsprofil sind nur in wenigen anderen Berufen so komplex und herausfordernd wie in Gesundheitsberufen.

Der Gefahr von Gewalt bewusst sein

Seit es Menschen gibt, gibt es Ungerechtigkeiten, Streit, Missverständnisse, Neid, Gier, Hass, Eifersucht und Gewalt in allen Formen. Es wäre sehr gefährlich davon auszugehen, dass es diese Phänomene in unserem beruflichen und privaten Umfeld nicht gibt. Immer dann und egal wo Menschen aufeinandertreffen, kommt ein emotional geleitetes Macht- und Gewaltpotenzial zum Vorschein. Gerade deshalb, weil die Gesellschaft

davon ausgeht, dass es in Pflegebeziehungen kein Gewaltpotenzial gibt oder geben darf, ist die Dunkelziffer sehr hoch. „Was nicht sein darf, ist nicht." Die Aufregung, wenn dann doch Gewalttaten mit strafrechtlichen Konsequenzen in den Medien ausgeschlachtet werden, ist groß. Es ist leider eine Illusion, dass gewaltfreie Pflege möglich ist, und davon darf auch nicht ausgegangen werden, denn menschliches Ausdrucksvermögen beinhaltet immer Machtmissbrauchs- und Gewaltpotenziale. Und überall dort, wo Menschen aufeinandertreffen und Abhängigkeitsverhältnisse bestehen, ist die Gefahr von Machtmissbrauch und Gewalt in all ihren Formen gegeben.

▶ Die Gefahr von Machtmissbrauch und Gewalt besteht in allen menschlichen Beziehungen und ist in Abhängigkeitsverhältnissen erhöht.

Die Eigenverantwortung

Jede und jeder Einzelne hat die Verantwortung für sein „Tun" oder sein „Nichtstun". Auch wenn die Herausforderungen stetig steigen und jeder viele Gründe und Ursachen für die Entstehung von Gewalt angeben kann, liegt die Verantwortung, wie und was wir gerade tun, immer beim Einzelnen. Strukturelle oder personelle Gegebenheiten mögen gewaltfördernd sein, sie können und dürfen aber niemals die Rechtfertigung und Legitimation für Machtmissbrauch und Gewalt sein.

Als erwachsener und „gesunder" Mensch ist jeder für sein Verhalten selbst verantwortlich. Jede Verhaltensweise hat einen Grund und daraus ergeben sich entweder positive oder negative Reaktionen aus dem Umfeld. Die Konsequenzen daraus müssen dann getragen werden. Je mehr sich Pflege- und Betreuungspersonen mit den Themen des menschlichen Verhaltens und den individuellen Bedürfnissen sowie den Themen Macht und Gewalt auseinandersetzen, umso mehr Präventionsmöglichkeiten sind gegeben. Je nachdem, welche Verhaltensweisen man zeigt oder welche Entscheidungen man trifft wird, darauf eine Reaktion erfolgen, ob einem diese jeweils gefällt oder nicht. Dies soll durch das folgende Beispiel nachvollziehbar werden.

Die examinierte Altenpflegerin Karin hat Nacht-dienst. Sie kommt schon müde in den Dienst, der Tag mit ihren beiden Kindern war sehr an-strengend. Sie möchte so schnell wie möglich die notwendigen Arbeiten erledigen, damit dann Ruhe ist. So versorgt sie die Bewohner*innen mit dem Nötigsten, verabreicht ihnen die Medikamente, geht mit ihnen auf die Toilette, bringt sie ins Bett. Sie ist kurz angebunden, nette Worte oder Zuwendung erfahren die Be-wohner*innen an diesem Abend nicht. Als sie das Zimmer von Frau Lindner betritt, schnauft sie noch dreimal tief durch, denn die Betreuung von Frau Lindner ist extrem anstrengend. Frau Lindner möchte ihre Rituale unbedingt ein-gehalten wissen, alles hat seinen Platz, das Kopfkissen so, das Trinkglas so, die Fern-bedienung an die linke Seite, das Fenster ge-kippt, die Vorhänge einen Spalt geöffnet, die Abendmedikamente in einen Becher, die Zahn-prothese neben das Trinkglas, den Notruf rechts usw. Karin erledigt dies eher mürrisch und ver-lässt so schnell wie möglich das Zimmer. Frau Lindner läutet noch 15 Mal, jedes Mal fällt ihr etwas Neues ein. Auch andere Bewohner*innen stehen immer wieder auf, gehen in fremde Zim-mer, wecken andere auf, urinieren auf den Boden. Eine sehr unruhige Nacht! ◄

Es hat einen Grund, dass Karin heute müde und überlastet ist, natürlich! Aber durch ihr Ver-halten und ihre Unachtsamkeit provoziert sie genau das Gegenteil von dem, was sie sich er-hofft – nämlich eine ruhige Nacht. Im Privaten können wir unseren Kindern und unseren Part-ner*innen unsere Bedürfnisse mitteilen, im Berufsalltag geht das nicht. Es wird die Be-wohner*innen oder Patienten*innen kaum inter-essieren, ob Sie müde sind oder nicht. Sie werden schließlich für Ihre Arbeit bezahlt. Um Pa-tient*innen und Bewohner*innen besser ver-stehen zu können, macht es Sinn, sich mit seinem eigenen Verhalten und seinen eigenen Lösungs-strategien zu befassen. Tun wir das nicht, dann ermöglicht unsere Unachtsamkeit, wenn auch ungewollt, Machtmissbrauch und Gewalt.

Kennen Sie diese Frage von Patient*innen oder Bewohner*innen?

Frau Pribil ist seit einigen Monaten auf einer Pflegestation, geistig ist sie fit, körperlich be-nötigt sie Hilfestellung vor allem bei der Körperpflege. Jeden Nachmittag fragt sie die anwesende Pflegeperson: „Wer kommt heute in den Nachtdienst?" ◄

Viele Bewohner*innen und Patient*innen stellen diese Frage. Wenn wir sie hinterfragen, bedeutet sie, dass sich der pflegebedürftige Mensch darauf einzustellen versucht, welche Pflegeperson anwesend ist. Das Gefühl, „ab-hängig und ausgeliefert" zu sein, macht jedem Menschen Angst. Die Aufgabe von Mit-arbeiter*innen in Gesundheitsberufen ist es, sich auf die Bedürfnisse und die unterschiedlichen Verhaltensweisen der Bewohner*innen und Pa-tient*innen einzustellen statt umgekehrt. Zur Prä-vention von Machtmissbrauch und Gewalt ist es erforderlich, sich auf der einen Seite mit der Ent-stehung, den Formen, Ursachen und Erklärungs-modellen zu befassen. Dies schließt die Aus-einandersetzung seiner eigenen Möglichkeiten und Machtpotenziale immer mit ein und gewähr-leistet eine dem Menschen zugewandte Haltung.

2.1 Erklärungsmodelle zur Entstehung von Gewalt

Um als Führungskraft im stationären Bereich der Pflege Macht und Gewaltfaktoren zu erkennen, ist es notwendig, auch die unterschiedlichen Er-klärungsmodelle zur Entstehung von Gewalt, Ag-gression und destruktiver Machtgestaltung zu kennen. Nachdem Aggression, Gewalt und Machtmissbrauch nicht eindeutig voneinander getrennt werden können und anzunehmen ist, dass aggressive Gefühle in alle Arten von Macht-missbrauch und Gewalt ausarten können, sind die Erklärungsmodelle aus der Aggressions-forschung heranzuziehen.

Welche persönlichen Faktoren einerseits und welche Faktoren in ihrer Gesamtheit andererseits für die Entstehung von Machtmissbrauch und

Gewalt im beruflichen Kontext zu berücksichtigen sind, wird im Folgenden aufgezeigt.

2.1.1 National Council on Elder Abuse (NCEA)

Das komplexe Bedingungsgefüge für die Faktoren von Gewalt in der Pflege wurde in einer Übersichtsdarstellung durch das National Council on Elder Abuse (NCEA o. J.) von 2010 in vier Kategorien zusammengefasst (Hirsch 2011):

- Pflegestress – strukturelle Gegebenheiten
- Pflegeabhängigkeit von alten Menschen – wird als sehr belastend erlebt
- Gewaltzyklus: Aufbau von Stress – Abbau durch Gewalt – Rechtfertigen und begründen – Normalität vorgeben
- Persönliche Probleme des/der Misshandelnden

Als Ursache für die Belastung in der Pflege werden hauptsächlich strukturelle Bedingungen genannt.

Der Gewaltzyklus ist das älteste Ursachenmodell und kommt ursprünglich aus der Betrachtung von Kindesmisshandlungen. Es beschreibt, dass das Verhalten in der Kindheit erlernt und im Erwachsenenalter weitergegeben wird. In Stresssituationen kommt es zu Überforderungen und dem Stress wird mit unterschiedlichen Gewaltformen begegnet. Im Anschluss wird versucht, das Verhalten zu rechtfertigen. Die Schuld wird auf andere geschoben oder das Verhalten heruntergespielt. Die Begründung und Rechtfertigung etabliert sich und wird zur Normalität.

Ein Beispiel aus dem Pflegealltag:

Beispiel

In einer urologischen Abteilung besteht bereits seit Monaten eine deutliche Personalunterbesetzung. Die verbliebenen Mitarbeiter*innen leisten zahlreiche Überstunden. Die täglichen Anforderungen sind kaum zu bewältigen und so werden Pflegemaßnahmen nicht oder unzureichend durchgeführt. Die

Körperpflege wird bei bettlägerigen Patient*innen nicht mehr oder selten durchgeführt, die Nahrungsverabreichung erfolgt vorwiegend mit breiiger Kost. Die Mitarbeiter*innen rechtfertigen dies mit dem Personalmangel. Nach einigen Wochen ist die mangelnde Versorgung der Patient*innen zur Normalität geworden. ◄

▶ Gewaltphänomene zu verstehen und dadurch zu erkennen, ist der erste Schritt zur Prävention.

Die weiteren Erklärungsmodelle zur Entstehung von Gewalt reichen von psychoanalytischen Modellen über lernorientiere Ansätze bis hin zu Frustrationstheorien. Eine Auseinandersetzung mit diesen unterschiedlichen Zugängen erscheint hinsichtlich Gewaltprävention ebenfalls notwendig.

2.1.2 Psychoanalytische Theorie

Diese geht auf Sigmund Freud (1930) und Konrad Lorenz (1963) zurück und geht davon aus, dass Aggression ein angeborener Trieb ist. Konrad Lorenz beschreibt Aggression als eine Art Topf, der überläuft, wenn er zu kochen beginnt. Hinsichtlich der Pflegesituation bedeutet dies, dass es, wenn zu viele Belastungen auf einmal aufeinanderprallen und keine anderen Strategien mehr zur Verfügung stehen, zu Gewalthandlungen kommen kann. Die psychoanalytischen Theorien werden als sehr kritisch gesehen, da sie bis heute nicht wissenschaftlich nachgewiesen wurden.

2.1.3 Frustrationstheorie

Frustration ist die Nichtbefriedigung eines Bedürfnisses, eines Triebs oder einer Motivation. Wichtig geworden ist die Frustrations-Aggressions-Theorie, nach der Aggression immer aus Frustration resultiert und Frustration immer zu Aggression führt (Städtler 2003).

Dies stellt wohl die bedeutendste Theorie in Pflegebeziehungen dar. Da es durch unterschiedliche Bedürfnisse, wie im Nachfolgenden noch genauer erläutert, häufig zu Diskrepanzen der Zielvorstellungen kommt, bedarf es einer genaueren Betrachtung. Die Interaktion in der Pflege nimmt einen wesentlichen Faktor in der Beziehungsgestaltung ein. Schon Dollard et al. (1939) sehen Aggression immer als Folge von Frustration. Die Breite der Frustrationsmöglichkeiten ist im Gesundheitsbereich fast unendlich, reicht sie doch von erlebter Undankbarkeit der Pflegebedürftigen und unmöglichen Erwartungen bis hin zu den schon oft erwähnten strukturellen Zwängen. Anzuführen sind auch, vor allem in der Langzeitpflege, geringe Erfolgserlebnisse, gefolgt von Gewissensfragen, immer noch zu wenig getan zu haben. Die ständige Belastung von Leid und Tod und der erlebten Endlichkeit kann zusätzlich frustrieren. Mitarbeiter*innen fühlen sich mit ihren Anliegen allein gelassen und versuchen bzw. sind gezwungen, ihre Frustrationsgrenzen stetig nach oben auszuweiten. Irgendwann reichen die Bewältigungsstrategien nicht mehr und es kommt zu einer Demotivation, zu erlebter Hilflosigkeit und Ohnmachtsgefühlen und somit zu Gewalt, von Unfreundlichkeiten bis hin zu direkten Gewalttaten.

Frustration führt nicht unausweichlich zu Gewalt und Machtausübung an Patient*innen oder Bewohner*innen. Nicht selten richtet sich die Gewalt der Pflegenden auch gegen die eigene Person. Suchterkrankungen in allen Varianten sind bei Mitarbeiter*innen im Gesundheitswesen keine Seltenheit. Auch das viel genannte „Helfer-Syndrom" kann ein Faktor für Machtmissbrauch und Gewalt sein. Schmidbauer beschreibt das Helfer-Syndrom als „die zur Persönlichkeitsstruktur gewordene Unfähigkeit, eigene Gefühle und Bedürfnisse zu äußern, mit einer scheinbar omnipotenten, unangreifbaren Fassade" (Schmidbauer 1992, S. 15).

Er stellt einen unmittelbaren Zusammenhang mit den Erlebnissen aus der Kindheit dar, und sieht im Helfer- Syndrom eine Folge von narzisstischen Kränkungen. Indem sich der Mensch nur für seine Taten und seine Leistung anerkannt und geliebt fühlt, versucht der am Helfer-Syndrom

leidende, mit allen Mittel Anerkennung von Patient*innen oder Bewohner*innen zu erlangen bzw. sich durch übermäßige Hilfe, Dankbarkeit und Zuwendung zu erarbeiten. Da dies aber selten gelingt, ist die Gefahr der Frustration erhöht (Schmidbauer 1992).

Gegebenenfalls kann dies wiederum unreflektiertes Handeln auslösen und ist häufig durch Vernachlässigung oder auch Übernahme aller Entscheidungen und somit den Entzug der Selbstbestimmung gegenüber der Pflegebedürftigen gekennzeichnet.

Die Palette der Frustrationsmöglichkeiten in helfenden Berufen ist unerschöpflich und sollte alle Verantwortlichen auffordern, diese weitgehend abzubauen.

2.1.4   Lerntheoretische Modelle

Lerntheoretische Modelle gehen davon aus, dass Verhalten durch Übernahme des Verhaltens von Bezugspersonen, durch Erfahrungen aus Erfolgen oder Misserfolgen oder auch durch kognitives Lernen, wie Wissen und Erkenntnis, erlernt wird. Auch die bekannte Konditionierung nach Pawlow reiht sich in diese Kategorie ein.

Lerntheorien besagen, dass Menschen ihre Verhaltensweisen erlernen und je nach Erfolg oder Misserfolg wieder anwenden, aber auch durchaus durch verhaltenstherapeutische Methoden verändern können. Im Zusammenhang mit Gewalt oder Aggressionshandlungen in Pflegesituationen kann dies als durchaus positiver Aspekt betrachtet werden. Es bietet die Möglichkeit, eingefahrene Situationen zu verändern, und bedeutet auch, dass Sie als Führungskraft durch Ihre Vorbildfunktion, Ihr Verhalten, Ihre Entscheidungen und Ihr Wissen entscheidend zur Prävention beitragen können.

2.2   Wo beginnt Gewalt und Machtmissbrauch?

In diesem Zusammenhang kommt immer wieder das Gedicht von Erich Fried zum Vorschein. Es verdeutlicht, dass Gewalt überall vorkommt. Er beschreibt, dass Gewalt bereits dort anfängt, wo jemand sagt: „Ich liebe dich, du gehörst mir!" Oder bereits mit der Diagnose der Krankheit bzw. dann, wenn alle anderen sagen, was gut für einen ist. Er beschreibt auch, dass Gewalt dort stattfindet, wo Selbstbeherrschung verlangt oder erwartet wird. Und Gewalt sieht er auch dort, wo Kritik nicht erwünscht ist.

Auszüge aus dem Gedicht von Erich Fried (österreichischer Lyriker 1921–1988):

> Die Gewalt fängt nicht an,
> wenn einer einen erwürgt.
> Sie fängt an, wenn einer sagt:
> „Ich liebe dich:
> du gehörst mir!"
> Die Gewalt fängt nicht an,
> wenn Kranke getötet werden.
> Sie fängt an, wenn einer sagt:
> „Du bist krank:
> Du musst tun, was ich sage!"
> Das Grundgesetz der Gewalt
> lautet: „Recht ist, was wir tun.
> Und was die anderen tun,
> das ist Gewalt!"

Es wird hier offensichtlich, dass Gewalt viele Gesichter hat. Das Erleben von Gewalt ist manchmal subjektiv und in der Ausprägung subtil. Menschliches Empfinden ist sehr unterschiedlich. Um dies zu verdeutlichen, überlegen Sie sich, welche Handlungen oder Situationen für Sie Gewalt wären, und stellen Sie auch die Fragen im Team.

Übung: Was ist für Sie Gewalt?
- Sie bekommen täglich Grießbrei zum Abendessen.
- Die Pflegeperson ist unfreundlich und geht nicht auf Ihre Bedürfnisse ein.
- Sie bekommen täglich eine Jogginghose angezogen.
- Sie spüren den Harndrang, erhalten jedoch zur Sicherheit eine Inkontinenzvorlage.
- Sie trinken Ihren Kaffee am liebsten ungezuckert, erhalten diesen aber jeden Tag schon gezuckert.
- Der Radio läuft den ganzen Tag.

- In der Nacht sind alle Fenster geschlossen.
- Sie können den Notruf nicht erreichen.
- Sie werden nicht zur heiligen Messe gebracht.
- Die Pflegeperson spricht Sie mit Du an.
- Sie werden zur Bastelgruppe gebracht.
- Bei der Visite sind 10 Personen im Raum, diese reden über Sie und nicht mit Ihnen.
- Sie werden in der Nacht alle 2 h zwecks Lagerung geweckt.
- Sie sitzen auf der Toilette und die Pflegeperson steht daneben.
- Sie erhalten Medikamente und wissen nicht, wofür diese sind.
- Sie erhalten die Nahrung verabreicht, obwohl Sie mit den Fingern essen könnten.
- Ihre Getränke erhalten Sie aus der Schnabeltasse.
- Sie haben Diabetes und die Stationsleitung nimmt Ihnen Ihre Schokolade weg.
- Sie möchten ins Freie, doch dies wird verweigert.
- Sie warten schon lange und niemand sagt Ihnen etwas.
- Sie erhalten keine Aufklärung über Ihre Erkrankung, deren Symptome und Prognose.
- Sie geben Schmerzen an und erhalten keine Schmerzmedikation.
- Ihre Krankheitssymptome werden nicht ernstgenommen, sogar bagatellisiert.
- Sie können nicht mit Ihren Angehörigen telefonieren.

Die eine oder andere Handlung würden sicher auch Sie als Gewalt empfinden, die Mitarbeiter*innen jedoch nicht. Da Gewalt jeder anders wahrnimmt, ist es im Umgang mit Patient*innen und Bewohner*innen notwendig, sich dessen bewusst zu sein. Der Irrtum, von sich auf andere schließen zu können, birgt viele Gefahren. Die eigene Normalität, die eigenen Maßstäbe und Bedürfnisse, sind eben die eigenen und ganz individuellen. Es wird Menschen geben, die diese Vorstellungen mit Ihnen teilen, und es wird ebenso viele geben, die unterschiedlicher nicht sein können.

Die große soziale Herausforderung in Gesundheitsberufen ist es, die unterschiedlichen Weltbilder zu respektieren und die Individualität jedes Einzelnen zu achten.

Den vielen Gesichtern der Gewalt gilt es, im Alltag achtsam gegenüber zu stehen. Das Thema Gewalt darf kein Tabu sein, sondern muss in all seinen Ausprägungen erkannt und thematisiert werden.

Erkennungsmerkmale von Gewaltpotenzialen
Ein erhöhtes Gewaltpotenzial kann man an folgenden Merkmalen im stationären Alltag erkennen:

Die Gefahr von Machtmissbrauch und der damit verbundenen Gewaltausübung an Patient*innen und Bewohner*innen ist erhöht,

- wenn individuelle Lebensgewohnheiten nicht berücksichtigt oder verweigert werden.
- wenn individuelle Bedürfnisse ignoriert werden.
- wenn das persönliche Eigentum vorenthalten wird.
- wenn strukturelle Abläufe vor die Selbstbestimmung gestellt werden.
- wenn persönliche Bedürfnisse vor Patient*innen und Bewohner*innen Bedürfnisse gestellt werden.
- wenn die Kommunikationsfähigkeiten nicht berücksichtigt werden.
- wenn Vorschriften und Standards vor Menschenwürde gestellt werden.
- wenn vorwiegend körperliche Symptome beachtet werden.
- wenn Mitarbeiter*innen überfordert sind.
- wenn Probleme nicht angesprochen werden.
- wenn die Dienstübergabe mehr als 70 % somatische und grundpflegerische Belange beinhaltet.
- wenn in der Pflegeplanung keine psychosozialen Maßnahmen berücksichtigt sind.

- wenn Mitarbeiter*innen nicht wissen, welche Maßnahmen in der Pflegedokumentation geplant ist.
- wenn Pflegeplanungen für die Heimaufsicht und den MDK geschrieben werden.
- wenn im Pflegeteam Konflikte und Unstimmigkeiten bestehen.
- wenn die Laune der Mitarbeiter*innen davon abhängig ist, wer mit wem Dienst hat.
- wenn in der Langzeitpflege mehr als 40 % der Bewohner*innen Psychopharmaka verordnet bekommen haben.
- wenn freiheitsentziehende oder freiheitseinschränkende Maßnahmen auf Grund von strukturellen oder personellen Gegebenheiten gesetzt werden.
- wenn der Tagesablauf von grundpflegerischen Tätigkeiten geprägt ist.
- wenn nicht gelacht wird.
- wenn Bewohner*innen im Pflegeheim den ganzen Tag im Aufenthaltsbereich verbringen sollen bzw. müssen.
- wenn alle Bewohner*innen im Pflegeheim nach dem Abendessen im Bett liegen.
- wenn das Einzelwohl vor das Allgemeinwohl gestellt wird.
- wenn die Wünsche von Angehörigen vor Patient*innen und Bewohner*innen Bedürfnisse gestellt werden.
- wenn keine oder eine gestörte interdisziplinäre Kommunikation stattfindet.
- wenn die Dienstpläne Mitarbeiter*innen- statt Bewohner*innen orientiert sind.
- wenn sich die Essenspläne und Essenszeiten nach dem Küchenpersonal richten.
- wenn mehr Kontrollen statt Gespräche stattfinden.
- wenn die Fluktuation und die Krankenstände sich häufen.
- wenn Mitarbeiter*innen mehr klagen als Lösungsvorschläge einbringen.
- wenn Fehler nicht sein dürfen.

Um Pflege und Betreuung so gewaltarm wie möglich zu gestalten, ist es notwendig, dass Gefahrenpotenzial zu erkennen und rasch zu verringern. Je mehr von den genannten Punkten auf eine Einrichtung zutreffen, umso mehr Potenzial für Machtmissbrauch und Gewalt besteht und umso dringender besteht ein Handlungsbedarf zur Gewaltprävention.

Im folgenden Fallbeispiel können Sie bestehende Gewaltpotenziale erkennen.

Beispiel

Frau Christ ist 81 Jahre alt. Seit einem halben Jahr lebt sie in einem Pflegeheim. Das Pflegeheim ist sehr groß, es bietet 244 Bewohner*innen Platz. In den einzelnen Wohnbereichen leben bis zu 50 Bewohner*innen mit unterschiedlichem Pflegebedarf. Ungefähr zwei Drittel der Bewohner*innen leiden an einer demenziellen Erkrankung. Frau Christ ist kognitiv nicht beeinträchtigt. Sie benötigt wegen einer schwereren rheumatischen Erkrankung bei allen grundpflegerischen Handlungen Unterstützung. Sie ist bei der Körperpflege, beim An- und Auskleiden, bei den Toilettengängen und bei der Nahrungsaufnahme auf Hilfe angewiesen. Dazu kommen regelmäßige Schmerzschübe. An solchen Tagen möchte sie im Bett bleiben, sie möchte es warm haben und einfach Ruhe. Frau Christ lebte immer alleine, soziale Kontakte hatte sie kaum.

Der Tag in dem Wohnbereich ist funktional strukturiert. Die pflegerische Grundversorgung der Bewohner*innen beginnt um 6:30 Uhr und sollte um 10:30 Uhr abgeschlossen sein. Alle Bewohner*innen werden geweckt, bei der Körperpflege und beim Ankleiden unterstützt und in den Aufenthaltsbereich gebracht. Dort erhalten die Bewohner*innen das Frühstück und alle weiteren Mahlzeiten sowie die verordneten Medikamente. Es gibt Badepläne und die Mitarbeiter*innen sind aufgefordert, sich an diese zu halten. Jede/r Bewohner*in hat einen Betreuungsplan, der sich vorwiegend an Gruppenaktivitäten orientiert. Im Aufenthaltsbereich ist ein ständiges Kommen und Gehen. Bewohner*innen werden zu den Gruppenaktivitäten geholt und wiedergebracht. Mobile Bewohner*innen verlassen den Bereich, einige Bewohner*innen rufen oder klopfen ständig, andere starren vor sich hin. Der Fernseher wird um 8 Uhr eingeschaltet. Mitarbeiter*innen kommen zum Blutdruckmessen oder um Bewohner*innen auf die Toilette zu begleiten.

Für 48 Bewohner*innen sind 6 Pflegemitarbeiter*innen und 2 Betreuungskräfte zuständig. Die Betreuungskräfte sind für die Abhaltung der unterschiedlichen Gruppenaktivitäten verantwortlich.

Nach dem Mittagessen werden einige Bewohner*innen in ihre Zimmer und um 14 Uhr wieder in den Aufenthaltsbereich zu Kaffee und Kuchen gebracht. Das Abendessen wird ab 16:30 Uhr ausgeteilt und danach die Bewohner*innen ins Zimmer bzw. ins Bett gebracht. Um 18:30 Uhr liegen alle Bewohner*innen im Bett. 24 Bewohner*innen erhalten eine Schlafmedikation. Im Nachtdienst ist eine Pflegekraft anwesend.

Von den 48 Bewohner*innen haben 42 Psychopharmaka verordnet. 10 Bewohner*innen haben eine freiheitsbeschränkende Maßnahme; 2 Bettseitenteile, 6 elektronische Überwachungen inklusive Zurückholen, sowie 2 mechanische körpernahe Beschränkungen sind gemeldet und als zulässig befunden. Bei 41 Bewohner*innen liegt laut Pflegeplanung eine Inkontinenz vor; diese werden mit Inkontinenzprodukten versorgt. Bei 8 Bewohner*innen ist eine 2-stündliche Lagerung in der Nacht geplant.

Dreimal täglich findet eine Dienstübergabe statt, für die jeweils 15 min Zeit eingeplant ist.

Das Pflegeheim erfüllt bei der letzten MDK-Überprüfung alle gesetzlichen Auflagen. Es wurden keine erheblichen Mängel festgestellt. ◄

Der Tagesablauf und die Tagesstruktur der Pflegeeinrichtung sind durchaus realistisch und kein Einzelfall.

Inwieweit erkennen Sie an diesem Beispiel die Gefahr für Machtmissbrauch und für Gewalt in all ihren Formen?

- Stehen die Bewohner*innen mit ihren Bedürfnissen im Mittelpunkt?
- Können die Bedürfnisse von Frau Christ erfüllt werden? Wo könnte es zu Machtmissbrauch kommen?
- Ist die Tagesstruktur Bewohner*innen – oder ablauforientiert?
- Inwieweit wird die individuelle Lebensqualität der Bewohner*innen berücksichtigt?
- Mit welchen Argumenten werden Mitarbeiter*innen ihre Handlungen legitimieren?
- Welche Fakten würden Sie kritisch hinterfragen?

Die Bewohner*innen des Pflegeheims, in dem Frau Christ lebt, stehen nicht im Mittelpunkt. Die Tagesstruktur ist nicht auf die Bedürfnisse der Bewohner*innen und deren Individualität abgestimmt. Der Ablauf orientiert sich an grundpflegerischen Maßnahmen, die zu erfüllen sind. Frau Christ wird vermutlich an Tagen der Schmerzschübe nicht ohne Weiteres im Bett bleiben können, denn dann wären die funktionalen Abläufe gestört. Es wird davon abhängig sein, welche Mitarbeiter*innen gerade für Frau Christ zuständig ist. An schmerzfreien Tagen, müsste sie sich im Aufenthaltsbereich aufhalten. Die vielen Menschen und die Unruhe werden für sie, als Mensch mit wenig gewohnten Sozialkontakten und Einzelgängerin, unangenehm sein und nicht zu ihrem subjektiven Wohlbefinden beitragen.

▶ Immer dann, wenn funktionale Abläufe vor individuelle Bedürfnisse und Gewohnheiten gestellt werden, ist die Gefahr von Gewalt erhöht. Die Mitarbeiter*innen werden ihre Handlungen durch strukturelle Vorgaben legitimieren.

Um die Gefahr von Machtmissbrauch und Gewalt zu erkennen, benötigt es in Einrichtungen des Gesundheitswesens im ersten Schritt eine Sensibilitäts- und Reflexionskultur gegenüber den Strukturen, Prozessen und Zielen im Kontext der Wertehaltung und Menschenrechte.

Das Bewusstsein der unterschiedlichen Bedürfnisse von Pflegebedürftigen, Mitarbeiter*innen, Führungskräften und deren gesellschaftlichen Erwartungshaltungen ist die Grundlage für eine individuelle und gewaltpräventive Pflegekultur.

2.3 Die unterschiedlichen Bedürfnisse und Möglichkeiten der Interaktion

Jeder Mensch hat seine speziellen Erwartungen, Bedürfnisse, Gewohnheiten, Weltanschauungen, Ziele, Motive, Stärken und Schwächen, Erfahrungen, Ängste und Strategien. In Krisensituationen wie einer Krankheit und dem damit verbundenen Krankenhausaufenthalt und/oder einer Pflegebedürftigkeit reduzieren sich die Bedürfnisse und verändern sich auch die Motive. Ängste verstärken sich und so manche Strategie zur Bewältigung der Krise ist für Außenstehende unverständlich und nicht nachvollziehbar. Im Umgang mit Menschen prallen diese unterschiedlichen Bedürfnisse und Weltanschauungen aufeinander. Im Alltag werden wir extreme Unterschiedlichkeiten eher meiden.

Enge Beziehungen entstehen durch gemeinsame Weltanschauungen und gemeinsame Interessen, den gleichen Humor, die gleiche Sprache, eine übereinstimmende Wertehaltung. Ablehnungen entstehen, wenn die Unterschiede sehr groß sind und die Akzeptanz des „Anders-Seins" nicht gegeben ist. Dann kommt es schnell zu Abwertungen, Vorurteilen, Ausgrenzungen und Spaltungen. Unterschiedliche Bedürfnisse und Erwartungen führen zu Missverständnissen und zu Unverständnis, da jeder primär nur seine Welt verstehen kann.

Beispiel

Die Krankenpflegerin Julia ist sehr ordnungsliebend. Sie wird unter den Kollegen geschätzt, weil sie immer darauf achtet, dass alles aufgeräumt und sauber ist. Wenn Julia Dienst hat, steht nichts herum, alles liegt auf seinem Platz.

Herr Ulrich ist seit 3 Wochen Patient in der Abteilung. Er hat keinen Wohnsitz, lebt auf der Straße, sein Äußeres ist deutlich verwahrlost. Rund um sein Bett hat er seinen gesamten Besitz ausgebreitet. Er sammelt Lebensmittel und Zeitungen. Die Körperpflege führt er auch nicht besonders gerne durch. Es ist ihm einfach egal, ob seine Kleidung und sein Körper sauber sind.

… und jetzt kommt Julia. ◄

Es ist vorhersehbar, dass es hier zu Unstimmigkeiten kommen wird. Es prallen unterschiedliche Bedürfnisse, Vorstellungen und Gewohnheiten aufeinander, der Ordnungssinn von Julia und die Welt des Obdachlosen.

Sie können sich sicher alle erdenklichen Szenarien vorstellen, die sich beim Aufeinandertreffen der unterschiedlichen Vorstellungen abspielen könnten. So könnte es sein, dass Julia sehr unfreundlich ist, den Patienten ermahnt, bloßstellt, ihm seine Sachen weg nimmt, ihm mit Entlassung droht, ihn zur Körperpflege zwingt und Ähnliches mehr.

Bei unterschiedlichen Bedürfnissen und Wertvorstellungen kommt es zu einer Diskrepanz der Motive, Ziele und Lebensvorstellungen. Jeder verteidigt seine Ansichten und möchte diese durchsetzen. Jede Veränderung bedeutet Angst und Unsicherheit.

Die Anforderung an Mitarbeiter*innen im Gesundheitsbereich wäre hier in erster Linie eine hohe Reflexionsfähigkeit.

Um diese nachhaltig im Pflegealltag zu etablieren, stellen Sie im Team immer wieder die folgenden Fragen:

Übungsfragen zur Reflexionsfähigkeit
- Wer hat das Problem?
- Welche Ziele verfolgen Patient*innen oder Bewohner*innen?
- Welche Ziele verfolge ich?
- Welche Möglichkeiten haben Patient*innen oder Bewohner*innen?
- Welche Möglichkeiten habe ich?
- Ist das wirklich wichtig?
- Was geschieht, wenn …?

Oft wird sich herausstellen, dass es gar nicht das Problem der Patient*innen oder der Bewohner*innen ist, sondern das Problem des Teams oder einzelner Mitarbeiter*innen, oder auch das Problem der Angehörigen. Erst wenn klar ist, wer das Problem hat, können auch gezielt Maßnahmen geplant und umgesetzt werden.

Nun ist es schon im Privatleben nicht immer ganz einfach, die unterschiedlichen Bedürfnisse von Partner*innen, Kindern und Verwandten unter einen Hut zu bringen. Im beruflichen Kontext prallen die Bedürfnisse von bedeutend mehr Menschen aufeinander.

Im Alltag und im Kontakt mit anderen Menschen kommt es immer wieder zu Situationen, die uns nicht gefallen, die unserem Weltbild nicht entsprechen und die wir nicht verstehen. Immer dann ist es notwendig, sich seiner eigenen Bedürfnisse, Motive und Ziele bewusst zu sein. Im Berufsalltag kommen zu den Bedürfnissen der Bewohner*innen und Patient*innen die der Mitarbeiter*innen, die der Führungskräfte und die damit verbundenen Ziele der jeweiligen Abteilung oder des Wohnbereichs. Übergeordnet stehen die Ziele der Träger, der Politik und der Gesellschaft mit all ihren Erwartungen, Gesetzen und Normen. All diese unterschiedlichen Bedürfnisse und Zielvorstellungen frei von Gewalt durchzusetzen, ist nicht möglich. Unterschiedliche Bedürfnisse bedeuten in der Regel, dass jeder seine Interessen durchsetzen möchte und es dadurch immer Gewinner*innen und Verlierer*innen gibt.

Beispiel

Fachkraft Elisabeth arbeitet auf einer chirurgischen Abteilung. Ihr neuer Freund hat sie zu einer Woche gemeinsamen Urlaub eingeladen und bereits gebucht. Elisabeth ist frisch verliebt und möchte unbedingt mit ihrem Freund in den Urlaub fahren. Als sie die Stationsleitung bittet, ihr den Urlaub zu genehmigen, lehnt diese den Antrag ab. Zu dieser Zeit sind schon drei Mitarbeiter*innen auf Urlaub und eine Mitarbeiterin ist im Krankenstand. Elisabeths Vorgesetzte kann bei allem Verständnis den Urlaub nicht genehmigen. ◄

Die Bedürfnisse aller beteiligten Personen unter einen Hut zu bringen, ist im Zusammenleben und Zusammenarbeiten nicht möglich. Würde die Stationsleitung den Urlaub von Elisabeth genehmigen, müssten andere Mitarbeiter*innen ihre Dienste übernehmen und Überstunden leisten. Der Träger würde die Stationsleitung wegen der Kosten zur Rechenschaft ziehen. Die Kolleg*innen von Elisabeth müssten ihre Pläne und Bedürfnisse ändern. Die Patient*innen der chirurgischen Abteilung würden unter der geringeren Personalpräsenz ebenfalls leiden, längere Wartezeiten und geringere Pflege- und Betreuungsleistungen in Kauf nehmen. Würde Elisabeths Bedürfnis vorrangig berücksichtigt, würden viele andere Personen ihre Bedürfnisse hintenanstellen müssen. Es wird also kaum möglich sein, die Bedürfnisse und Erwartungen aller zu erfüllen.

Mit und für Menschen zu arbeiten, bedeutet, dass wir häufig Kompromisse eingehen müssen. Es bedeutet auch, unsere Bedürfnisse und Vorstellungen zu Gunsten anderer verändern zu müssen. Genau wie Sie als Angehörige von Gesundheitsberufen Entscheidungen, Vorgaben als ungerecht, kränkend und einschränkend empfinden, haben Patient*innen und Bewohner*innen ebensolche Empfindungen.

Wenn Sie das diffuse Gefühl haben, dass die Bedürfnisse der Patient*innen oder Bewohner*innen nicht ausgewogen erfüllt werden, fragen Sie nach den Unterschieden:

Übung
Fragen an die Mitarbeiter:

- Welche Bedürfnisse haben die Mitarbeiter*innen?
- Welche Ziele verfolgen die Mitarbeiter*innen?
- Welche Verhaltensweisen zeigen die Mitarbeiter*innen, wenn ihre Bedürfnisse nicht erfüllt oder ihre Ziele nicht erreicht werden?
- Wer oder was behindert die Mitarbeiter*innen?

- Welche Möglichkeiten haben Sie als Führungskraft?

Fragen an Patient*innen/Bewohner*innen:

- Welche Bedürfnisse haben Patient*innen?
- Welche Ziele verfolgen Patient*innen?
- Welche Verhaltensweisen zeigen Patient*innen, wenn seine Bedürfnisse nicht erfüllt oder Ziele nicht erreicht werden?
- Wer oder was behindert Patient*innen?
- Welche Möglichkeiten haben Patient*innen?

Bei der Beantwortung der Fragen werden Sie vermutlich sowohl auf Unterschiedlichkeiten als auch auf Gemeinsamkeiten stoßen.

Die emotionalen Bedürfnisse sind in der Regel bei allen Menschen gleich. Dabei unterscheiden sich die Bedürfnisse nach Zuwendung, Liebe, Geborgenheit, Anerkennung, Sicherheit, Achtung und Respekt kaum. Die Art und Weise, wie wir zur Erfüllung dieser Bedürfnisse gelangen, ist jedoch sehr verschieden. Je unterschiedlicher die Strategien im Verhältnis zu den eigenen sind, umso befremdlicher werden sie auf uns wirken.

Da ist zum Beispiel die Patientin, die ständig läutet und immer nur Kleinigkeiten möchte, oder der stets höfliche und oftmals klebrige Bewohner, der allen weiblichen Mitarbeiterinnen nachläuft und die Hand küsst. Beide wollen Zuwendung und suchen Nähe. Auch die Bewohnerin, die alle halbe Stunden auf die Toilette gebracht werden möchte, obwohl sie dann nicht uriniert, sucht vermutlich Zuwendung. Und wenn Sie dann unfreundlich und gestresst reagieren, ist das für die Betroffenen meist immer noch besser als gar keine Zuwendung. Das Grundbedürfnis nach Zuwendung und Anerkennung wird durch genanntes Verhalten jedoch nicht nachhaltig befriedigt, und die Patientin läutet wieder, der Bewohner läuft den Pflegepersonen weiter nach und die Bewohnerin möchte schon wieder auf die Toilette.

Die Zeit, die Sie im Alltag aufwenden, um die sichtbaren Wünsche der Patient*innen und Bewohner*innen zu erfüllen, ist natürlich notwendig. Doch meist sind es die unausgesprochenen Bedürfnisse der Patient*innen und Bewohner*innen, jene die Pflege- und Betreuungsmitarbeiter*innen übersehen.

Daher fragen Sie sich:

- Welches psychosoziale Bedürfnis steht hinter dem Verhalten der Patient*innen oder Bewohner*innen?
- Inwieweit können Sie und das Team diesem Bedürfnis gerecht werden?

Viele Unstimmigkeiten und Stresssituationen könnten mit dieser Frage ausgeräumt werden.

Dann würden Sie sich präventiv ausreichend Zeit für die Bedürfnisse der Patient*innen und Bewohner*innen nehmen; Sie wären somit professionell, indem Sie agieren, statt zu reagieren.

Die Gefahr der Nacht

Gerade die für den Nachtdienst geplanten Pflegehandlungen nehmen einen besonderen Stellenwert im Zusammenhang mit Machtmissbrauch und Gewaltgefahr ein. Dies liegt nicht nur daran, dass die Mitarbeiter*innen hier eher unbeobachtet agieren können; viel mehr als im eng strukturierten Tagesablauf werden und können die eigenen Bedürfnisse hier vor die, der Patient*innen- oder Bewohner*innen Bedürfnisse gestellt werden. Dazu kommt die besondere Belastung der Nachtarbeit, die Müdigkeit und dadurch die Gefahr von Fehleinschätzungen, Unfreundlichkeiten, Vernachlässigungen und Freiheitsbeschränkungen. Ein weiterer Aspekt kann die Gesamtverantwortung der Fachkräfte in der Nacht für ein ganzes Haus, eine ganze Station oder einen Wohnbereich sein. Aus Angst, dass etwas passieren könnte, werden vermehrt Handlungen unter den Vorwand der Fürsorgepflicht oder zum Schutz gegenüber Patient*innen gesetzt. Wie schon erwähnt, entsteht Machtmissbrauch meist aus Angst, Überforderung und Unsicherheit heraus, so z. B. aus der Angst, inkompetent zu erscheinen, oder auch aus Angst

vor der Kritik und Konsequenzen, sofern ein sichtbarer, meist körperlicher Schaden entstehen sollte

▶ In erster Linie sollten Mitarbeiter*innen durch eine offene Gesprächskultur aufgefangen und ernstgenommen werden. In der Dienstplangestaltung müssten die Kompetenzen und Belastungsgrenzen der Mitarbeiter*innen Berücksichtigung finden.

Da jeder Mensch unterschiedliche Bedürfnisse und Erwartungshaltungen hat, bedarf es einer kritischen Betrachtung der verschiedenen Sichtweisen. Im Vordergrund einer gewaltpräventiven Pflege muss immer die Lebensqualität der Patient*innen oder Bewohner*innen stehen. Diese positiv zu gestalten, liegt maßgeblich in der Hand der Pflegenden.

2.4 Machtgestalter der Lebensqualität

Lebensqualität wird von jedem Menschen anders und subjektiv empfunden und erlebt. Daher stellt sie in ihrer Individualität eine große Herausforderung in der Langzeitpflege dar. Der Fokus auf die individuelle Lebensqualität ermöglicht einen enormen Handlungsspielraum abseits von Standards, hin zu einer gewaltfreien und selbstbestimmten Lebensführung für hilfe- und pflegebedürftige Menschen. Als Pflegende/r ermöglicht der Blick auf die Lebensqualität der Pflegebedürftigen eine verstehende und würdevolle Begegnung, abseits von Machtmissbrauch und Gewalt. Wenn die Lebensqualität Berücksichtigung findet und Pflegepersonen im Alltag versuchen, diese in den Mittelpunkt ihres Handelns zu stellen, eröffnen sich viele Gestaltungsmöglichkeiten. Die Macht, das Wohlbefinden des Pflegebedürftigen mit vielen kleinen Gesten und Handlungen zu steigern, ist sinnstiftend, führt auch zu einer deutlich besseren Arbeitsqualität und damit wiederum zu weniger Frustration und dem dadurch entstehenden Machtmissbrauch mit allen Ausprägungen von Gewalt.

Das Thema Lebensqualität findet zunehmend Einzug in das Bewusstsein von Verantwortlichen des Gesundheitssystems.

Begriffsdefinitionen

Die Weltgesundheitsorganisation (WHO) beschreibt Lebensqualität 1993 „als subjektive Wahrnehmung einer Person über ihre Stellung im Leben in Relation zur Kultur und den Wertesystemen, in denen sie lebt, und in Bezug auf ihre Ziele, Erwartungen, Standards und Anliegen."

> „Lebensqualität ist ein multidimensionales Konzept, das sowohl materielle wie auch immaterielle, objektive und subjektive, individuelle und kollektive Wohlfahrtskomponenten gleichzeitig umfasst und das „Besser" gegenüber dem „Mehr" betont." (Gletzer und Zapf 1984)

Beide Definitionen heben das subjektive Empfinden hervor und in den letzten Jahren wird Lebensqualität in Pflegeheimen vermehrt publiziert, erforscht und auch gemessen.

Lebensqualität und Wohlbefinden

Insbesondere in der Langzeitbetreuung und in der Demenzbetreuung findet der Zusammenhang zwischen Lebensqualität und Wohlbefinden immer mehr Beachtung.

Lebensqualität wird in die Bereiche, des subjektiven Wohlbefindens, der Verhaltenskompetenz, der objektiven Umwelt und der erlebten Lebensqualität unterteilt.

Diese Grundpfeiler von Lebensqualität beschrieb Lawton schon 1994. An diesen orientieren sich die meisten Forschungs- und Qualitätskriterien bzw. unterscheiden sich nur unwesentlich davon.

- Subjektives Wohlbefinden beinhaltet die Zufriedenheit, die kognitiv bewertet wird – und mit Glück, das emotional positiv oder negativ bewertet wird.
- Objektive Lebensqualität beinhaltet die objektiven Lebensbedingungen, wie den Status, das Einkommen, Wohnen, soziale Beziehungen, Arbeit und Freizeit.
- Verhaltenskompetenz ist die Beurteilung der Person hinsichtlich ihres Sozialverhaltens, ihrer kognitiven Fähigkeiten und auch Gesundheit.
- Erlebte Lebensqualität stellt eine subjektive Bewertung der eigenen Verhaltenskompetenz dar (Abb. 2.1).

Im Wechselspiel beeinflussen sich die verschiedenen Dimensionen (Lawton 1994).

Subjektives Wohlbefinden bedeutet somit die ganz persönliche, individuelle und vor allem emotional geleitete und geprägte Lebensvorstellung und Lebenseinstellung jedes einzelnen Menschen.

Diese unterschiedlichen Vorstellungen in Krankenhäusern und Pflegeeinrichtungen für jeden entsprechend zu gestalten, erscheint schwierig. Nur für einzelne Patient*innen und Bewohner*innen wird dies möglich sein. Für viele ist jedoch schon der Umstand, in einem Mehrbettzimmer untergebracht zu sein, eine massive Einschränkung der Lebensqualität.

Rituale und Gewohnheiten

Viele Rituale, die uns das Leben allgemein erleichtern, sind in Einrichtungen durch strukturelle Gegebenheiten nicht möglich. Hinzu kommen die Einschränkungen auf Grund der Erkrankung oder des Alters, wodurch die eine oder andere Handlungskompetenz eingeschränkt ist. Da die strukturellen Bedingungen schwer zu ändern sind, sollten wir im Alltag unsere Achtsamkeit auf die Umsetzungsmöglichkeiten richten, denn gerade die

Abb. 2.1 Grundpfeiler der Lebensqualität

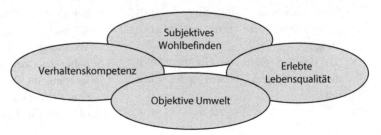

kleinen und einfachen Dinge des Lebens schaffen Zufriedenheit oder Unzufriedenheit.

Wie oft haben Pflegepersonen im Alltag das Gefühl, dass Patient*innen und Bewohner*innen aus einer Mücke einen Elefanten machen. Wenn man das Wechselspiel der Dimensionen der Lebensqualität allerdings berücksichtigt, kann es durchaus vorkommen, dass das subjektive Wohlbefinden oder Unwohlempfinden an kleinen objektiven Merkmalen gemessen wird. Die Gesamtsituation wird sozusagen auf offensichtliche Belange übertragen. Kleinigkeiten können dann das Fass zum Überlaufen bringen.

Um das zu verdeutlichen, stellen Sie Ihren Mitarbeiter*innen und sich selbst die folgenden Fragen:

Übung

- Das Tragen des Krankenhausnachthemds ist für Sie kein Problem?
- Der Kaffee im Krankenhaus schmeckt Ihnen?
- Die Gerüche im Krankenhaus oder Pflegeheim finden Sie angenehm?
- Sie verbringen gerne den ganzen Tag im Aufenthaltsbereich des Pflegeheims?
- Sie essen immer um 16:30 Uhr Ihr Abendessen?
- Sie warten gerne den ganzen Vormittag auf die Visite?
- Sie fragen ohne Bedenken nach Unterstützung?
- Bei den Mahlzeiten schützen Sie Ihre Kleidung mit einem Esslätzchen?
- Sie können Hilfe gut annehmen?
- Nachts mehrmals geweckt zu werden, ist kein Problem?
- Berührungen von fremden Menschen finden Sie angenehm?
- Ein kleiner Schrank und ein Nachtkästchen reichen für Ihre persönlichen Dinge?
- Sie nehmen gerne an Gruppenaktivitäten wie Singen, Basteln und Kochen teil?

Wenn Sie nun alle Fragen mit „Ja" beantworten können, wird Ihre Lebensqualität im Krankenhaus oder Pflegeheim kaum eingeschränkt sein. Dann werden Sie der/die perfekte Kund*in oder der/die „einfache und angepasste" Patient*in oder Bewohner*in sein.

Rituale und Alltagsgewohnheiten sind für unser Wohlbefinden äußerst wichtig. Sie geben uns Sicherheit, Struktur und Orientierung. Jede noch so kleine Veränderung bringt uns aus dem Konzept und fordert uns auf, mit der veränderten Situation zurechtzukommen. Dann sind wir aufgefordert, die eingespielten Rituale zu verändern. Unser Bestreben wird es allerdings sein, so schnell wie möglich wieder zur eigenen Normalität zurückzukehren.

In Krankenhäusern und Pflegeeinrichtungen müssen sich Patient*innen und Bewohner*innen der Struktur der Einrichtung anpassen. Nichts ist mehr normal und gewohnt. Solange der pflegebedürftige und kranke Mensch kognitiv uneingeschränkt ist, wird er die geforderte Anpassungsleistung einigermaßen aufbringen. Kommen psychische und geistige Einschränkungen hinzu, geht die Fähigkeit zur Anpassung mehr und mehr verloren. Umso notwendiger wird es dann sein, die einfachen Alltagsrituale in den Einrichtungsalltag einfließen zu lassen. Nur so kann individuelle Lebensqualität einigermaßen gewährleistet werden.

Sobald man Patient*in in einem Krankenhaus oder Bewohner*in in einer Pflegeeinrichtung ist, ist nichts mehr normal, alles ist fremd und ungewohnt. Dazu kommen oft Schmerzen, Zukunfts- und Existenzängste, bis hin zur Angst vor dem Sterben und dem Tod.

Beispiel

Frau Berger ist 82 Jahre alt und musste nach einem Oberschenkelhalsbruch in ein Pflegeheim übersiedeln. In den letzten Monaten stürzte sie häufig, lag oft stundenlang in ihrer Wohnung, bis sie jemand fand. Sie stimmte daher der Übersiedlung ins Heim zu. Die Einweisung ins Pflegeheim erfolgte direkt nach dem Aufenthalt in einer Rehabilitationsklinik, ohne dass sie nochmals in ihrer Wohnung war.

Frau Berger lebte 50 Jahre in dieser Wohnung. Sie sammelte Puppen und Porzellan. Die ganze Wohnung war voll damit. Es war Fr. Berger auch immer sehr wichtig, gut gekleidet zu sein. Selbst wenn sie nicht außer Haus ging, war sie hübsch angezogen. Ihr Tagesablauf war stets der Gleiche: Um 5 Uhr aufstehen, sich waschen und adrett kleiden, danach Pfefferminztee und ein Honigbrot zum Frühstück, dabei las sie die Zeitung. Nach dem Frühstück brachte sie ihre Wohnung in Ordnung, staubte täglich ihre Puppen und das Porzellan ab und hatte große Freude an jedem einzelnen Stück. Am Vormittag traf sie sich mit ihrer Nachbarin zu einem Plausch mit Kaffee. Gemeinsam gingen sie dann einkaufen. Frau Berger kochte sich ihr Mittagessen, darauf folgte das Mittagsschläfchen auf der Couch. Am Nachmittag telefonierte sie mit Freunden und ihrer Tochter, las oder sah fern. Vor dem Abendessen duschte sie jeden Tag. Das Abendessen bestand immer aus einer Dose Fisch und Schwarzbrot. Dann sah sie sich die Nachrichten im Fernsehen an und ging schlafen. ◀

Mit der Erhaltung der höchstmöglichen Lebensqualität werben viele Langzeiteinrichtungen, daher stellen Sie sich bitte die folgenden Fragen:

> **Übung**
> - Welche Rituale könnten im Krankenhaus und der Rehabilitationsklinik berücksichtigt werden?
> - Inwieweit könnte die Normalität und somit die Lebensqualität von Frau Berger im Pflegeheim berücksichtigt werden?
> - Welche Widerstände sind zu erwarten? Mitarbeiter*innen, Küche, Träger …?

In vielen Pflegeeinrichtungen wird die Normalität und damit verbundene Lebensqualität von Frau Berger schwer beizubehalten sein, weil sie ihr gewohntes Abendessen, die Dose Fisch mit Schwarzbrot, nicht jeden Tag bekommen wird.

Die Argumente werden von ernährungsphysiologischen Gründen, bis hin zu „Es gibt keine Fischdosen" oder „Dann stinkt das ganze Zimmer" reichen. Frau Berger wird in vielen Pflegeeinrichtungen ihre abendliche Dusche nicht durchführen können, denn die Körperpflege findet am Vormittag statt. Ihren täglichen Einkauf wird sie nicht mehr machen können, da nach dem Oberschenkelhalsbruch ein erhöhtes Sturzrisiko besteht.

Möglich statt unmöglich

Die Argumentation von Pflege- und Betreuungskräften ist sehr oft gekennzeichnet von allen Dingen, die nicht möglich sind. Rechtfertigungen wie „das geht nicht, weil …" sind an der Tagesordnung.

▶ Daher stellen Sie immer die Frage der MÖGLICHKEITEN statt der UNMÖGLICHKEITEN.

Mit dieser positiven Fragestellung kann es gelingen, Bedürfnisse und Rituale zu erkennen und individuelle Lösungen zur Erhaltung der Lebensqualität einzuleiten.

▶ Zufriedene Patient*innen und Bewohner*innen verhindern in einem hohen Maß Gewalt im Pflegealltag. Erkennen Sie Ihre Möglichkeiten und werden Sie zum Machtgestalter der Lebensqualität.

2.5 Argumentationshilfen zur Gewaltprävention

Das Thema Machtmissbrauch und Gewalt in der Pflege ist ein sehr sensibles. Um Gewaltphänomenen entgegenzuwirken und präventive Maßnahmen einzuleiten, bedarf es in allen Richtungen Argumentationshilfen. Diese sind bereits aus einer Vielzahl von Projekten gegen Gewalt vorhanden und ergeben sich aus dem Grundgesetz mit seinen Menschenrechten sowie dem Berufsethos für Pflegepersonen. Als Führungsperson, Qualitätsbeauftragte und Pflegeperson sollten Sie diese Argumente kennen und nutzen.

Im Anschluss finden Sie eine Auswahl gültiger und anerkannter Argumentationshilfen zur Vermeidung von Gewalt.

2.5.1 Berufspflichten und Menschenrechte

Die Pflege- und Berufsordnung Bremen[1] regelt z. B. in § 5 Abs. 1 die Berufspflichten von Pflegekräften. Diese werden in allgemeine und spezielle Berufspflichten unterteilt. Die speziellen Berufspflichten beinhalten unter anderem die Verschwiegenheitspflicht, Dokumentationspflicht, Beratungs- und Auskunftspflicht, die Verpflichtung zur Kompetenzerhaltung sowie die Verpflichtung zur Qualitätsentwicklung und Sicherheit.

Die allgemeinen Berufspflichten orientieren sich an den Menschenrechten und werden wie folgt beschrieben:

Eine professionelle pflegerische Berufsausübung verlangt, dass die professionell Pflegenden beim Umgang mit zu pflegenden und zu betreuenden Menschen

- deren Würde und Selbstbestimmungsrecht respektieren sowie deren Privatsphäre achten,
- sie in verständlicher und angemessener Weise über die beabsichtigten Pflegemaßnahmen, gegebenenfalls über deren Alternativen und über die Beurteilung des Pflegezustandes informieren,
- das Recht, empfohlene Pflege- und Betreuungsmaßnahmen abzulehnen, respektieren,
- Rücksicht auf die Gesamtsituation der zu pflegenden und zu betreuenden Menschen nehmen,
- den Mitteilungen der zu pflegenden und zu betreuenden Menschen gebührende Aufmerksamkeit entgegenbringen und einer Kritik von ihnen sachlich begegnen,
- rechtzeitig weitere Fachkräfte, insbesondere Ärztinnen oder Ärzte oder andere Pflegekräfte, hinzuziehen, wenn die eigene Kompetenz zur Lösung der Aufgabe nicht ausreicht. (Brem. GBl. S. 24)

Bei genauerer Betrachtung der allgemeinen Berufspflichten, die sich in den deutschsprachigen Ländern nur unwesentlich unterscheiden, wird deutlich, dass Pflege und Betreuung nur untrennbar von der Achtung der Menschenrechte ausgeübt werden können und dürfen. Und dennoch kommt es im Berufsalltag aus den verschiedensten Gründen immer wieder zur Missachtung der Menschenrechte. Erst die kritische Auseinandersetzung mit der Realität ermöglicht die Einleitung präventiver Konzepte.

Übung
Denken Sie an die Situation in Ihrer Einrichtung und beantworten Sie die folgenden Fragen ehrlich:

- Wie oft werden Pflegehandlungen gegen den Willen des Betroffenen durchgeführt?
- Wie häufig werden Medikamente zerkleinert ins Essen gemischt?
- Wie häufig werden Patient*innen aus dem Krankenhaus entlassen, ohne davor das soziale Umfeld abzuklären?
- Wie häufig erhalten Patient*innen und Bewohner*innen zu wenig Aufklärung über Möglichkeiten und Alternativen der medizinischen und pflegerischen Betreuung?
- Wie oft wird die Privat- und Intimsphäre nicht berücksichtigt?
- Wie häufig wird über den Kopf der Patient*innen oder Bewohner*innen hinweg und über sie gesprochen?
- Wie häufig können Betroffene Kritik äußern, ohne Ablehnung zu erfahren?
- Wie oft stehen die Forderungen von Angehörigen über den Bedürfnissen der Bewohner*in?
- Wie häufig werden Maßnahmen von Trägern oder von Ihnen als Führungskraft gefordert, damit die Heimaufsicht zufrieden ist?

---

[1] § 5 Abs. 1 Nr. 2 Buchst. e Pflege- und Berufsordnung Bremen, geänd. durch Geschäftsverteilung m.W.v. 13.12.2011, vgl. Bek. v. 24.01.2012 Brem. GBl. S. 24.

All das dürfte unter der Vereinbarkeit der allgemeinen Berufspflichten und Wahrung der Menschenrechte nicht vorkommen. Aber wie oft berufen Sie sich darauf? Wie gegenwärtig und vertraut sind Ihnen und den Mitarbeiter*innen die Menschenrechte und allgemeinen Berufspflichten im Alltag?

▶ Stellen Sie Zusammenhänge in der Wahrung der Menschenrechte zur Gewaltprävention her.

> **Tipp**
> Fragen Sie die Mitarbeiter*innen nach den allgemeinen Berufspflichten und Menschenrechten. Vielleicht gelingt es Ihnen, eine sachliche Diskussion in Gang zu bringen und sich regelmäßig mit diesen Themen zu befassen. Sprechen Sie auch mit Ihren Vorgesetzten und Kontrollinstanzen über diese Themen.

Träger von Einrichtungen im Gesundheitswesen sind gesetzlich aufgefordert, Mitarbeiter*innen bei der Erfüllung ihrer Berufspflichten zu unterstützen. Somit sind jede Einrichtung und die verantwortlichen Führungskräfte verpflichtet, sich mit diesem Thema auseinanderzusetzen.

Daher scheuen Sie sich nicht, darüber zu reden.

▶ Wenn es Ihnen gelingt, die Neugier Ihrer Vorgesetzten, Mitarbeiter*innen und Kolleg*innen zu wecken, wird sich die Wertehaltung aller Mitarbeiter*innen nachhaltig verbessern. Die Reflexions- und Kritikfähigkeit sowie die Kommunikationskultur im Team werden gefördert und gestärkt. Das Gewaltpotenzial wird deutlich verringert. Und letztendlich wird sich die Arbeitszufriedenheit sowohl der Mitarbeiter*innen als auch die Patient*innen- bzw. Bewohner*innen Zufriedenheit deutlich erhöhen.

2.5.2 Politische und gesellschaftliche Präventionsprojekte

Neben den gültigen Menschenrechten und den Berufspflichten setzen sich einige andere Projekte mit dem Thema Gewalt und Gewaltprävention auseinander.

Als bedeutendes Schriftstück im europäischen Raum kann die europäische Charta für hilfs- und pflegebedürftige ältere Menschen aus dem Jahr 2010 betrachtet werden. Das Thema Gewalt hat aus politischer und gesellschaftlicher Sicht eine immer größer werdende Bedeutung. Umso verwunderlicher scheint es, dass es selten bis an die Basis der Pflege vordringt. Wenn man Pflegepersonen und auch Führungskräfte und Qualitätsbeauftragte danach fragt, ob sie die Charta kennen, wird dies sehr häufig verneint. Genauso verhält es sich mit Fragen nach ethischen Grundsätzen der Pflege und auch Menschenrechten. Wenn man jedoch nach demografischen Entwicklungen und Kostenexplosion der nächsten Jahrzehnte im Pflegebereich fragt, kann dies meist ziemlich genau beantwortet werden.

Aber woran liegt es, dass der Fokus im Gesundheitswesen zunehmend von ethischen Grundwerten und Non-Profitorganisationen abrückt und sich hin zu gewinnorientierten Großkonzernen entwickelt? Das Gesundheitswesen und insbesondere die Altenpflege sind durch die demografische Entwicklung und veränderte familiäre Strukturen ein enormer Wirtschaftszweig geworden. Und daran ist prinzipiell nichts auszusetzen. Obwohl sich Politik und Berufsverbände in den europäischen Ländern der ethischen und moralischen Verantwortung bewusst sind und sie versuchen, Rahmenbedingungen für menschenwürdige Betreuungen zu schaffen, gewinnt man doch den Eindruck, dass die Gewinnoptimierung an erster Stelle steht. Hier stehen Sie als verantwortliche Führungskraft in einem Spannungsfeld zwischen Menschenrechten und Gewinnoptimierung. Daher ist es notwendig, sich bei der Gefahr von Machtmissbrauch und Gewalt auf anerkannte und gültige Grundlagen zu berufen und diese zu kennen.

Im Folgenden einige Beispiele:

Europäische Charta der Rechte und Pflichten älterer hilfe- und pflegebedürftiger Menschen

Die Europäische Charta der Rechte und Pflichten älterer hilfe- und pflegebedürftiger Menschen legte im Jahr 2010 schon in ihrem Vorwort Folgendes fest:

> „Die Würde des Menschen ist unantastbar. Alter und Pflegebedürftigkeit dürfen nicht dazu führen, dass die in den internationalen Dokumenten anerkannten und in den demokratischen Verfassungen verankerten Freiheiten und Rechte missachtet werden. Jeder Mensch, unabhängig von Geschlecht, Alter oder Pflegebedürftigkeit, hat Anspruch darauf, dass ihm diese Rechte und Freiheiten zuerkannt werden, und jeder hat das Recht, seine Menschen- und Bürgerrechte zu verteidigen."

Mit Unterstützung durch das Europäische DAPHNE III Programm haben Partner aus 10 Ländern unter der Leitung der AGE Platform Europe eine Europäische Charta der Rechte und Pflichten älterer hilfe- und pflegebedürftiger Menschen als Teil ihres EUSTACEA-Projekts entwickelt. Mit dieser Charta wollten die EUSTACEA-Partner ein Referenzwerk entwickeln, das überall in der Europäischen Union eingesetzt werden kann, um das Wohlbefinden und die Würde älterer hilfe- und pflegebedürftiger Menschen zu stärken. Ein begleitendes Handbuch ergänzt die Charta und richtet sich unmittelbar an die Betreuer und Betreuerinnen der älteren Menschen, an die Träger von Langzeitpflegeeinrichtungen, an soziale Dienste und an die Politik. Es enthält Vorschläge und Empfehlungen, wie die Charta umgesetzt werden kann.

Mit dem Wort Charta wird eine wichtige Urkunde im Staats- und Völkerrecht beschrieben bzw. übersetzt. Daher stellt die Charta für hilfs- und pflegebedürftige Menschen eine europäisch anerkannte Leitlinie und Wertehaltung unserer Gesellschaft dar. Diese gilt es unbedingt umzusetzen, um die Gefahr von Gewalt an pflegebedürftigen Menschen auf ein Minimum zu reduzieren.

In der europäischen Charta wird im Handbuch, der professionellen Pflege eine Schlüsselfunktion in der Erkennung von Gewalt zugesprochen. Ebenso geht klar hervor, dass diese die Aufgabe hat, Hilfs- und Pflegebedürftige vor Gewalt zu schützen. Trägern und Einrichtungen wird empfohlen, ein System zur Erkennung von Risikofaktoren zu entwickeln. Den Auswirkungen der vor allem unsichtbaren Gewaltformen soll mit Aus- und Weiterbildungsmaßnahmen begegnet werden.

In 10 Artikeln werden die Rechte von hilfs- und pflegebedürftigen Menschen ausgeführt.

- Artikel 1: Recht auf Würde, körperliches und geistiges Wohlbefinden, Freiheit und Sicherheit
- Artikel 2: Recht auf Selbstbestimmung
- Artikel 3: Recht auf Privatheit
- Artikel 4: Recht auf entsprechende Qualitätsstandards und auf ihren persönlichen Bedarf ausgerichtete Pflege
- Artikel 5: Recht auf individuelle Information und Beratung als Voraussetzung für ausgewogene Entscheidungen
- Artikel 6: Recht auf Kommunikation, Teilhabe am gesellschaftlichen Leben und an kulturellen Aktivitäten
- Artikel 7: Recht auf freie Meinungsäußerung, Gedanken- und Gewissensfreiheit: Weltanschauung, Kultur und Religion
- Artikel 8: Recht auf Palliativpflege, Unterstützung und Respekt für ein Sterben und einen Tod in Würde
- Artikel 9: Recht auf Wiedergutmachung
- Artikel 10: Ihre Pflichten

Als Einstieg in das Thema Gewalt und als Argumentationshilfe für Veränderungen sollte diese Charta in allen Einrichtungen des Gesundheitswesens inklusive des verständlichen Handbuchs vorliegen. Sie enthält zahlreiche Tipps für alle Verantwortlichen aus der Politik, für die Träger von Einrichtungen, für das Pflege- und Betreuungspersonal und auch für Angehörige und Außenstehende.

Wenn man nun die zahlreichen Publikationen und Projekte in den verschiedenen europäischen Ländern und die europäische Charta zur Verhinderung oder Sensibilisierung von Gewalt betrachtet, wird die Dringlichkeit des Themas deutlich. Die europäische und auch die deutsche

Pflegecharta eignen sich als Argumentationshilfe und Sensibilisierungshilfe unter dem Aspekt der Gewaltprävention sehr gut.

Deutsche Pflegecharta des Bundesministeriums für Familie, Senioren, Frauen und Jugend

Die deutsche Version wurde bereits in den Jahren 2003 bis 2005 verfasst, um die Lebenssituation hilfe- und pflegebedürftiger Menschen zu verbessern. Rund 200 Experten aus dem Gesundheitswesen beteiligten sich.

Acht Artikel beschreiben das Recht auf Selbstbestimmung, Privatheit, Teilhabe am sozialen Leben und würdevolles Sterben.

Die deutsche Pflegecharta sollte als Ausgangspunkt für einen Praxisaustausch dienen und Impulse für die Arbeit mit hilfe- und pflegebedürftigen Menschen geben. Mittlerweile sind die Punkte in verschieden Gesetze mit eingeflossen. Die Homepage www.pflegecharta.de bietet eine Vielzahl von Arbeits- und Schulungsmaterialen für die Implementierung in die Praxis.

Einrichtungsleiter*innen, Pflegedienstleiter*innen, Qualitätsbeauftragte und Praxisanleiter*innen finden in 5 Modulen, Arbeitsmaterialien, um die Inhalte praxisnah mit den Mitarbeiter*innen zu erarbeiten (www.pflegecharta.de, Stand 2014).

In der Schweiz besteht ebenfalls seit 2005 eine vergleichbare Version, die als Schweizer Patientencharta bezeichnet wird (www.patienten.ch/PatientenCharta). Österreich diskutiert derzeit die Umsetzung der europäischen Charta.

ICN – Ethikkodex für Pflegende

Eine weitere Argumentationsgrundlage gegen Gewalt bietet der International Council of Nurses (ICN; Weltbund der Krankenpflegerin und Krankenpfleger), der ethisches Verhalten für die Pflege festlegt.

Der ICN besteht seit 1899 und setzt sich weltweit aus 130 nationalen Berufsverbänden zusammen. Das Ziel ist, Pflege von hoher Qualität für alle sicherzustellen und sich für eine vernünftige Gesundheitspolitik weltweit einzusetzen (Hiemetzberger 2016).

Der ICN-Kodex umfasst vier Grundelemente, die den Standard ethischer Verhaltensweisen bestimmen:

1. Pflegende und ihre Mitmenschen
2. Pflegende und ihre Berufsausübung
3. Pflegende und die Profession
4. Pflegende und ihre Kolleg*innen

Die Ausführungen sind zwar allgemein formuliert, doch es finden sich alle notwendigen Interessen im Zusammenhang mit dem Pflegeberuf wieder.

Zentrum Qualität in der Pflege (ZQP)

Das Zentrum für Qualität in der Pflege (ZQP) möchte mit fundiertem Pflegewissen zur Objektivierung von Entscheidungen, zur Vermittlung von Pflegewissen und Kompetenz sowie zur Aufklärung der Öffentlichkeit zum Thema Pflege beitragen (www.zqp.de).

Mit dem Projekt „Gewaltprävention in der Pflege" strebt das ZQP eine sachliche Sensibilisierung in der Öffentlichkeit an. Daher hat das ZQP in diesem Projekt eine differenzierte Analyse zum Wissensstand über Gewalt in der Pflege und deren Vorbeugung vorgenommen und den Report Gewaltprävention erarbeitet. Die Schrift bietet neben aktuellen Forschungsergebnissen auch Handlungsempfehlungen zum Umgang mit problematischen Pflegesituationen sowie Hinweise zu konkreten Unterstützungs- und Entlastungsangeboten. Zudem werden häufige Ursachen und alternative Lösungen zu freiheitsentziehenden Maßnahmen in der Pflege aufgezeigt. Partner des Projektes ist das Bundesministerium für Familie, Senioren, Frauen und Jugend.

Der ZQP-Themenreport Gewaltprävention 2017 (ZQP 2017) in der Pflege bietet einen guten und verständlichen Überblick für Führungskräfte, Qualitätsbeauftrage und Mitarbeiter*innen aus dem Gesundheitsbereich rund um das Thema Gewalt und Gewaltprävention.

Zum Schutz der persönlichen Freiheit: Gesetzliche Bestimmungen von freiheitsentziehenden Maßnahmen in der Pflege

Hier gibt es in allen deutschsprachigen Ländern klare Rechtsvorschriften für die Zulässigkeit und den Geltungsbereich von freiheitsbeschränkenden und freiheitseinschränkenden Maßnahmen in Pflegeeinrichtungen.

Eine Vorreiterrolle nimmt hier sicherlich Österreich mit dem Heimaufenthaltsgesetz ein. Dieses wurde im Jahr 2005 zum Schutz der persönlichen Freiheit von Menschen während des Aufenthaltes in Heimen und Betreuungseinrichtungen beschlossen. Das Heimaufenthaltsgesetz regelt ausschließlich Maßnahmen der Art, dass eine Ortsveränderung einer betreuten oder gepflegten Person gegen oder ohne ihren Willen mit physischen Mitteln, insbesondere durch mechanische, elektronische oder medikamentöse Maßnahmen, oder durch deren Androhung unterbunden wird und die Person wegen ihrer psychischen Krankheit oder geistigen Behinderung der ständigen Pflege oder Betreuung bedarf.

§ 1 Abs. 1: Die persönliche Freiheit von Menschen, die aufgrund des Alters, einer Behinderung oder einer Krankheit der Pflege oder Betreuung bedürfen, ist besonders zu schützen. Ihre Menschenwürde ist unter allen Umständen zu achten und zu wahren. Die mit der Pflege oder Betreuung betrauten Menschen sind zu diesem Zweck besonders zu unterstützen.

Das Heimaufenthaltsgesetz regelt detailliert die Zulässigkeitsvoraussetzungen und Anordnungsbefugnis, die Dokumentationspflicht, die Aufklärungs- und Verständigungspflicht.

Als besonders kann die Vertretung der Bewohner*innen durch die hierfür zuständige Bewohnervertretung gesehen werden.

„Die Bewohnervertreterin ist gesetzliche Vertreterin der Bewohner*in/Patient*in sowohl vor der Einrichtung als auch dem Gericht, sobald eine Freiheitsbeschränkung angedroht oder in Aussicht gestellt wird. Sie erhält alle Meldungen über Freiheitsbeschränkungen und -einschränkungen, die in Einrichtungen ihrer Region vorgenommen wurden. Ihre Aufgabe ist, die Angemessenheit der Freiheitsbeschränkung zu hinterfragen. Das kann Telefonate, Besuche, Gespräche und Diskussionen mit Ihnen bedeuten. Die Ergebnisse dieser Interventionen dienen der Entscheidungsgrundlage der Bewohnervertreterin, ob sie eine Überprüfung durch das Gericht beantragt." (HeimAG/Information Vertretungsnetz, S. 11, www.vertretungsnetz.at)

Seit der Einführung des Heimaufenthaltsgesetzes in Österreich haben sich das Bewusstsein und die Rechtssicherheit für Pflegeeinrichtungen in Bezug auf die persönliche Freiheit der pflegebedürftigen und zu betreuenden Menschen deutlich erhöht. Als Freiheitsbeschränkung sind elektronische, mechanische und medikamentöse Maßnahmen sowie auch die bloße Androhung, den Ort nicht verlassen zu können, zu werten, wobei elektronische, mechanische und medikamentöse Maßnahmen einfacher zu erkennen und zu überprüfen sind und eine Androhung eher subtil und schwerer zu erkennen ist.

„Eine Freiheitsbeschränkung liegt bereits dann vor, wenn diese nur angedroht wird! Unter Androhung fallen nicht nur individuelle, freiheitsbeschränkende Maßnahmen. Es reicht aus, wenn die Bewohnerin aus dem Gesamtbild des Geschehens den Eindruck gewinnt, dass sie ihren Aufenthaltsort nicht mehr verlassen kann. Eine Freiheitsbeschränkung ist somit auch dann gegeben, wenn sie einen Ort nicht verlässt, weil sie damit rechnen muss, am Verlassen gehindert oder zurückgeholt zu werden." (HeimAG/Information Vertretungsnetz, S. 6, www.vertretungsnetz.at)

Die Pflegedienstleiter*innen und alle Mitarbeiter*innen sind sensibilisiert, jedoch entsteht manchmal der Eindruck, dass die Anzahl der gemeldeten Freiheitsbeschränkungen als ein Qualitätskriterium für gute oder weniger gute Pflege gewertet wird. Die Anzahl der gemeldeten Freiheitsbeschränkungen ist aber keinesfalls als Qualitätskriterium heranzuziehen; eher das Gegenteil ist der Fall. Die Arten der Freiheitsbeschränkungen und die gesetzten gelinderen Maßnahmen sind maßgeblich für die Qualitätsbeurteilung heranzuziehen.

Beispiel

Frau Herzog leidet an einer demenziellen Erkrankung. Sie lebt seit einem Jahr in einem Pflegeheim. Frau Herzog ist zeitlich, örtlich und situativ desorientiert. Sie stürzt häufig und zieht sich immer wieder Knochenbrüche zu. Durch ihren ausgeprägten Bewegungsdrang verlässt sie dennoch mehrmals täglich den Wohnbereich. Meist ist sie nur leicht bekleidet, beim Ausgang wirkt sie suchend und unsicher. Sie geht dann in Richtung der viel befahrenen Hauptstraße. Die Mitarbeiter*innen des Wohnbereichs folgen Frau Herzog, nehmen sie bei der Hand, führen ein Gespräch und begleiten sie zurück auf den Wohnbereich. Frau Herzog geht freiwillig mit der Pflegeperson zurück. Die Maßnahme des Zurückholens wird im Pflegebericht dokumentiert. ◄

Die gesetzte Maßnahme der Pflege ist nachvollziehbar und angebracht. Auch wenn Frau Herzog freiwillig wieder zurück auf den Wohnbereich geht, liegt eine Androhung im Sinne des Heimaufenthaltsgesetzes vor. Es bedarf einer Meldung an die zuständige Bewohnervertretung. Hier entstehen immer wieder Diskussionen, da die Bewohnerin des Pflegeheims doch freiwillig mit zurückgeht. Die Dokumentation und die Meldung führen einerseits zu einer Sensibilisierung der Mitarbeiter*innen, andererseits ist für die rechtliche Sicherheit gesorgt. Bei Unsicherheiten wird die Bewohnervertretung eine richterliche Überprüfung beantragen.

Oftmals wird eine richterliche Überprüfung als persönlicher Angriff auf das eigene Handeln empfunden. Eine richterliche Überprüfung ist allerdings nicht als solche zu werten; es geht immer darum, ob gesetzte Maßnahmen zulässig und zum Schutz der hilfe- und pflegebedürftigen Bewohner*innen angebracht sind. Die Überprüfung ist insofern unangenehm, da in der Regel ein zusätzlicher zeitlicher Aufwand notwendig ist. Gleichzeitig kann eine richterliche Überprüfung neuerlich alle Mitarbeiter*innen sensibilisieren, dass die Freiheit der Bewegung bzw. Ortsveränderung besonders zu schützen und zu achten ist.

Immer wieder kommt es vor, dass Angehörige den Wunsch nach freiheitsentziehenden Maßnahmen in Form von mechanischen und auch medikamentösen Mitteln äußern. Hier bedarf es einer intensiven Aufklärung der Möglichkeiten und Grenzen in der Betreuung. Der Schutz der persönlichen Freiheit ist ein Persönlichkeitsrecht und kann nicht auf andere Personen übertragen werden. In besonders heiklen Fällen stellen Sie in Österreich den Kontakt zu den zuständigen Bewohnervertretungen her, die Sie gerne in allen Belangen des Heimaufenthaltsgesetzes unterstützen.

▶ Die Anzahl von Freiheitsbeschränkungen ist kein Qualitätskriterium. Die Art der Freiheitsbeschränkungen und der Einsatz von gelinderen Maßnahmen jedoch schon.

Fazit

Zum Schutz und zur Einhaltung von Menschenrechten gibt es zahlreiche Vorgaben und Projekte. Nutzen Sie diese als Argumentationshilfe und Diskussionsgrundlage bei allen pflegerischen Belangen, in denen es Unsicherheiten gibt und dort, wo die Gefahr von Machtmissbrauch und Gewalt besteht, wenn persönliche Bedürfnisse von Mitarbeiter*innen, Standards, Vorgaben von Kontrollorganen oder Wünsche von Angehörigen über das Wohl und die Würde, Freiheit und Selbstbestimmung der Patient*innen oder der Bewohner*innen gestellt werden. Nutzen Sie Ihre Macht, Menschenwürde in den Fokus der Pflege zu stellen.

Literatur

AGE Platform Europe mit Unterstützung der Europäischen Kommission (Hrsg) (2010 Juni) Europäische Charta der Rechte und Pflichten älterer hilfe- und pflegebedürftiger Menschen. www.age-platform.eu/images/stories/22493_AGE_charte_europeenne_DE_indd.pdf. Zugegriffen am 18.10.2017

Dollard J, Doob LW, Miller NE, Mowrer OH, Sears RR (1939) Frustration und Aggression. Yale University Press, New Heaven

Gletzer W, Zapf W (1984) Lebensqualität in der Bundesrepublik – Objektive Lebensbedingungen u. subjektives Wohlbefinden. Campus, Frankfurt am Main

Hiemetzberger M (2016) Ethik in der Pflege, 2. Aufl. Facultas, Wien, S 89

Hirsch RD (2011) Konflikte in Pflegebeziehungen. Alt und Jung: vom Älterwerden in Geschichte und Zukunft 141. https://www.caritas-augsburg.de/cms/contents/caritas-augsburg.de/medien/dokumente/hilfe-und-beratung/ethikkomitee/fachtagung-2012/vortrag-3-prof.-dr1/vortrag_3_prof._dr._hirsch_-_konflikte_in_pflegebeziehungen.pdf. Zugegriffen am 20.09.2023

Lawton MP (1994) Quality of life in Alzheimer disease. Alzheimer Dis Assoc Disorders 8:138–150

National Council On Elder Abuse (NCEA) (o.J.) What is elder abuse? www.elderabusecenter.org. Zugegriffen am 14.09.2017

Schmidbauer W (1992) Hilflose Helfer, über die seelische Problematik der helfenden Berufe, überarbeitete Neuausgabe. Rowohlt, Rheinbeck, S 15

Städtler T (2003) Lexikon der Psychologie. Alfred Körner Verlag, Stuttgart. http://lexikon.stangl.eu/232/frustration/. Zugegriffen am 14.09.2017

Zentrum für Qualität in der Pflege (ZQP) (2017) Gewaltprävention in der Pflege, 2., überarb. Aufl. https://www.zqp.de/wp-content/uploads/Report_Gewalt_Praevention_Pflege_Alte_Menschen.pdf. Zugegriffen am 18.10.2017

Professionalität in der Pflege als Gewaltprävention

3

Inhaltsverzeichnis

3.1 Professionalität und Kompetenz

Professionalität und Kompetenz sind zwei Begrifflichkeiten, die eng miteinander verbunden sind. Hinter Professionalität steht die Erwartung von Kompetenz und dem damit verbundenen Fachwissen, also die Erwartung, das theoriegeleitete Wissen in die Praxis zu transferieren und nach neuesten wissenschaftlichen Erkenntnissen zu arbeiten. In Pflege- und Betreuungsberufen wird unter Professionalität und Kompetenz nicht nur das benötigte Fachwissen verlangt, sondern zusätzlich die soziale und emotionale Kompetenz gefordert. Denn was nützt es, die gesamte Physiologie und Pathologie eines Menschen zu verstehen, wenn der Mensch in seiner Ganzheitlichkeit nicht verstanden wird. So ist das Fachwissen theoriegeleitet und orientiert sich an Pflegemodellen und Pflegetheorien, Pflegewissenschaften und Erkenntnissen der Pflegeforschung. Die weiteren Anforderungen sind emotionsgeleitet und verlangen Kommunikationsfähigkeiten, Reflexionsbereitschaft, Verantwortungsbewusstsein, Beziehungsfähigkeit, Teamfähigkeit, Empathie, Leistungsbereitschaft und Flexibilität. Beides miteinander zu vereinen, stellt wohl die größte Herausforderung in den Gesundheitsberufen dar. Professionalität und Kompetenz bedeuten aber auch, sein Handeln theoriegeleitet und nicht emotionsgeleitet begründen zu können. Also wird einerseits Fachwissen und auf der anderen Seite Menschlichkeit vorausgesetzt. Nachvollziehbar soll pflegerisches Handeln allerdings fernab von Gefühlen stattfinden. Dies vollständig voneinander zu trennen, wird wohl niemals möglich sein.

3.1.1 Unterschiedliche Sichtweisen

Ein Laie darf ausschließlich menschlich agieren, während ein Profi dies fachlich begründen muss. Hier wird von Außenstehenden oftmals pflegerisches Handeln nicht verstanden und dann bedarf es einer kompetenten Aufklärung.

Die unterschiedlichen Sichtweisen zwischen Laien (im Alltag oftmals Angehörige) und professionell Pflegenden werden anhand dieses Beispiels nachvollziehbar.

Beispiel

Frau Steger lebt in einem Pflegeheim, sie leidet an einer schweren Demenz. Alltagshandlungen kann sie mit Anleitung durchführen. Beim Ankleiden knöpft sie selbst ihre Bluse zu. Doch meistens beginnt sie irgendwo und so sind die Knöpfe der Bluse nie in der richtigen Reihenfolge zugeknöpft. Schwester Andrea hat eine Zusatzausbildung für Gerontopsychiatrie. Und so lässt sie Frau Steger gewähren, ohne einzugreifen oder zu berichtigen. Frau Stegers Tochter beschwert sich jeden Tag, dass ihre Mutter nicht ordentlich gekleidet ist. Ihrer Ansicht nach kümmern sich die Mitarbeiter*innen des Wohnbereichs nicht genügend um ihre Mutter. Auch bei der Nahrungsaufnahme kommt es regelmäßig zu Beschwerden der Tochter. Frau Steger kann mit den Fingern essen, das Besteck erkennt sie nicht mehr. Da auf der Abteilung die Förderung der Selbstständigkeit eine hohe Priorität hat, erhält die Bewohnerin, wie gelernt und

geplant, Fingerfood. Fast täglich kommt es zu Anschuldigungen der Tochter, dass sich keiner um ihre Mutter kümmert und dass die Pflege zu faul ist, ihrer Mutter die Nahrung zu verabreichen.

Um den tägliche Konflikten aus dem Weg zu gehen, ordnet die Wohnbereichsleitung die Übernahme aller Alltagshandlungen durch die Pflegemitarbeiter*innen an. Frau Steger wird gewaschen, angekleidet und die Nahrung wird von den Pflegepersonen verabreicht. Nach zwei Wochen zeigt Frau Steger keinerlei Eigeninitiative mehr. Sie lässt alle Handlungen über sich ergehen. ◄

Dieses Beispiel zeigt die unterschiedlichen Sichtweisen von Profis und Laien. Angehörige können nach ihrem Empfinden handeln. Pflegende und Betreuende hingegen bringen ihr Fachwissen, ihre Erfahrungen und ihre Wertehaltung in die Pflege und Betreuung mit ein. In diesem Fall ist es die Förderung von Ressourcen und die Förderung der Selbstständigkeit in allen Lebensbereichen. Sehr häufig kollidieren aber die Vorstellungen und Erwartungen von Patient*innen oder deren Angehörigen mit denen der Mitarbeiter*innen in Gesundheitsberufen.

Mitarbeiter*innen der Pflege und Betreuung beklagen sich selten über Patient*innen und Bewohner*innen. Zu enormen innerlichen Konflikten kommt es allerdings durch die Erwartungshaltung von Angehörigen. Und häufig werden diese Erwartungen in den Vordergrund gestellt, ob es für Patient*innen oder Bewohner*innen gut ist oder nicht. Auf Professionalität und Kompetenz wird zugunsten der Konfliktfreiheit verzichtet. Die Mentalität der Pflegeberufe ist nach wie vor, es allen recht zu machen, freundlich, helfend und dienend die Erwartungen aller Beteiligten zu erfüllen. In den letzten Jahrzehnten haben es Mitarbeiter*innen aus den Pflege- und Betreuungsberufen nur unwesentlich geschafft, ihr Ansehen in der Gesellschaft zu erhöhen. Jedem Arzt wird mit Hochachtung und Respekt innerhalb und außerhalb der Institution begegnet, sein Handeln wird selten in Frage gestellt. Bei Pflegepersonen sieht dies anders aus. Wie komplex Pflege und Betreuung ist, wie hoch die Anforderungen sind, ist in unserer Gesellschaft wenig bekannt. Im Bereich der Vermittlung von Kompetenz und Professionalität ist in den nächsten Jahren noch viel zu tun. Hier wird es nicht reichen, die Ausbildungen zu reformieren, sondern es wird nur gelingen, wenn Pflegepersonen und allen voran Führungskräfte aller Ebenen im Alltag professionell und kompetent auftreten.

Wenn Mitarbeiter*innen die Erwartungshaltung aller Beteiligten erfüllen wollen, die der Ärztinnen und Ärzte, der Angehörigen, der Gesellschaft und der Heimaufsichten, welche Rolle spielen dann Patient*innen oder Bewohner*innen? Welche Rolle spielt das erlernte Fachwissen und welche Rolle spielen Pflegewissenschaften, ethische Fragen und innere Haltungen?

Patient*innen oder Bewohner*innen werden die Opfer sein und Pflegepersonen werden weiterhin als Erfüllungsgehilfen agieren, wie am Beispiel von Frau Steger deutlich wird.

Die Herausforderung der Zukunft wird in erster Linie die Vermittlung von Professionalität und Kompetenz in der Gesellschaft sein. Hier sind auch Gewerkschaften, Berufsverbände und nicht zuletzt die Politik aufgefordert, aktiv an einer Imagekampagne für Gesundheitsberufe, insbesondere der Pflege und Betreuung, im Kontext von Kompetenz und Menschenrechten zu arbeiten.

Kompetenz dokumentiert und kontrolliert
Die Kompetenz der Pflege wird zunehmend hinterfragt und kontrolliert und es wurden zahlreiche Kontrollinstrumente installiert. Pflege muss geplant und nachvollziehbar sein. Dies soll durch die Dokumentation nachgewiesen werden. Pflegepersonen aller Sparten fühlen sich dadurch aber immer mehr kontrolliert. Viele fühlen sich in ihrer Professionalität eingeschränkt. Eine Kultur des Misstrauens und der Angst vor Konsequenzen hat sich ausgebreitet. Individuelle Handlungsmöglichkeiten zum Wohle der Patient*innen oder Bewohner*innen in der Pflege- und Betreuung werden immer kleiner. Dort, wo sich Mitarbeiter*innen in ihrer Kompetenz eingeschränkt und kontrolliert fühlen, hören sie frü-

her oder später auf, zu denken und zu fühlen. Dort, wo der Tag straff strukturiert und auf die Minute geplant ist, wird die Individualität des Einzelnen enorm leiden. Handlungen werden unreflektiert durchgeführt und machtloses und gewaltförderndes Agieren wird legitimiert.

Beispiel

Herr Werner lebt im Pflegeheim. Nach einem Schlaganfall ist er halbseitig gelähmt und durch eine globale Aphasie kann er sich verbal nicht verständigen. Er ist harn- und stuhlinkontinent und bei der Nahrungsaufnahme besteht akute Aspirationsgefahr. Das Risiko eines Hautdefekts ist deutlich erhöht und so wird nach erfolgter Risikoeinschätzung, wie im Expertenstandard empfohlen, eine 2-stündliche Lagerung geplant. Die Lagerungen gestalten sich schwierig, da Herr Werner massive Abwehr zeigt. Er versucht, sich gegen die nächtlichen Lagerungen mit Zwicken, Schreien und einer steifen Körperhaltung zu wehren. Zwei Mitarbeiter*innen führen die Lagerungen durch, einer hält die Hände und die andere Pflegeperson dreht Herrn Werner in die jeweils angeordnete Position. Danach wird die Durchführung mittels Touch in der computergestützten Dokumentation als erledigt markiert. ◀

Herr Werner ist kein Einzelfall, häufig werden Lagerungen gegen den Willen von Patient*innen oder Bewohner*innen durchgeführt. Obwohl die Mitarbeiter*innen die Ablehnung und Abwehr der Betroffenen anfangs noch dokumentieren und auch thematisieren, werden teilweise keine Alternativen in Betracht gezogen. Herr Werner kann auf Grund seiner Erkrankung nicht differenziert kommunizieren und so setzt er sich nonverbal und körperlich zur Wehr. Seine körperlichen und verbalen Einschränkungen lassen eine klare verbale Kommunikation nicht zu. Sie sind aber deutliche Zeichen, dass er die geplanten Lagerungen nicht möchte. Somit kommt es zu einer eindeutigen Grenzüberschreitung, zu Machtmissbrauch und einem Gewaltakt durch die Pflegepersonen, und das jede Nacht, alle 2 h.

Die Standards und Vorschriften sind erfüllt und die Bewertungen werden bei Überprüfungen positiv ausfallen. Einzelne Mitarbeiter*innen werden sich insofern widersetzen, dass sie die Lagerungen nicht durchführen, jedoch als erledigt abzeichnen. Beides ist mit den Berufspflichten, ob den allgemeinen oder auch den speziellen Pflichten, nicht vereinbar. Das Kompetenzprofil der Pflege würde auch andere Maßnahmen zulassen. Professionelles Handeln würde bedeuten, alternative Maßnahmen in Erwägung zu ziehen und zu planen, also z. B. das Abwehrverhalten von Herrn Werner als Ressource zu betrachten, nämlich die Ressource, seinen Willen nonverbal ausdrücken zu können, und die Würde und Selbstbestimmung an erster Stelle der Prioritäten anzuerkennen.

▶ Machtvoll zu pflegen, bedeutet, gängige Standards, die immer nur Empfehlungen sind, im Sinne der Würde und Selbstbestimmung individuell anzupassen. Dies wäre die gelungene Integration von Fachkompetenz und Menschenwürde.

3.1.2 Kompetenzentwicklung ist Führungsaufgabe

Immer dann, wenn menschenunwürdige Zustände aus Krankenhäusern und Pflegeheimen bekannt und medial ausgeschlachtet werden, reagieren alle betroffen und bestürzt. Nach kurzer Zeit geht alles wieder seinen gewohnten Lauf.

Die Kompetenz einzelner Mitarbeiter*innen, deren Einschätzung und Förderung, ist ein wesentlicher Bestandteil der Aufgaben von Führungskräften. Die Stärken einzelner Mitarbeiter*innen effektiv zu nutzen, bedeutet, dass Mitarbeiter*innen sich geschätzt und geachtet fühlen; gleichermaßen können auch alle Ressourcen optimal genutzt werden. In der Regel machen Menschen das, was sie können, gerne. Dort, wo Unsicherheiten auftreten und die eigenen Schwächen sichtbar werden, vermeiden

Menschen diese Tätigkeiten eher. Daher nutzen Sie die Stärken und greifen Sie bei Schwächen nur dort ein, wo es unbedingt notwendig ist, um den Anforderungen im Alltag gewachsen zu sein. So fördern Sie individuelle Erfolgserlebnisse und stärken das Selbstwertgefühl der Mitarbeiter*innen. Selbstbewusste und sich geschätzt fühlende Mitarbeiter*innen geben ihr gutes Gefühl an Patient*innen und Bewohner*innen weiter.

▶ Nutzen Sie die Kompetenzen Ihrer Mitarbeiter*innen, verteilen Sie Aufgaben nach Stärken, dann leiten Sie ein professionelles Team.

Kompetenzmodelle
In der Literatur findet man einige Kompetenzbereiche aus der Pflegewissenschaft. Im Folgenden finden Sie Erläuterungen zu den Modellen von Patricia Benner und Prof. Christa Olbrich.

Das Kompetenzmodell der Pflegewissenschaftlerin Patricia Benner gibt Anhaltspunkte, wie Mitarbeiter*innen eine angemessene Kompetenz erwerben können. Als Führungskraft sind Sie angehalten, den Erwerb von Kompetenz zu fördern und die unterschiedlichen Kompetenzstufen der Mitarbeiter*innen im Alltag zu nutzen. Patricia Benner entwickelte anhand des Dreyfuß-Modells aus dem Jahr 1980 ihr Stufenmodell der Pflege 1994.

Die Entwicklung von Kompetenz beschreibt Patricia Benner folgendermaßen:

Sie unterscheidet die neuen Mitarbeiter*innen, fortgeschrittene Anfänger*innen, kompetente Pflegende, erfahrene Pflegende und Pflege-Expert*innen. Neue Mitarbeiter*innen orientieren sich an Theorien, die fortgeschrittenen Anfänger*innen erfassen Situationen schon bewusst, die kompetenten Pflegender*innen erfasst bereits komplexe Situationen. Die erfahrene Pflegender*in kann Prioritäten setzen und die Pflege-Expert*innen erfassen Situationen intuitiv und leiten Maßnahmen lösungsorientiert rasch und kompetent ein.

Die Einteilung der sieben
Kompetenzbereiche nach Patricia Benner
- Helfen (Heilen, Beziehung aufbauen)
- Beraten und betreuen
- Diagnostik und Überwachung von Patient*innen
- Wirkungsvolles Handeln bei Notfällen
- Durchführung und Überwachung von Behandlungen
- Überwachung und Sicherstellung der Qualität der medizinischen Versorgung
- Organisation und Zusammenarbeit (Prioritäten setzen in der Versorgung)

Patricia Benner schreibt der Erfahrung eine große Bedeutung zu und bestreitet den Zusammenhang mit erworbenen und gelernten Fachwissen nicht.

Prof. Christa Olbrich differenziert die Kompetenzen in ihrer Dissertation „Pflegekompetenz" 1999 in vier Dimensionen.

1. „Regelgeleitetes Handeln: Es beruht auf Fachwissen, Können und einer sachgerechten Anwendung dieses Wissens. Handeln vollzieht sich innerhalb der Routine und der vorgefundenen Normen.
2. Situativ-beurteilendes Handeln: Hier tritt die Wahrnehmung und Sensibilität, die auf eine spezifische Situation gerichtet ist, in den Vordergrund. Die Orientierung des Handelns erfolgt aufgrund der situativen Einschätzung und Beurteilung.
3. Reflektiertes Handeln: Innerhalb des reflektierten Handelns ist nicht nur der/die Patient*in Gegenstand der Reflexion, sondern die eigene Person wird als Subjekt in das Geschehen mit einbezogen. Gefühle und Gedanken werden vom eigenen Erleben aus artikuliert.
4. Aktiv-ethisches Handeln: In dieser Dimension werden Pflegepersonen aktiv durch ihr Handeln, Kommunizieren oder Streiten auf der Basis von Werten. Damit erfolgt Hilfe für Patient*innen in einer ethischen Dimension. Wird nach eigenen Vorstellungen kein Erfolg wirksam, so führt die Reflexion zum Formulieren von Grenzen." (Olbrich 1999, S. 57)

Des Weiteren ordnet Olbrich, die vier Dimensionen hierarchisch an und weist ihnen verschiedene Kompetenzen zu (Olbrich 1999):

1. „Fähigkeiten in der Dimension des regelgeleiteten Handelns zu besitzen, bedeutet, Wissen auf einer methodisch handelnden Ebene anwenden zu können; durch Erfahrungen wird dieses Handeln sicherer und korrekter." (Olbrich 1999, S. 61)
2. „Kompetenz im situativ-beurteilenden Handeln heißt vor allem, sich in Patient*innen und dem Umfeld vertieft einfühlen und das Wesentliche wahrnehmen zu können." (Olbrich 1999, S. 65)
3. Kompetenz in der Dimension des reflektierenden Handelns „heißt, sich mit Aspekten seiner eigenen Person auseinandergesetzt zu haben und sich in selbstreflexiver Weise in das Pflegegeschehen mit einzubringen." (Olbrich 1999, S. 67)
4. „Kompetenz in aktiv-ethischer Dimension heißt, als Person so stark zu sein, dass die erkannten Werte innerhalb der Pflege auch aktiv handelnd oder kommunikativ ausgedrückt werden können die Patient*innen sichtbare Hilfe erreicht." (Olbrich 1999, S. 71)

Sowohl Patricia Benner als auch Prof. Christa Olbrich heben neben dem erlernten Fachwissen die sozialen, ethischen und einfühlenden, kommunikativen und reflektierenden Fähigkeiten und Anforderungen in ihren Erkenntnissen hervor. Zur Vorbeugung von Machtmissbrauch und Gewalt in Pflegebeziehungen ist es notwendig, diese Kompetenzen der einzelnen Mitarbeiter*innen zu entwickeln und zu fördern. Während das Fachwissen in den Ausbildungen gelehrt und vermittelt wird, werden die persönlichen und sozialen Kompetenzen größtenteils im Alltag durch Erfahrungen entwickelt. Welche Erfahrungen Mitarbeiter*innen im Pflegealltag sammeln, ist stark von der Kultur der jeweiligen Einrichtung und Vorbildfunktion der Führungskräfte und auch Kolleg*innen beeinflusst. Welche Prioritäten in schwierigen Situationen gesetzt werden und welche Wertehaltung im Alltag gelebt wird, ist individuell auf strukturelle Bereiche zu hinterfragen und zu definieren. Die Kompetenzfragen aus aktiv-ethischer Sicht bei Olbrich, oder die Kompetenzbereiche bei Benner, Helfen, Beraten und Betreuen, sind stark vom Arbeitsumfeld und

der Fachrichtung im Gesundheitswesen abhängig. So werden im Operationssaal andere
ethische Werte gelebt als in der Palliativpflege
und auf psychiatrischen Abteilungen andere wie
in einer Rehabilitationsklinik für Gelenker-
krankungen. Und das ist gut so, denn die Erwartungen und Bedürfnisse von Patient*innen
sind in den unterschiedlichen Fachbereichen ja
auch anders. Bei einem Wechsel von Pflegekräften in andere Abteilungen oder Fach-
richtungen wird ein fachliches Grundwissen je
nach Ausbildungsstand erwartet, die Kompetenzen der Spezialisierung müssen dann jedoch
neuerlich entwickelt werden. Wenn eine Pflegefachkraft zum Beispiel von der Palliativstation in
den Operationssaal wechselt, werden alle Karten
neu gemischt und es müssen alle Kompetenzbereiche neu erlernt werden. Gerade in der An-
fangsphase, gleichgültig ob alt oder jung, benötigten Mitarbeiter*innen gezielte Anleitung
und Begleitung auf allen Kompetenzebenen.
Denn hier ist die Gefahr der Überforderung besonders groß. Überforderung bedeutet, anfälliger
für Fehler zu sein, und Unsicherheiten können
wiederum zu unangemessenem Verhalten gegenüber Patient*innen oder Bewohner*innen führen.

▶ Nutzen Sie die Einarbeitungskonzepte; je
besser die Anleitung und Begleitung, umso
eher werden neue Mitarbeiter*innen die
erforderlichen Kompetenzen erwerben und
den Anforderungen der Abteilung entsprechen.

3.2 Innere Haltung, das Menschenbild

Die innere Haltung und das damit verbundene
Menschenbild sind wesentliche Aspekte in der
Vermeidung von Machtmissbrauch und Gewalt.
Die innere Einstellung spiegelt sich im menschlichen Verhalten wieder. Das Menschenbild beschreibt die innere Haltung zu sich selbst und zu
anderen. Es wird durch die Erziehung und durch
alle weiteren Beziehungen, Lebenserfahrungen
und Ausbildungen geprägt. Es spiegelt Über-

zeugungen, Welt- und Wertehaltung jedes Einzelnen wieder. Nun hat jeder Mensch sein individu-
elles Menschenbild erworben. Die Region, in der
man lebt und lebte, sowie die Familie und das soziale Umfeld spielen bei der Prägung von An-
schauungen und Entstehung der inneren Haltung
eine bedeutende Rolle. Und dieses Menschenbild
mit seinen Einstellungen bringen Mitarbeiter*innen schon vor ihrer Ausbildung oder
Tätigkeit mit. Darauf aufbauend kommen dann
die Erfahrungen aus dem Berufsalltag: Es bilden
sich das Menschenbild und die innere Haltung im
beruflichen Umfeld.

In den verschiedenen Einrichtungen des
Gesundheitswesens haben sich ebenfalls
Menschenbilder verankert. Diese werden durch
unterschiedliche Kriterien sichtbar, wie etwa
durch die Wahl des Pflegemodells, der Angebote
für Pflegebedürftige, den Aufnahme- und Aus-
schlusskriterien für Patient*innen und Bewohner*innen und auch durch die Mitein-
beziehung von Angehörigen.

Begriffsdefinition
Nach Jochen Fahrenberg (2008) ist das
Menschenbild psychologisch betrachtet eine subjektive Theorie, die einen wesentlichen Teil der
persönlichen Alltagstheorien und Weltanschauungen ausmacht.

Zu den Grundüberzeugungen gehören oft der
religiöse Glaube, die Spiritualität, Willensfrei-
heit, die Prinzipien der Ethik, die soziale Verantwortung und andere Werte. Menschenbilder
enthalten demnach Überzeugungen, die eine
hohe persönliche Gültigkeit haben, sie sind aus
der Erziehung und der individuellen Lebens-
erfahrung entstandene persönliche Konstruktio-
nen und Interpretationen der Welt. (Fahrenberg
2008) sinngemäß

3.2.1 Pflegemodell und Menschenbild

In Deutschland, Österreich und der Schweiz
haben sich die Bedürfnismodelle durchgesetzt. In

Deutschland ist vor allem das Pflegemodell von Monika Krohwinkel etabliert. In Österreich ist häufig eine Mischung aus Juchli oder Roper und Orem in Verbindung mit POP (praxisorientierte Pflegediagnosen) im Einsatz. Die Modelle nach Peplau und Henderson sind vereinzelt zu finden.

In ihrer Theorie beschreiben alle wissenschaftlich anerkannten Modelle jeweils den Menschen, Gesundheit und Krankheit und Pflege. Wenn Sie Mitarbeiter*innen nach diesen Grundlagen fragen, werden diese meist nur sehr unsicher beantwortet. Und genau hier spiegelt sich das Dilemma des gemeinsamen Handelns wieder, denn jeder handelt nach seinem Menschenbild. „Das, was ich für gut finde, wird auch für Patient*innen oder Bewohner*innen gut sein" sind regelmäßig genannte Argumente. Das ist aber leider nicht zutreffend. Denn jeder hat sein Menschenbild, das ja prinzipiell für den Einzelnen subjektiv gut ist. In der Erwartungshaltung von Patient*innen oder Bewohner*innen ist es jedoch von größter Bedeutung. Da Pflege immer subjektiv von Hilfe- und Pflegebedürftigen in gut oder schlecht eingeteilt wird, prallen diese unterschiedlichen Menschenbilder aufeinander. Sie werden dann als positiv oder negativ gewertet. Die Aufgabe in Gesundheitsberufen wäre, eine einheitliche Haltung der Mitarbeiter*innen im Berufsfeld anzustreben. Dies würde Patient*innen oder Bewohner*innen und Mitarbeiter*innen ein hohes Maß an Sicherheit in allen Lebensbereichen vermitteln.

Nachdem sich das Menschenbild und die innere Haltung jedes Einzelnen von ihren Vorstellungen und Zielsetzungen mehr oder weniger unterscheiden, muss für den Pflegeberuf eine gemeinsame Haltung angestrebt werden. Unterschiedlich ausgelebte Haltungen ohne Reflexion ermöglichen Gewalt in Pflegebeziehungen. Das Pflegemodell gibt hierfür den Rahmen, der im Alltag Berücksichtigung finden muss.

Daher: Reflektieren Sie Ihr Menschenbild und stellen Sie sich danach die folgenden Fragen:

Fragen zur Reflexion des Menschenbildes
- Ist das eigene Menschenbild mit dem beruflichen Menschenbild vereinbar?
- Wird in Ihrer Organisation, auf Ihrer Abteilung, das in den vorgegebenen Pflegeleitbildern und Pflegemodellen verankerte Menschenbild gelebt?
- Ist den Mitarbeiter*innen das Menschenbild bekannt?
- In welchen Situationen entstehen Konflikte durch die unterschiedlichen Wertvorstellungen?

3.2.2 Menschenbild und Fürsorgepflicht

In der Regel werden die im beruflich, pflegerisch gelebten Menschenbilder insofern für Konfliktpotenzial sorgen, dass oftmals diese schwer mit anderen Vorgaben, z. B. aus der Hygiene, vereinbar sind. Mitarbeiter*innen setzen auch immer wieder ihre sogenannte und argumentierte Fürsorgepflicht vor das jeweilige Menschenbild, indem jeweils die Würde und Selbstbestimmung als höchstes Gut angesehen wird. Dazu folgendes Beispiel aus der Praxis:

Beispiel

Frau Weiser ist 58 Jahre alt und wurde wegen massiver Verwahrlosung in einer Pflegeeinrichtung aufgenommen. Ihre Wohnung war vermüllt und auch ihr körperlicher Zustand zeigte starke Verwahrlosungszeichen. Die Kleidung war stark verschmutzt und ihr körperlicher Zustand zeigte eine deutliche Unterernährung und Verschmutzung. Bei der Aufnahme ließ sie alle Maßnahmen zur Körperpflege zu und auch einem Kleidungswechsel stimmte sie dankbar zu. Bei den Mahlzeiten aß sie alles fast gierig auf und der

Ernährungszustand zeigte bereits nach einigen Wochen normale BMI-Werte. Lediglich ihre sehr langen und verschmutzten Fingernägel ließ sie sich nicht schneiden. Im Team sorgten Frau Weisers Fingernägel für zahlreiche Diskussionen. Von unhygienisch bis ekelerregend waren die Argumente der Mitarbeiter*innen. Weitere Argumente und Bedenken waren, was sich wohl andere Bewohner*innen und deren Angehörige denken. Auch das Argument, dass die Heimaufsicht dies sicher beanstandet, war allgegenwärtig. ◄

Welche Maßstäbe würden nun Sie als Führungskraft heranziehen? Welche Maßnahmen würden Sie von Mitarbeiter*innen erwarten? Welche Anordnungen würden Sie treffen?

Um im Einklang mit dem Selbstbestimmungsrecht und den viel genannten Fürsorgepflichten agieren zu können, bedarf es folgender Maßnahmen: Nachdem Frau Weiser klar benennen kann, dass sie eine Nagelpflege ablehnt, ist dies in der Pflegedokumentation zu vermerken. Bezüglich der Fürsorgepflicht ist es erforderlich, beratende Gespräche im Hinblick auf Hygiene und auch Verletzungsgefahr mit Frau Weiser zu führen und zu dokumentieren. Da in keiner Weise eine erhebliche Gefahr für Leib und Leben besteht, ist eine Zwangsmaßnahme absolut unangebracht und verboten, da das zwangsweise Nägelschneiden mit einer Körperverletzung gleichzusetzen wäre.

Eine achtsame, kompetente und professionelle Betreuung könnte insofern gewährleistet werden, wenn Frau Weiser angemessene Angebote zur Hand- und Nagelpflege, wie z. B. Handbäder, Pflegecremes und ähnliches, angeboten bekommen würde.

Je mehr Vorgaben und Standards und deren Kontrollen in den Pflegealltag einkehren, umso mehr sind alle Mitarbeiter*innen und besonders Führungskräfte angehalten, das Gleichgewicht zwischen Vorgaben, Standards und Individualität der Hilfe- und Pflegebedürftigen zu halten. Auch wenn dies zunehmend schwieriger erscheint, ist es umso notwendiger, ethische und psychologische Fragestellungen in den Mittelpunkt der täglichen Arbeit zu stellen. Standards stellen Empfehlungen dar, müssen aber immer auf die Bedürfnisse des zu betreuenden Menschen überprüft werden. Man kann Objekte und den Umgang mit ihnen, die Pflege und deren Wartung einheitlich standardisieren. Menschen aber sind Individuen mit unterschiedlichen Bedürfnissen: Jeder ist anders. Das fängt bei der Geburt an und endet erst mit dem Tod. Standards sind keinesfalls zu verteufeln, sie geben wichtige wissenschaftlich anerkannte Anhaltspunkte und Orientierung im Alltag. Sie dürfen aber niemals als unabänderlich gesehen werden und müssen vor allem im Bereich der persönlichen Bedürfnisse, Gewohnheiten und des Selbstbestimmungsrechts individuell auf die jeweiligen Patient*innen und Bewohner*innen angepasst werden.

Das gelebte Menschenbild einer Organisation, einer Abteilung und der Mitarbeiter*innen ist die erste Analyse im Zusammenhang mit allen ethischen Fragestellungen zur Gewaltprävention.

3.3   Ethische Fragen

Pieper (2007, S. 54) definiert die Ethik als „Wissenschaft des moralischen Handelns".

Im Zusammenhang mit dem Thema Macht und Gewaltausübung an hilfe- und pflegebedürftigen Menschen sind ethische Fragen von großer Bedeutung. In den Ausbildungen aller Ebenen ist im Pflegebereich der Ethikunterricht bereits am Beginn angesiedelt. Dies spiegelt die Wichtigkeit des Themas wieder. Ohne ethische Grundsätze ist keine Pflegebeziehung möglich. Ethik beinhaltet immer das reflektierte Handeln unter moralischen Gesichtspunkten der Werte, Tugenden und Prinzipien. Diese Moral legt nun jede Person für sich selbst fest. Sie wird jedoch von der jeweiligen kulturellen und gesellschaftlichen Haltung mitgeprägt. Schon seit dem ersten Absatz dieses Buches wird versucht, die ethische Bedeutung von Pflegebeziehungen und auch die Mitarbeiter*innen Führung aus ethischen Gesichtspunkten unseres Berufes zu beleuchten. Durch die Betrachtung ethischer Grundlagen können Gewaltpotenziale erkannt und Veränderungen herbeigeführt werden (Abb. 3.1).

Abb. 3.1 Abbildung
3.3 Ethik – Überprüfung
der Werte

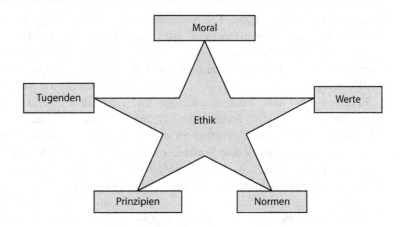

3.3.1 Begriffsdefinitionen

Ethik

„Ethik ist die methodisch kritische Prüfung und
Begründung der Moral." (Fischer 2003, S. 31)

„Ethische Reflexion wird immer dann notwendig,
wenn in der Alltagspraxis Konflikte und Probleme
auftreten und sich das bisher Selbstverständliche in
Frage stellt." (Rabe 2009, S. 85)

Moral

„Unter Moral versteht man die gelebten Werte und
Normen, die eine Gemeinschaft für sich als ver-
bindlich anerkennt. Sie bleibt meist unreflektiert."
(Hiemetzberger 2016, S. 16)

Werte

„Werte ergeben sich für jeden Menschen aus seiner
persönlichen Lebensgeschichte, seiner Erziehung,
seiner Religion und seiner Zugehörigkeit zu einer
kulturellen Gruppe." (Hiemetzberger 2016, S. 25)

Im Gesundheitsbereich werden von unserer
Gesellschaft viele moralische Werte vorausgesetzt, die unter anderem mit Menschenwürde
gleichzusetzen sind. Darunter fallen z. B. nach
Hiemetzberger (2016):

- Respekt
- Ehrlichkeit
- Hilfsbereitschaft
- Freundlichkeit
- Mitmenschlichkeit
- Solidarität
- Freiheit

- Treue
- Ehrlichkeit
- Soziales Verantwortungsbewusstsein
- Wertschätzung
- Fairness
- Wohltätigkeit

Tugenden
Unter Tugenden versteht man, entsprechend der
Werte und Normen zu handeln, verantwortungs-
voll und verlässlich zu handeln.

Normen
Normen ergeben die von der Gesellschaft vorgegebenen und erwarteten Maßnahmen.

Prinzipien
Prinzipien werden als gültige Regeln und
Orientierungspunkte beschrieben und stellen die
Ausgangslage für richtiges oder falsches Vor-
gehen dar.

Für den Pflegealltag muss der Ethik zunehmend mehr Bedeutung geschenkt werden.
Denn sie bietet die Möglichkeit, innere Haltungen zu reflektieren und Machtkompetenzen im
Sinne der Menschenwürde zu entwickeln.

▶ Ethische Fragen dienen nachhaltig der
Prävention von Gewaltphänomenen.

Ethische Betrachtung
Ethische Betrachtungen bieten in der Praxis zahlreiche Möglichkeiten, das Handeln zu beleuchten. So besteht dadurch die Möglichkeit der

Transparenz und Aufklärung. Ein wesentlicher Bestandteil ist, dass Moral legitimiert wird und hinsichtlich der Entwicklung von Machtkompetenz als tragfähiges Fundament gesehen werden muss.

Reinhard Lay sieht Ethik als Chance zur Orientierung, um gesetzte Handlungen auf ihre Sittlichkeit zu überprüfen. Sie ermöglicht wissenschaftlich und vernunftgeleitete Sensibilisierung aller handelnden Personen. Ethik ermöglicht Lösungsfindungen für moralisch richtiges Handeln. (Lay 2012.)

Das folgende Beispiel verdeutlicht die Diskrepanz der fachlichen Kenntnisse mit der Wertehaltung der Pflegeperson:

Beispiel

Herr Wabel befindet sich nach einer Beinamputation auf einer chirurgischen Abteilung. Die Wundheilung verläuft auf Grund seines Diabetes und seiner Nikotinabhängigkeit nicht ohne Komplikationen. Die Anpassung einer Beinprothese ist daher noch nicht möglich. Herr Wabel gibt seine Schmerzen auf der Schmerzskala von 1 bis 10 mit 8 an. Vor allem in der Nacht werden die Schmerzen unerträglich und steigen auf der Skala auf 10 an. Als Herr Wabel gegen Mitternacht läutet und über unerträgliche Schmerzen klagt, kommt Pfleger Jonas und meint abschätzig: „Sie wissen schon, dass Sie selber schuld sind, wenn Sie so viel rauchen und nicht auf Ihre Ernährung achten. Wenn Sie so weitermachen, wird Ihnen das zweite Bein auch noch abgenommen." Pfleger Jonas bringt Herrn Wabel die verordnete Schmerzmedikation. Er nimmt die Zigaretten und die Kekse von Herrn Wabel aus der Nachtkastenlade und nimmt sie mit. ◀

Im gültigen ICN-Ethikkodex für Pflegende (2014) sind vier grundlegende Aufgaben beschrieben. Diese sind: Gesundheit zu fördern, Krankheit zu verhüten, Gesundheit wiederherstellen und Leiden zu lindern.

Und so reagiert Pfleger Jonas scheinbar seinen Aufgaben konform. Allerdings übersieht er die wesentlichen Elemente des Ethikkodex. In dem Element „Pflegende und ihre Mitmenschen" erläutert der ICN-Pflegekodex: „Bei ihrer professionellen Tätigkeit fördert die Pflegende ein Umfeld, in dem die Menschenrechte, die Wertvorstellungen, die Sitten und Gewohnheiten sowie der Glaube des Einzelnen, der Familie und der sozialen Gemeinschaft respektiert werden." Selbstverständlich würden stabile Blutzuckerwerte und Nikotinabstinenz zur Genesung von Herrn Wabel einen bedeutenden Beitrag leisten. Allerdings wird hier die Selbstbestimmung und somit die Würde von Herrn Wabel unter der Legitimation der Gesundheitsförderung massiv verletzt.

Da Herr Wabel urteils- und einsichtsfähig ist, hat er das Recht und die freie Entscheidung über seinen Körper und seine Lebensgestaltung. Ob er raucht und sich falsch ernährt, liegt in seinem Ermessen. Die Pflicht der Pflegepersonen ist die Aufklärung über die möglichen Folgen seines Verhaltens und dessen Dokumentation. Dies kann rechtlich als die „Freiheit zur Krankheit" oder das „Recht auf Unvernunft" begründet werden.

Eine andere Dimension stellen Patient*innen oder Bewohner*innen mit geistigen Behinderungen und/oder intellektuellen Beeinträchtigungen dar. Hier bedarf es im Pflegealltag besondere Achtsamkeit, ihre Menschenwürde zu wahren. Die ethische Fallbesprechung bietet hier einen bedeutenden Rahmen zur gewaltfreien Lösungsfindung.

Zusammenfassend kann festgestellt werden, dass alle ethischen Fragestellungen eine wissenschaftlich anerkannte Möglichkeit zur Gewaltprävention innerhalb und außerhalb von Beziehungen darstellen. Im Pflegealltag sollte die Ethik, wie in den Ausbildungen, an erster Stelle der Professionalität und Kompetenzentwicklung der Mitarbeiter*innen stehen.

3.3.2 Palliativ- und Hospiz-Care in der Langzeitpflege

Wenn von Palliativ- und Hospiz-Care gesprochen wird, denken viele an die letzten Wochen und Tage, die ein Mensch mit einer schweren und unheilbaren Krankheit gehen muss. Insbesondere in der Begleitung von Tumorpatient*innen sind stationäre und mobile Palliativ- und Hospiz-Teams bereits etabliert. Auch in Langzeiteinrichtungen wird zurzeit intensiv versucht, die Betreuung und Begleitung von Schwerstkranken und Sterbenden zu thematisieren. Es werden zunehmend Mitarbeiter*innen in Palliativ- und Hospiz-Care ausgebildet und der Fokus auf die Lebensqualität und Selbstbestimmung geschärft. In der einschlägigen Literatur wird kaum zwischen Palliativ- und Hospiz-Care unterschieden. Gerade in der Langzeitpflege und auch Altenpflege wäre dies für die Ideologie und Gewaltprävention ein notwendiger und denkbarer Aspekt für einen würdevollen letzten Lebensabschnitt.

Pflegestatistik und Ausblick
Betrachtet man die aktuelle deutsche Pflegestatistik (2017) des Statistischen Bundesamtes, sind Menschen in Langzeiteinrichtungen zunehmend älter und in ihren Alltagskompetenzen erheblich eingeschränkt.

Es ist anzunehmen, dass nur bei einem sehr geringen Anteil der Pflegebedürftigen in stationären Altenpflegeeinrichtungen die Möglichkeit zur Erlangung einer selbstständigen Lebensführung und Gesundheit besteht.

> „In stationären Einrichtungen der Altenpflege leben immer mehr hochaltrige Menschen. Bewohner*innen mit einem Alter von 85 aufwärts sind die Regel. Da die mobile Pflege und Betreuung im deutschsprachigen Europa weiter ausgebaut wird und auch die 24-Stunden-Betreuung möglich ist, verändern sich die Anforderungen der stationären Langzeitpflege. Der Pflegebedarf steigt und die Verweildauer in Pflegeheimen sinkt. Das Statistische Bundesamt veröffentlicht die Zahlen für Deutschland mit 4,96 Mio Pflegebedürftigen insgesamt, wobei 84 % zu Hause versorgt werden. 16 % der Menschen werden vollstationär versorgt." (Pflegestatistik 2021)

Schwerstpflegebedürftige wurden zudem eher im Heim vollstationär betreut: Der Anteil der Pflegebedürftigen der Stufe 5 (höchster Pflegegrad) betrug im Heim 14,8 % – bei den zu Hause Versorgten 3 %. Zudem liegt der Anteil der Pflegebedürftigen mit erheblich eingeschränkter Alltagskompetenz im Heim mit 71 % deutlich

höher als bei den zu Hause Versorgten (Anteil von 31 %) (Pflegestatistik 2021).

„Mit zunehmendem Alter sind Menschen in der Regel eher pflegebedürftig. Während bei den 70- bis unter 75-Jährigen „nur" 9,3 % pflegebedürftig waren, wurde für die ab 90-Jährigen die höchste Pflegequote mit 81,6 % ermittelt."

Die Zahlen belegen den steigenden Pflegebedarf in Langzeiteinrichtungen und die Prognose eines Anstiegs von hochaltrigen Menschen über 85 Jahre mit schweren Einschränkungen der Alltagskompetenzen in Pflegeeinrichtungen. Daher scheint es zunehmend und dringend notwendig zu sein, sich ein Stück weg von medizinisch-pflegerischen Qualitätskriterien hin zu palliativen Konzepten zu bewegen. Eine zeitabhängige Unterscheidung zwischen Palliativ- und Hospizbetreuung würde im Sinne der Menschenwürde und Selbstbestimmung ein guter Wegweiser sein.

Begriffsdefinition der WHO
„Palliativmedizin und Palliative Care ist ein Ansatz zur Verbesserung der Lebensqualität von Patient*innen und ihren Familien, die mit Problemen konfrontiert sind, welche mit einer lebensbedrohlichen Erkrankung einhergehen. Dies geschieht durch Vorbeugen und Lindern von Leiden und die frühzeitige Erkennung, sorgfältige Einschätzung und Behandlung von Schmerzen sowie anderen Problemen körperlicher, psychosozialer und spiritueller Art.

Palliativmedizin

- ermöglicht Linderung von Schmerzen und anderen belastenden Symptomen,
- bejaht das Leben und erkennt das Sterben als normalen Prozess an,
- beabsichtigt weder die Beschleunigung noch die Verzögerung des Todes,
- integriert psychologische und spirituelle Aspekte der Betreuung,
- bietet Unterstützung, um Patient*innen zu helfen, ihr Leben so aktiv wie möglich bis zum Tod zu gestalten,
- bietet Angehörigen Unterstützung während der Erkrankung der Patient*innen und in der Trauerzeit,
- beruht auf einem Teamansatz, um den Bedürfnissen der Patient*innen und ihrer Familien zu begegnen, auch durch Beratung in der Trauerzeit, falls notwendig,

- fördert Lebensqualität und kann möglicherweise auch den Verlauf der Erkrankung positiv beeinflussen,
- kommt frühzeitig im Krankheitsverlauf zur Anwendung, auch in Verbindung mit andere Therapien, die eine Lebensverlängerung zum Ziel haben, wie z. B. Chemotherapie oder Bestrahlung, und schließt Untersuchungen ein, die notwendig sind, um belastende Komplikationen besser zu verstehen und zu behandeln." (WHO 2002)

Gerade wenn palliative Betreuung frühzeitig einsetzen soll, stellt sich in der Langzeitpflege oftmals die Frage des geeigneten Zeitpunkts. Meistens werden palliative Maßnahmen erst in den letzten Wochen und Tagen eingeleitet.

Phasen in der Palliativpflege

Tatsächlich bietet die Palliativmedizin und Palliativpflege die Möglichkeit, deutlich früher anzusetzen. Während unter Hospiz-Care die letzten Wochen und Tage im Leben eines schwer kranken Menschen gemeint sind, wird unter Palliativ-Care oder auch palliativer Situation verstanden, dass eine nicht heilbare Erkrankung vorliegt. Die palliative Situation muss nicht unmittelbar lebensbedrohlich sein und kann durchaus schon in einem frühen Stadium vorliegen. Betrachtet man die nachfolgend beschriebenen Phasen der palliativen Betreuung, könnte dies ein guter Ansatz für die Betreuung von hochaltrigen Menschen innerhalb und außerhalb von Pflegeeinrichtungen sein:

„**1. Rehabilitationsphase**

Das Ziel der Rehabilitationsphase in der Palliativmedizin ist, dass Patient*innen ein aktiveres Leben führen kann und durch eine gute Symptomkontrolle bestmögliche Mobilität wiedererlangt. Des Weiteren soll die Verrichtung kleiner alltäglicher Dinge zur Verbesserung der Lebensqualität ermöglicht werden. Diese Phase umfasst meist die letzten Monate des Lebens, manchmal sogar Jahre.

2. Terminalphase

Die Terminalphase ist die Vorstufe der Sterbephase und kann oft mehrere Wochen oder Monate umfassen. Bezeichnend für diese Phase ist, dass die Aktivität des Menschen durch die unheilbare Erkrankung deutlich beeinträchtigt ist. Die Betreuung und Begleitung des erkrankten Menschen und seiner Angehörigen spielt eine wichtige Rolle.

3. Sterbephase/Finalphase

Die Sterbephase umfasst zumeist die letzten Stunden oder auch Tage des Lebens. Dabei steht stets im Vordergrund, dass der kranke Mensch auf seinem letzten Weg begleitet wird und in Würde sterben kann. Aber auch die Angehörigen sollen in dieser schweren Phase Trost und Unterstützung erfahren. In der Sterbephase erhält die Begleitung des kranken Menschen einen hohen Stellenwert."

(www.betanet.de/betanet/soziales_recht/ Palliativversorgung-746.html)

Die Rehabilitationsphase und zunehmend auch die Terminalphase, die ja auch Monate andauern kann, stellen hier einen wesentlichen Bestandteil zu Verhinderung von Macht- und Gewaltphänomenen in der Langzeitpflege und insbesondere in der stationären Altenpflege dar. Am Beispiel der Ernährung und Flüssigkeitszufuhr wird dies am besten deutlich.

> **Beispiel**
>
> Frau Heller ist 88 Jahre alt, sie leidet an einer fortschreitenden Demenz. Sie lebt seit zwei Jahren auf einer Pflegestation in einem Seniorenheim. Ihr Sprachvermögen und Sprachverständnis sind stark eingeschränkt. Sie kommuniziert über Laute und einzelne Wörter. Sie hat einen ausgeprägten Bewegungsdrang, geht den ganzen Tag umher, bleibt auch bei den Mahlzeiten nicht sitzen. Nahrung und Flüssigkeit lehnt Frau Heller immer öfter ab. Sie verzieht das Gesicht, reagiert ablehnend, schimpft und schlägt um sich, wenn jemand versucht, sie zum Essen zu motivieren. Die vorgegebene Risikoeinschätzung ergibt ein erhöhtes Risiko für eine Mangelernährung. Frau Heller nimmt laufend Gewicht ab, der BMI liegt bei 21. Die Pflegemitarbeiter*innen versuchen so oft als möglich, Frau Heller Essen und Trinken anzubieten, worauf Frau Heller zunehmend ungehalten und ausweichend reagiert. Die einzige Nahrung, die Frau Heller annimmt und dann auch im Umherwandern isst, sind Bananen und Schokolade. ◄

Mit der Definition einer palliativen Situation in einer ethischen Fallbesprechung wäre das Essverhalten von Frau Heller kein Problem. Es könnten von allen Seiten – Pfleger*innen, Ärzt*innen, Angehörige – Kontrollinstanzen im Sinne der Lebensqualität und Selbstbestimmung von Frau Heller geplant und akzeptiert werden. Frau Heller ist 88 Jahre alt und leidet an einer fortschreitenden und unheilbaren Erkrankung. Frau Heller kann mittels Mimik und Gestik eindeutig ihren Willen äußern. Ernährungsphysiologisch ist die Ernährung von Frau Heller sicher nicht adäquat, allerdings geht es hier eindeutig nicht um Heilung, sondern um eine würdevolle Begleitung im progredienten Krankheitsverlauf. Jede andere Form der Nahrungszufuhr wäre Gewalt. In sämtlichen Expertenstandards heißt es, die Bedürfnisse und den entsprechenden Bedarf des Pflegebedürftigen in den Vordergrund der Pflegemaßnahmen zu stellen. Somit sind anerkannte Pflegestandards durchaus mit ethischen Grundsätzen vereinbar und auch sicherzustellen.

▶ In der Medizin wird grundsätzlich das Ziel verfolgt, Krankheiten zu heilen. Palliativmedizin und die Palliativpflege legen den Schwerpunkt auf Lebensqualität und Selbstbestimmung, ohne unnötiges Leid, bei unheilbaren und fortschreitenden Erkrankungen. Mit dieser Einstellung und Haltung könnten viele Standards und Qualitätsvorgaben individueller geplant werden.

Auf der Homepage des Lukas-Hospiz Herne ist in der Unterscheidung von Palliativ- und Hospiz-Care Folgendes zu lesen:

„In Deutschland hat sich ein Zwei-Säulen-Modell von Hospiz- und Palliativ-Medizin nebeneinander entwickelt, die nur noch ihre Wurzeln gemeinsam haben und zwar mit unterschiedlichen praktischen Handlungszielen:
Das vorrangige Ziel der Palliativ-Medizin ist die Stabilisierung der Gesamtsituation der Patient*innen mit progredienter Erkrankung und begrenzter Lebenserwartung, sodass trotz Fortschreiten der Erkrankung ein weitgehend normales aktives Leben angestrebt wird. Die Hospiz-Betreuung beinhaltet eine ganzheitliche Zuwendung an Patient*innen mit weit fortgeschrittener Erkrankung und sehr begrenzter Lebenserwartung –

ausschließlich in der letzten Lebensphase." (www.lukas-hospiz.de/index.php?id=14)

Prinzipiell ist eine Trennung von Palliativ- und Hospiz-Care wenig sinnvoll, allerdings wird der Fokus derzeit vor allem auf die letzten Lebenswochen und -tage gelegt. Das oft lange davor beginnende und fortschreitende Leid wird zu Gunsten von Pflegestandards hinsichtlich Ernährung, Flüssigkeitszufuhr und bis hin zur Körperpflege verstärkt. Die Palliativversorgung würde als Qualitätskriterium in der Pflege von hilfs- und pflegebedürftigen Patient*innen und Bewohner*innen bei frühzeitigem Einsatz die Selbstbestimmung und individuelle Lebensqualität außerhalb von Palliativ- und Hospiz-Stationen maßgeblich erhöhen.

▶ Palliative Care – Ganzheitlichkeit, Selbstbestimmung und Würde als Maßstab zur Gewaltprävention

Palliative Care betrachtet den Menschen ganzheitlich. Das bedeutet, dass nicht die Erkrankungen allein betrachtet werden, sondern der ganze Mensch, mit seiner Seele, seinem Denken, seinem Glauben und mit seiner sozialen Identität. Total Pain wird als ganzheitlich umfassender Schmerz von der Gründerin der modernen Hospiz- und Palliativbewegung Cicely Saunders beschrieben. Sie differenziert die Dimensionen der Schmerzen in körperliche, psychosoziale, spirituelle und existenzielle sowie soziale Nöte eines Menschen. (Becker-Ebel 2016, S. 12 ff.) sinngemäß

Palliativ-Care ermöglicht eine individuelle Pflege und Betreuung für alle Lebensbereiche, sensibilisiert in alle Richtungen und stellt den Menschen in den Mittelpunkt. Sie bertachtet die unterschiedlichen Bedürfnisse aus verschiedenen Blickwinkeln. Sie bezieht soziale, biografische und spirituelle Gesichtspunkte ebenso wie medizinische und medikamentöse Möglichkeiten zur Förderung von Lebensqualität und Schmerzlinderung (Total Pain) mit ein.

Saunders beschreibt 1999 drei Prinzipien des Grundgedankens, welcher jedoch für alle hilfs- und pflegebedürftigen Menschen gelten sollte:

1. Offenheit: Damit meint sie Offensein im Denken. Eine Offenheit, die Menschen Zeit und Raum gibt; Offenheit für Menschen und die Welt, auch die jenseitige; Offenheit von Menschen untereinander; und einer Offenheit für neue Herausforderungen.
2. Ganzheit von Herz und Verstand: Hier geht es darum, dass fachliches Können und Forschung immer im Zusammenhang mit dem betroffenen Menschen stehen; Fachwissen muss mit einer „Freundschaft des Herzens" (Saunders 1999, S. 16), also mit einer individuellen Fürsorge und Beziehung verbunden sein.
3. Geistige Freiheit: Dies bedeutet, dass bei aller Fürsorge jeder Mensch seinen eigenen Weg gehen muss und dies auf seine ganz eigene Art. (Becker-Ebel 2016, S. 196 ff.)

Nur so haben Menschen die Möglichkeit, ihren Sinn im Leben zu finden. Nur wenn wir selber reflektiert mit unserer Arbeit umgehen, können wir anderen die Freiheit lassen und so „die Würde und Geltung" von Menschen anerkennen (Saunders 1999).

▶ Palliativ-Care ist eine Philosophie, eine Einstellung und innere Haltung, die fernab von Macht und Gewalt die Würde des Einzelnen in den Mittelpunkt professioneller Pflege stellt.

Tipps
- Nutzen Sie die derzeitigen Angebote und Möglichkeiten der Palliativ- und Hospiz-Care-Ausbildungen für sich und Ihre Mitarbeiter*innen.
- Gewährleisten Sie palliative Pflege und Ihre Haltung schon in der Rehabilitationsphase.
- Berücksichtigen Sie den Ansatz von Total Pain, um körperliches, psychisches, soziales und spirituelles Leid zu erkennen und in Folge zu lindern.
- Beziehen Sie Angehörige und das soziale Umfeld in die „Lebensbegleitung" ein.

- Reflektieren Sie, bei wem, ab wann und in welchen Bereichen palliative Situationen auftreten.
- Nutzen Sie das Instrument der ethischen Fallbesprechung.

In der stationären Langzeit- und Altenpflege könnte durch frühzeitig einsetzende palliative Maßnahmen vielen Macht- und Gewaltphänomenen Einhalt geboten werden. Der im Zusammenhang mit Palliativ- und Hospiz-Care immer wieder zitierte Satz des französischen Chirurgen und Nobelpreisträgers Alexis Carrel:

„Es kommt nicht darauf an, dem Leben Jahre zu geben, sondern den Jahren mehr Leben zu geben."

sollte gerade in der Pflege von Menschen in hohem Alter und auch bei Menschen, die an progredienten Erkrankungen leiden, der stete Leitsatz in der Beziehungsgestaltung sein. Dann wären Würde und Selbstbestimmung der Maßstab aller pflegerischen Handlungen und Macht- und Gewaltprävention wäre kein so aktuelles Thema in der Langzeitpflege und Betreuung.

Die ethische Fallbesprechung
Ethische Fallbesprechungen finden ihren Ursprung im Bereich der Hospiz- und Palliative-Bewegung. Hier bewähren sich ethische Fallbesprechungen und fangen langsam an, Bedeutung zur Beurteilung von Grenzsituationen im klinischen und Langzeitpflegebereich zu finden. Die ethische Fallbesprechung dient immer dazu, Probleme aus verschiedenen Gesichtspunkten zu betrachten. Sie ist eine interdisziplinäre oder innerdisziplinäre Besprechung, in denen alle Beteiligten den gleichen Stellenwert haben.
Marianne Rabe (2009, S. 85) führt folgende Problemfelder an, die eine ethische Reflexion erforderlich machen:

- „Persönliches Fehlverhalten, gemessen an fachlichen und ethischen Anforderungen: Reflexion des eigenen Verhaltens oder die Beobachtung von Kollegen, beispielsweise im Umgang mit Gewalt (verbal und nonverbal).

- Konflikte ethischer Prinzipien, vor allem zwischen Autonomie und Selbstbestimmung.
- Einschränkungen der Handlungsmöglichkeiten von Pflegenden, infolge institutioneller Zwänge (knapper Zeit- und Personalressourcen).
- Klassische Grenzsituationen, die durch Fortschritte der Medizin erzeugt werden (z. B. die Pflege hirntoter Menschen, Nahrungsablehnung und PEG-Sonde u. a.)."

Wie Marianne Rabe ethische Problemfelder beschreibt, sind diese nicht nur im Zusammenhang mit Hospiz-Care zu betrachten, sondern vielmehr alltägliche Spannungsfelder des moralisch richtigen Handelns.

Für den Ablauf ethischer Fallbesprechungen stehen mittlerweile verschiedene Methoden zur Verfügung. Als am meisten verbreitet ist hier die Nimwegener Methode zu nennen:

„Alle angewandten Methoden und Modelle zur ethischen Entscheidungsfindung sind durch einen prozesshaften Ablauf in mehreren Schritten gekennzeichnet.

- Bestimmung des ethischen Problems,
- Analyse der medizinischen, pflegerischen, sozialen, organisatorischen und weltanschaulichen Fakten,
- Bewertung und Entwicklung von Argumenten aus ethischen Normen und Prinzipen,
- Zusammenfassung der Argumente und geplantes Vorgehen,
- Evaluierung der Handlungen." (Marianne Rabe 2016, S. 124)

Weitere anerkannte Methoden sind unter anderem, das METAP- (Modular – Ethik – Therapieentscheide – Allokation – Prozess) Eskalationsmodell oder auch das Reflexionsmodell nach Marianne Rabe. All diese Modelle oder Methoden bieten eine geeignete Struktur für die Abhaltung ethischer Fallbesprechungen.

Am Beispiel der Diakonie Bayern beleuchten Stefan Dingens und Frank Kittelberger (2010, S. 11) die Erfahrungen und Methoden der ethischen Fragen der Altenhilfe:

- „Scham von Bewohner*innen, zur Last zu fallen und pflegebedürftig zu sein
- (Über-) fordernde Bewohner*innen (mit Einfluss, Macht)
- Mobilisierung, Gedächtnistraining wider Willen
- Unruhige, aggressive Bewohner*innen, mit Tendenz zu Zerstörungen, Ekel auslösenden Handlungen, täglichem depressivem Sterbewunsch
- Sexuelle Übergriffe gegenüber Mitarbeiter*innen (z. B. in der Demenz)
- Unterschiedliche Positionen im Team bei klarem Patient*innen/Bewohner*innen-Willen
- Aufträge von Angehörigen, die das Team auszuführen hat
- Konsequentes, kontinuierliches Einbeziehen des Hausarztes/der Hausärztin
- Schwierige und belastende Sterbesituation, z. B. Atemnot, Ersticken, trotz Einstellen der Ernährung längeres Sterben, Sterben im Doppelzimmer, starke Blutungen, Schmerzen
- Ausreichende seelsorgliche und spirituelle Begleitung am Lebensende
- Entscheidung/Abwehr eines/einer (dementen gerontopsychiatrisch veränderten) Bewohner*in gegen Krankenhaus, Reanimation, lebensverlängernde Maßnahmen, Ernährung, Verweigerung von Pflegemaßnahmen, Medikamentengabe
- Krankenhauseinweisung wider Willen, Notarzt-Modus, Nicht-Beachtung von Patient*innen Verfügungen
- Ausreichende Versorgung, ausreichende Schmerztherapie und Symptomkontrolle im Sterbeprozess
- Entscheidung über Ernährung (PEG) bei Dementen/am Lebensende
- Entscheidungen von Führungskräften, die nicht begründet werden
- Ansprechen von Pflegefehlern (Dekubitus, Sauberkeit) bzw. unangemessenes Verhalten von Kolleg*innen (Verstoß gegen Vereinbarungen, Regeln, Standards)
- Anordnungen von Betreuer*innen, Amtsärzt*innen – gegen das Team/Haus"

▶ Die Auseinandersetzung mit ethischen Fragen ist ein wesentlicher Bestandteil zur Gewaltprävention. Die ethische Fallbesprechung bietet die Möglichkeit, Pflege im Sinne des Pflegebedürftigen zu gestalten.

3.4 Pflege im Beziehungskontext

Pflege wird immer Beziehung sein. Vorab sollen die Begrifflichkeiten von Beziehung und Bindung und der Zusammenhang der Interaktion mit Pflegebedürftigen erläutert werden.

Begriffsdefinitionen

Beziehung wird im Duden als „Verbindung und Kontakt zu Einzelnen oder Gruppen definiert und als wechselseitiges Verhältnis und innerer Zusammenhang."

Als Bindung wird im Duden „der Zustand, dass ein Mensch emotional eine enge Beziehung zu einem anderen Menschen oder zu einer Sache hat" beschrieben.

Nun stellen beide Begrifflichkeiten, Beziehung und Bindung, eine große Herausforderung in Pflegebeziehungen dar. In der Literatur und Forschung ist zu diesem Thema wenig zu finden. Recherchiert man, so findet man unter anderem das Beziehungspflegemodell nach Hildegard Peplau. Sie beschreibt Pflege anhand des Pflegeprozesses und beschreibt diesen als psychodynamischen Prozess. Sie definiert einzelne Phasen der Pflegebeziehung und verschiedene Rollen, die Pflegepersonen jeweils einnehmen. Sie bezieht zwischenmenschliche Konflikte maßgeblich in ihr Pflegemodell mit ein.

> „Die Förderung der Persönlichkeitsentwicklung zur Reife ist eine Aufgabe der Pflege und Pflegeausbildung. Diese Annahme erfordert den Einsatz von Grundsätzen und Methoden, die eine Auseinandersetzung mit zwischenmenschlichen Alltagsproblemen und Schwierigkeiten erlauben."
> (Peplau 1988, S. 10)

Wenn man sich nun vor Augen führt, dass Konflikte, die am meisten belasten, jene sind, die die zwischenmenschlichen Interaktionen betreffen, dann wird deutlich, dass Beziehung das Konfliktthema Nummer eins in der Gesellschaft und somit auch in Pflegebeziehungen darstellt.

Anforderungen an die Pflegebeziehung

Die Anforderung oder Voraussetzung an Pflegepersonen ist es, tragfähige Beziehungen eingehen zu können.

Den Begriff der Beziehungsfähigkeit findet man vorwiegend in der Psychologie und in der Paarbeziehung und Paartherapie, wo dann von Vertrauen, Offenheit und Nähe zu lesen ist. Beziehungsfähig bedeutet hier auch, Kompromisse einzugehen und Konflikte auszuhalten, sowie die Bereitschaft, Enttäuschungen auszuhalten und das Anderssein anzunehmen (Wolf o. J., www.partnerschaft-beziehung.de).

All das sind Anforderungen, die auch in Pflegebeziehungen gelten müssen.

Der Unterschied liegt jedoch darin, dass wir uns unsere Partner*innen in der Regel selbst aussuchen. Patient*innen, Bewohner*innen, Kolleg*innen bzw. Mitarbeiter*innen stellen unsere Beziehungsfähigkeit im Alltag täglich auf die Probe. Die oben genannten Bedingungen für tragfähige Beziehungen gelten selbstverständlich auch im Umgang mit Ihren Mitarbeiter*innen. Wenn man bedenkt, dass die Hauptgründe für Kündigungen ebenfalls im zwischenmenschlichen Bereich liegen, scheinen hier Interventionen zur vertrauensvollen Beziehungsgestaltung in alle Richtungen als sinnvoll.

Ein wesentlicher Punkt in Pflegebeziehungen scheint die Bereitschaft zu sein, Enttäuschungen auszuhalten und Kompromisse einzugehen. Immer wieder kommt es zu Reaktionen von Patient*innen und Bewohner*innen, die schwer auszuhalten sind. Hier muss man das Verhalten nicht für gut erachten. Jedoch darf darauf nie mit Vernachlässigung und somit einem Beziehungsabbruch oder auch Unfreundlichkeiten von Seiten der Pflegepersonen reagiert werden. Gerade Patient*innen und Bewohner*innen mit psychischen Erkrankungen oder auch demenziellen Veränderungen und dem damit verbundenen Realitätsverlust sowie Wahrnehmungsstörungen sind dadurch besonders gefährdet.

Erlernte und erfahrene Beziehungsfähigkeit

Im beruflichen Alltag, begegnen wir den unterschiedlichsten Menschen, und manchmal ist es sehr schwer, seine Ablehnung, seinen Ekel, zu verbergen.

Beispiel

Herr Mühlbauer ist auf der chirurgischen Ambulanz gut bekannt. Mehrmals im Monat wird er nach einem Sturz mit Verletzungen eingeliefert. Er ist kaum ansprechbar, sein Alkoholspiegel zeigt meist einen Wert über 3 Promille an. Seine Kleidung ist stark verschmutzt und er riecht intensiv nach Erbrochenem. Er ist auch voll Urin und Stuhl. Die Einweisungen sind meist kurz nach Mitternacht, nachdem er irgendwo in der Stadt auf der Straße liegend aufgefunden wurde. Alle Ärztinnen und Ärzte und auch jede Pflegeperson kennen ihn schon. Als er zum zweiten Mal in einer Woche volltrunken eingeliefert wird, reagiert die anwesende Pflegeperson Marion erst gar nicht. Einige Zeit später verständigt sie den diensthabenden Arzt und sagt: „Keine Eile, Herr Doktor, Herr Mühlbauer ist schon wieder da, besoffen und stinkend wie immer." Die Wunde an Herrn Mühlbauers Kopf blutet stark. Als Pflegerin Marion den Patienten ins Behandlungszimmer bringt, zieht sie ihn aus, wirft seine Sachen in einen Plastiksack. All das geschieht grob und dabei schimpft sie unentwegt. „Sie stinken, Sie besoffener Nichtsnutz, …" Als der Arzt ins Behandlungszimmer kommt, liegt Herr Mühlbauer nackt auf der Untersuchungsliege. ◄

Häufig werden Patient*innen mit Alkoholabhängigkeiten Opfer von Ausgrenzungen, Vernachlässigungen und Unfreundlichkeiten von Pflegepersonen. Die Alkoholabhängigkeit wird dann nicht als Erkrankung gesehen, sondern sofort als Selbstverschulden der Betroffenen gewertet. Das Verständnis und das Prinzip der Gleichheit von Menschen scheint hier oftmals seine Gültigkeit zu verlieren.

Nachdem Beziehungs- und Bindungsfähigkeit von jedem in der Kindheit geprägt und erlernt wird, gestaltet sich der Umgang mit alkoholabhängigen Menschen für viele als Problem.

Viele Menschen innerhalb und außerhalb von Gesundheitsberufen haben persönliche und private Erfahrungen mit Alkoholabhängigen, gleichgültig ob dies nun Bezugspersonen, Partner*innen oder Freunde sind oder waren. Auch Pflegerin Marion hatte einen Stiefvater, dessen Alkohol-Exzessen sie als Kind regelmäßig ausgesetzt war. Immer wenn Marion einem betrunkenen Menschen begegnet, verspürt sie Wut, Hass und Ekel. Es wäre unbedingt notwendig, dass sich Pflegerin Marion diesen Gefühlen stellt und ihre innere Haltung reflektiert.

Ein wesentlicher Faktor der Beziehungs- und Bindungsgestaltung besteht darin, sich von Verhaltensweisen abgrenzen zu können. Das Bindungsverhalten des Pflegebedürftigen kann und darf nicht auf die eigene Person projiziert werden. Bindungsverhalten wird in der Kindheit erlernt. In Verbindung mit verschiedenen Erkrankungen und den damit verbundenen Lebenskrisen kommen die Erfahrungen, ob positiv oder negativ, wieder zum Vorschein. So gibt es die Menschen, die bedingungslos vertrauen, und jene, die allen und jeden Menschen misstrauen.

Wenn nun ein hilfe- und pflegebedürftiger Mensch in seiner Kindheit kein sicheres Bindungsgefüge erlebt und erfahren hat, wird er in Krisensituationen, die eine Pflegebedürftigkeit nun mal darstellt, auch nicht vertrauen können. Das Wissen darüber ist notwendig, damit im Alltag ablehnendes Verhalten von Patient*innen und Bewohner*innen nicht auf sich selbst übertragen wird. Dies verringert enorm die Möglichkeiten der Frustration und erhöht die Toleranz nachhaltig.

Möglichkeiten der Beziehungsgestaltung

Im Akutbereich wird die Aufenthaltsdauer der Patient*innen immer geringer und man könnte annehmen, dass hier immer weniger Beziehungsfähigkeit von Mitarbeitern notwendig ist. Doch das Gegenteil ist der Fall. Je weniger Zeit, umso mehr Beziehungsfähigkeit bedarf es. Denn hier muss schnell Vertrauen aufgebaut werden.

▶ Kommunikation, ob verbal oder nonverbal, ist das Instrument, auf dem Beziehungen komponiert und gespielt werden.

Und wie schon erwähnt:

„Man kann nicht, nicht kommunizieren."

In der Langzeitpflege ist es ebenso erforderlich, zunächst eine Beziehung zu Bewohner*innen herzustellen, weswegen es zunehmend auf das Bindungsvermögen der Pflegepersonen ankommt. Hierbei sind die Kriterien der Kompromissfähigkeit und Konfliktfähigkeit besonders zu erwähnen.

Professionelle Beziehungs- und Bindungsfähigkeit in der Pflege bedeutet, sich auf unterschiedliche Menschen mit ihren Charaktereigenschaften einzustellen, Ablehnungen und Eigenarten auszuhalten, zu reflektieren und, wenn nötig, jeden Tag wieder den Resetknopf zu drücken – zurück auf Anfang. Ähnlich wie in der US-Filmkomödie „Und täglich grüßt das Murmeltier" gilt es, in schwierigen Beziehungsgefügen zwischen Pflegepersonen und Patient*innen täglich neue Versuche zu starten, nicht aufzugeben und beharrlich an einer tragfähigen und offenen, vertrauensvollen Beziehung zu arbeiten.

Wilhelm Stuhlmann (2011, S. 16) beschreibt in seinem Buch „Demenz braucht Bindung" Folgendes:

„Bindung ist weit mehr als die Gestaltung aktueller Beziehungen und deren Vorgeschichte. Bindungen erfüllen zwei wesentliche Funktionen. Sie sollen sowohl Schutz und Entspannung bei Angst und Gefahr sicherstellen, als auch eine aktive Auseinandersetzung mit der Umwelt von einer sicheren Basis aus fördern."

Nun sind beide Ausführungen ureigenste Pflegeaufgaben.

Stuhlmann schreibt des Weiteren:

„Aus der Bindungsforschung hat sich für die Pflege vor allem die Feinfühligkeit als wesentlicher Faktor erwiesen. Diese umfasst ein Bündel

von Verhaltensweisen, die auch in der Pflege wirksam sind und im Umgang genutzt werden können, um Bindungssicherheit zu fördern.
Diese Elemente können sein:

- Wahrnehmung von Signalen – aufmerksames Beobachten von Mimik, Gestik u. a.,
- richtige Interpretation der Signale aus der Sicht der Person heraus und nicht gefärbt durch die Bedürfnisse der Bezugsperson,
- prompte Reaktion – verstärkt das Erleben der eigenen Wirksamkeit der pflegebedürftigen Person,
- angemessene, die Würde wahrende Reaktion (situations-, alters- und krankheitsbezogen),
- Unterstützung der Autonomie,
- Hilfen zur Orientierung und Strukturierung durch sensiblen Umgang mit Hinweisen und Grenzen,
- Anwendung in Alltagssituationen."

(Stuhlmann 2011, S. 19)

Nachdem Beziehung und Bindung immer eine wechselseitige Interaktion darstellen, bedarf es einer Auseinandersetzung beider Seiten. Es gilt, bei Problemen jeweils sowohl die Bindungsfähigkeit der Patient*innen oder Bewohner*innen zu hinterfragen als auch die der Pflegepersonen. Am Beispiel von Herrn Mühlbauer wird die negative Erfahrung von Pflegerin Marion mit ihrem Stiefvater deutlich. Sie übt mit ihrem Verhalten unbewusst Rache an ihrem Stiefvater aus. Die negativen Beziehungserfahrungen aus der Kindheit überträgt sie auf Patient*innen, die ähnliche Verhaltensmuster wie ihr Stiefvater zeigen. Herr Mühlbauer wird bestraft, weil Marion gegenüber alkoholisierten Männern keine Feinfühligkeit und wertfreie Beziehungsgestaltung aufnehmen kann.

Tipp
Zur Prävention sind hier Sensibilisierungsmaßnahmen in Form von Seminaren empfehlenswert. Ebenso sind Supervision und angeleitete Fallbesprechungen ein geeignetes Mittel zur Selbstreflexion und Lösungsfindung.

▶ Eine wertschätzende Beziehungsgestaltung verhindert Machtmissbrauch und Gewalt.

3.5 Fehlerkultur – aus Fehlern lernen

Überall, wo Menschen arbeiten, passieren Fehler. Fehler gehören zum menschlichen Sein. Auch im Gesundheitswesen kommt es zu Fehlern. Diese reichen von kleinen Missgeschicken bis hin zu großen Behandlungs- und Pflegefehlern. Da eine Gefährdung von Leib und Leben im medizinischen und pflegerischen Bereich besonders besteht, hat sich mittlerweile das Thema Fehlermanagement in vielen Einrichtungen etabliert.

Der Umgang mit Fehlern ist in unserer Gesellschaft allerdings nach wie vor negativ und mit Strafen in allen Formen belastet. Es wird egal, welche Ereignisse geschehen, immer nach Schuldigen gesucht. Ob dies nun unvorhersehbare Umweltkatastrophen sind oder sonstige Ereignisse – es braucht Schuldige. Und so haben wir gelernt, dass Fehler nicht sein dürfen oder zumindest mit unangenehmen Folgen sanktioniert werden.

Pflegefehler bedeuten in der Regel, dass Patient*innen oder Bewohner*innen physisch oder psychisch Schäden zugefügt werden.

Die große Gefahr besteht darin, dass Fehler aus verschiedenen Ängsten heraus vertuscht werden.

Die große Aufgabe von Führungskräften ist es, einerseits Fehlerquellen zu vermeiden und andererseits eine vertrauensvolle Fehlerkultur zu schaffen und den Mitarbeiter*innen die Möglichkeit gibt, aus ihren Fehlern zu lernen. Als Führungskraft ist man jeden Tag ein/e Problemlöser*in. Die Fehlerquellen im Pflegebereich sind unendlich. Sie reichen von falschen Medikamentengaben bis hin zu Dokumentationsfehlern sowie vom Vergessen diverser Aufgaben und vom Fehlverhalten bis hin zu Machtmissbrauch und Gewalt von Mitarbeiter*innen in Pflegebeziehungen.

Das ZQP schreibt in seinem Themenreport zur Gewaltprävention:

„Zu den Fehlern, die in der Pflege vorkommen können, zählt auch das aggressive oder gewalttätige Verhalten von professionell Pflegenden.

Nicht selten sind Pflegekräfte, die entsprechende Vorkommnisse bei Kolleginnen und Kollegen beobachten, unsicher, wie sie sich verhalten sollen. Dies kann dazu führen, dass die Konfrontation gemieden und über den Vorfall geschwiegen wird. Die physischen und psychischen Folgen für alle Beteiligten können dabei gravierend sein. Zudem wird der Gewalt nicht begegnet und sie kann sich fortsetzen." (ZQP 2015, S. 78)

Michael Rimsa definiert in seinen Ausführungen zum Fehlermanagment Fehler, die unbedingt zu vermeiden sind, und bezeichnet diese als A-Fehler, und B-Fehler, aus denen man lernen kann und muss.

Als A-Fehler beschreibt er Fehler, die mehrmals aus Ignoranz gemacht werden: Gewöhnung, Interessenlosigkeit, mangelnde oder fehlende Änderungsbereitschaft. Diese Fehler werden von der Organisation, der Abteilung, den Mitarbeiter*innen legitimiert, mit den typischen Aussagen: „Das kann man nicht ändern" oder „Das ist immer schon so, das schafft keiner". Hier besteht laut Rimsa dringender Handlungsbedarf und im Fehlermanagement sollte dies als Kernthema bearbeitet werden.

B-Fehler sind jene Fehler, die „eben" unterlaufen. Sie kommen überall dort vor, wo Menschen handeln und sind in den allermeisten Fällen vermeidbar, werden aber trotzdem nie ganz vermieden. B-Fehler entstehen aus Unachtsamkeit, aus Unkenntnis von Ursache-Wirkung-Beziehung, Unkenntnis von Wechselbeziehungen, Unkenntnis von Rahmenbedingungen, Lustlosigkeit und falscher Einschätzung. Dies sollte ebenfalls weitgehend durch Sensibilisierung und Bewusstmachung vermieden werden. Allerdings führt Rimsa an, dass diese B-Fehler nie völlig ausgeschaltet werden können. (Rimsa 2006, S. 6–8)

Gerade unter Kolleg*innen werden beobachtete Gewalthandlungen oftmals vertuscht und verschwiegen. Den Mitarbeiter*innen ist oft nicht bewusst, dass sie sich durch ihr Schweigen mitschuldig machen. Der Schutz von Kolleg*innen wird dabei über den Schutz und die Sicherheit der Patient*innen oder der Bewohner*innen gestellt. Die Gefahr erscheint besonders in Einrichtungen erhöht, die ihre Werte mehr nach außen als nach innen tragen. Immer dann, wenn Führungskräfte angeben, es sei alles in Ordnung, und die bereits beschriebenen Situationen gibt es in ihrer Abteilung oder Einrichtung nicht, ist dies kritisch zu hinterfragen. Dies geht auch aus einer Studie der deutschen Versorgungsforschung, die von 2008 bis 2010 durchgeführt wurde, hervor.

Um das Fehlverhalten im Bereich von Machtmissbrauch und Gewalt aufzuarbeiten, bedarf es noch vieler bewusstseinsbildender Maßnahmen und Fortbildungen mit unterschiedlichen Zugängen. Aus der Datenbank deutscher Versorgungsforschung geht hervor, das Pflegende, wenn sie nach Fehlern gefragt werden, in 54 % Medikationsfehler angeben. Kommunikative Fehlerquellen werden kaum genannt. Auszüge der Ergebnisse (Stand 2015):

> „Über drei Viertel der Pflegenden spricht Kolleg*innen, bei denen sie Handlungsweisen beobachtet haben, die man anders machen müsste, an. Über die Hälfte bespricht derartige Beobachtungen mit anderen Kolleg*innen, aber nur ein Viertel bespricht sie mit Vorgesetzten. Der wichtigste Grund, die Kolleg*in nicht auf die Beobachtung anzusprechen, wäre, sie nicht kränken zu wollen.
>
> Wichtige Hindernisse, Fehler nicht zu melden, sind Unklarheit darüber, welche Ereignisse gemeldet werden sollen, Angst vor disziplinarischen Folgen und mangelndes Feedback nach einer Fehlermeldung (jeweils von über 20 % der Teilnehmer*innen genannt). Pflegende aus dem Krankenhaus sehen eher strukturelle und organisatorische Hindernisse, während Teilnehmer*innen aus Pflegeheimen häufiger Furcht vor disziplinarischen Konsequenzen nennen.
>
> Die Einschätzung der „Fehlerkultur" hängt stark vom Umgang mit Fehlern, dem Melden von Fehlern und der Einschätzung der persönlichen Einflussmöglichkeiten zusammen." (Deutsche Versorgungsforschung, 2008–2010)

Gerade den Mitarbeiter*innen des Qualitätsmanagements und denen der ersten Führungsebene obliegt es, eine vertrauensvolle Fehlerkultur zu etablieren. Jeder Fehler bietet die Chance, Veränderungen herbeizuführen. Prozesse, Abläufe und Kommunikationsstrukturen zu hinterfragen. Es ist zu bedenken, dass fast jeder Fehler im Gesundheitsbereich einen Schaden an Patient*innen oder Bewohner*innen nach sich zieht. Und jeder Schaden am Menschen bedeutet Gewalt, ob psychisch oder physisch. Jeder Fehler, gibt Ihnen als Führungsperson und verantwortliche Qualitätsbeauftragte die Chance, ihre offene und vertrauensvolle Kompetenz und Professionalität zu üben.

Jeder Fehler gibt Hinweise auf die Menschenwürde, Ethik und Professionalität in der Einrichtung. Sie werden im Berufsalltag immer wieder mit Fehlern konfrontiert; das darf sein. Wichtig ist, welche Instrumente Sie in der Fehlerkultur verwenden und welche Lösungsstrategien Sie in die Wege leiten.

Tipp

- Achten Sie darauf, dass in den verwendeten Fehlermanagement-Instrumenten der Mensch im Mittelpunkt steht und nicht nur Abläufe.
- Machen Sie Fehler und die damit verbundenen Auswirkungen und Veränderungen transparent.
- Beziehen Sie die Mitarbeiter*innen bei der Minimierung der Fehlerquellen und Optimierung von Abläufen mit ein.
- Stellen Sie Mitarbeiter*innen nie bloß.
- Und vor allem – Reden Sie darüber!

3.6 Verantwortung erkennen

Als Führungskraft jeder Ebene sollten Sie sich primär darüber klar und bewusst sein, in welchen Verantwortungsbereichen Sie Ihre Prioritäten setzen. Wenn Sie die Stärken und Schwächen der Mitarbeiter*innen erkennen wollen, sollten Sie vorrangig Ihre eigenen kennen. Im Verantwortungsbereich der Prävention von Macht- und Gewaltsituationen kommt Ihnen als Führungsperson eine sehr herausfordernde und auch belastende Verantwortung zu. Auch wenn Mitarbeiter*innen für ihre Handlungen selbst verantwortlich sind und Sie niemals eine hundertprozentig gewaltfreie Pflege und Betreuung gewährleisten können, haben Sie doch eine große Macht, diese weitgehend zu verhindern.

Wenn Verantwortung in der Pflege zum Thema gemacht wird, wird dies aus den Gesichtspunkten der ethischen oder juristischen Verantwortung betrachtet. Ethische Gesichtspunkte beschreiben den Soll-Zustand, während juristische Gesichtspunkte den Ist-Zustand definieren.

Begriffsdefinitionen

> „Verantwortung bedeutet, dass eine Person nicht nur für etwas (z. B. Pflegehandlung) verantwortlich ist, sondern auch gegenüber jemanden (z. B. Patient*innen) vor einer urteilenden Instanz (z. B. Gericht) und auf Grundlage eines normativen Maßstabes (z. B. Standards)." (2016, S. 71)

Der Begriff der Verantwortung hat verschiedene Formen; diese beschreibt Lenk (1998, S. 276–283) als „Handlungsverantwortung, Aufgaben und Rollenverteilung, Rechtsverantwortung, Gruppen und Mitverantwortung und moralische Verantwortung".

> „Moralische Verantwortung ist individuell und universell gleichzeitig, da sie für jedermann in gleicher Situation gilt. Moralische Verantwortung ist nicht teilbar, nicht subtrahierbar, nicht delegierbar und ebenso kann sie nicht auf andere abgeschoben werden." (Lenk 1998, S. 281)

Die moralische Verantwortung trägt also jeder für sich und sie muss im Einzelfall jeweils und immer wieder neu überprüft werden.

Prinzipiell ist das Verantwortungsbewusstsein im Pflegebereich gegenüber dem Hilfe- und Pflegebedürftigen sehr hoch. Pflegepersonen haben eher das Problem, sich für zu viele Aufgaben verantwortlich zu fühlen und dadurch rasch an ihre Grenzen der Belastbarkeit stoßen.

In einem persönlichem Gespräch über Belastungen im Pflegealltag mit einer Pflegefachkraft wurde dies deutlich.

Beispiel

Die examinierte Altenpflegerin Juliana arbeitet seit kurzem in einer Einrichtung mit 140 Bewohnern. Vor ihrer Ausbildung zur Pflegefachkraft arbeitete sie als Bürokauffrau in einem Großraumbüro mit klaren Aufgaben. Juliana ist bereits 45 Jahre, als sie ihre zweite Ausbildung abschließt. Sie hat 3 Kinder, steht mitten im Leben und bewältigt dieses auch gut. Als unser Gespräch auf die Belastungen und Arbeitsbedingungen der Pflege kommt, wirkt sie demotiviert und meint: „Wissen Sie, ich habe eine 3-jährige Ausbildung hinter mir. Ich habe den Beruf bewusst gewählt, aber ich überlege mir schon jetzt, wieder ins Büro zurückzugehen." Auf die Frage „Warum?" meint sie: „Ich kann all das nicht schaffen, ich bin für alle pflegerischen Belange verantwortlich, manchmal als einzig examinierte Kraft im Haus, und dann muss ich mich auch noch um fehlendes Toilettenpapier kümmern, muss Betten putzen und gleichzeitig mit Ärzten telefonieren, Entlastungsgespräche führen, zwischendurch Geschirr abräumen und Wäsche sortieren, Sterbende begleiten und Notfälle versorgen, alles dokumentieren und die Pflegehilfskräfte im Auge behalten, die Schicht leiten, und, und, und …" ◄

Pflegepersonen sind im Rahmen ihrer Berufsausübung 24 h und 365 Tage im Jahr um das Wohl von Patient*innen oder Bewohner*innen bemüht – oftmals über ihre Arbeitszeit hinaus, sei es durch Überstunden oder weil sie nach Dienstende nicht abschalten können, sich weiter Gedanken machen und stets das Gefühl haben, nicht allen gerecht geworden zu sein. Sie fühlen sich für alle Belange zuständig, werden allerdings in der Bewältigung ihrer Aufgaben wenig unterstützt bzw. mit Tätigkeiten konfrontiert, die fernab von ihren Berufsaufgaben stehen. Es ist an der Tagesordnung, dass Pflegekräfte Tätigkeiten ausführen, die zum Wohl und zur Zufriedenheit der Pflegebedürftigen beitragen, allerdings nichts mit Pflegeaufgaben zu tun haben. In Zeiten des Fachkräftemangels sollten diese auch ihre Kompetenz und Profession zielgerichtet ausführen können. Die finanziellen Mittel werden immer weniger, der Pflegebedarf durch die demografische Entwicklung immer mehr. Daher kann es nicht die Regel sein, dass sich die Pflege mit Reinigungs- und Beschaffungstätigkeiten und übertriebenen Dokumentationsvorgaben aufhalten muss. Die Pflegebedürftigen müssen wieder in den Mittelpunkt gerückt werden. Alle

Tätigkeiten fernab vom Menschen müssen für Pflegende drastisch reduziert und verlagert werden. Alle hauswirtschaftlichen Tätigkeiten, wie Reinigungsarbeiten, Hol- und Bringedienste und ähnliches, müssen auf andere Mitarbeiter*innen übertragen werden. Im Krankenhaus und zunehmend auch in Pflegeeinrichtungen werden auch immer mehr ärztliche Tätigkeiten auf Pflegemitarbeiter*innen übertragen. Eine Personalaufstockung erfolgt nicht. Pflegepersonen sind zunehmend belastet und überlastet. Nach innen und außen erfolgt nur wenig Aufstand, denn viele haben resigniert. Und nachdem Resignation zu Demotivation und Frustration führt, steigt die Gefahr von Machtmissbrauch und Gewalt und auch Fehlern gegenüber Patient*innen und Bewohner*innen deutlich an.

Die Verantwortung, die Resignation und Frustrationsmöglichkeiten zu verringern, liegt bei allen Verantwortlichen.

Politisch und gesellschaftlich müssen der Pflegeberuf aufgewertet und die Aufgaben deutlicher definiert und auch abgegrenzt werden. Dazu ist es notwendig, Rahmenbedingungen zu schaffen, die personell und strukturell die Arbeitsbedingungen zur menschenwürdigen Pflege und Betreuung ermöglichen. In Einrichtungen, in denen es keine oder zu wenig Mitarbeiter*innen für hauswirtschaftliche Tätigkeiten gibt, werden Pflegepersonen diese ausführen und die Patient*innen- und Bewohner*innen Bedürfnisse rücken in den Hintergrund. Träger von Einrichtungen im Gesundheitsbereich müssen bei Verhandlungen rund um Personalfragen und finanzielle Anforderungen hier deutlich mehr Gehör finden. Als Einrichtungsleitung, Pflegedienstleitung oder Qualitätsbeauftragte obliegt Ihnen die Verantwortung, die vorhandenen Möglichkeiten bestmöglichst einzusetzen. Wenn Sie als Führungskraft die Dokumentation oder auch Sauberkeit als Priorität setzen, dann werden die Mitarbeiter*innen dies ebenfalls in den Vordergrund stellen. Doch eine nachvollziehbare und umfangreiche Dokumentation oder sehr saubere Einrichtung sagt nichts darüber aus, wie es den Menschen geht oder wie sie behandelt werden. Um Gewalt möglichst wenig Spielraum zu geben, müssen alle ethischen Fragen im täglichen Pflegealltag im Mittelpunkt stehen und immer und immer wieder hinterfragt werden. Der Mensch im Mittelpunkt des Handelns und nicht, wie so oft, die Dokumentation im Mittelpunkt.

Alle pflegerischen Maßnahmen müssen mit dem pflegebedürftigen Menschen geplant werden und nicht, wie meist, vom Betroffenen weg. Um Gewalt zu vermeiden, benötigt es umfassende Kenntnisse aller Fragen rund um die Würde des Menschen (Abb. 3.2).

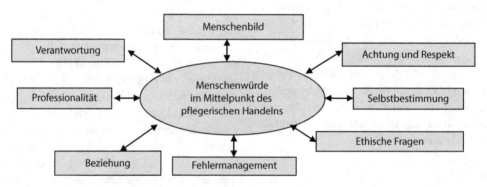

Abb. 3.2 Erklärungs- und Argumentationshilfen zur Gewaltprävention

„Das Westpfalzklinikum Kaiserslautern, das Krankenhaus der Barmherzigen Brüder Trier und das Verbundkrankenhaus Bernkastel-Wittlich haben drei Jahr lang Modellprojekte zum Versorgungsmanagement und zur Aufgabenneuverteilung zwischen Pflegepersonal und Ärzt*innen erprobt. In dem Abschlussbericht stellen die Autoren fest, dass die Umstrukturierungen in den Häusern überwiegend erfolgreich sind und damit internationale Erfahrungen bestätigt haben. „Eine stärkere Verantwortung der Pflegeberufe, klare Kompetenzverteilung und eine verbesserte Kommunikation zwischen den Berufsgruppen führen zu einem stärkeren Selbstbewusstsein der Pflegenden", erklärt Gesundheitsminister Alexander Schweitzer. Zudem zeige der Bericht, dass sowohl die durchschnittlichen Fallkosten als auch die durchschnittliche Verweildauer bei gleichbleibender Qualität und Patient*innen Zufriedenheit deutlich gesenkt werden könnten." (www.hcm-magazin.de)

Dieses Projekt zeigt deutlich, dass Aufgaben klar definiert und teilweise neu verteilt werden müssen. Verantwortung, Selbstbewusstsein und Fehleranfälligkeit hängen untrennbar zusammen.

3.7   Selbstbewusst handeln

Selbstbewusstsein heißt, sich seiner Stärken und Schwächen bewusst zu sein. Es bedeutet nicht, keine Schwächen zu haben oder überheblich und egoistisch zu wirken. Es bedeutet, dass man die eigenen Fähigkeiten und Leistungen wertschätzt und somit auch die Fähigkeiten anderer erkennt und nutzt, um gemeinsam Ziele zu erreichen. Wer selbstbewusst handelt, ist kritikfähig und lösungsorientiert. Schon Emanuel Kant beschreibt, dass Selbstbewusstsein durch Beobachtung und Reflexion der eigenen Persönlichkeit entsteht. Es entsteht seit vielen Jahrzehnten der Eindruck, dass Pflegenden genau dieses Selbstbewusstsein fehlt oder nach Einstieg in den Beruf sehr schnell abgewöhnt wird. Um das Selbstbewusstsein der Mitarbeiter*innen im Gesundheitsbereich zu stärken, bedarf es von Seiten der verantwortlichen Führungskräfte eine ebensolche selbstbewusste innere und äußere Haltung.

Wie können Sie als Führungskraft nun dieses Selbstbewusstsein der Mitarbeiter*innen stärken?

Tipp
- Sind Sie sich selbst etwas wert und seien Sie sich selbst Ihrer Fähigkeiten bewusst.
- Nutzen Sie Ihre Kompetenz und Professionalität und Ihre ethische Verantwortung.
- Machen Sie sich Gedanken zu einzelnen Mitarbeiter*innen und definieren Sie die Stärken.
- Verteilen und delegieren Sie Aufgaben nach den Stärken der Mitarbeiter*innen.
- Anerkennen Sie die Stärken der Mitarbeiter*innen, indem Sie darüber sprechen.
- Nutzen Sie Mitarbeiter*innen Gespräche zur Stärkung von deren Fähigkeiten.
- Sagen Sie Ihren Mitarbeiter*innen, was Sie an ihnen schätzen.
- Organisieren Sie Seminare zur Persönlichkeitsbildung.
- Beziehen Sie die Mitarbeiter*innen in Lösungsmöglichkeiten mit ein.
- Hören Sie den Mitarbeiter*innen zu und nehmen Sie sie ernst.

▶ Sich seiner Fähigkeiten und auch Grenzen bewusst zu sein, ermöglicht eine verantwortungsvolle und sinnstiftende Beziehungsgestaltung im Berufsalltag.

Professionelle Mitarbeiter*innen sind verantwortungsvoll und selbstbewusst. Sie haben eine innere Haltung gefüllt mit ethischen Werten, fernab von Machtmissbrauch und Gewalt.

Literatur

Becker-Ebel J (Hrsg), Behrens C, Davids G, Rödiger N, Schwermann M, Sittig H-B, Wichmann C (2016) Palliative Care in Pflegeheimen Wissen und Handeln für Altenpflegekräfte, 4., überarb. Aufl. Schlütersche, Hannover

Benner P (1994) Stufen zur Pflegekompetenz. From Novice to Expert. Verlag Hans Huber, Bern

Deutsche Versorgungsforschung (2010) Datenbank, Pflegefehler, Fehlerkultur und Fehlermanagement in stationären Versorgungseinrichtungen. http://www.versorgungsforschung-deutschland.de/show.php?pid=2360. Zugegriffen am 14.09.2017

Dingens S, Kittelberger F (2010) Zurechtkommen – Ethikkultur in der Altenhilfe. (Hrsg) Diakonisches Werk Bayern e. V. Landesverband der Inneren Mission. Fachgruppe Kommunikation, Nürnberg

Fahrenberg J (2008) Menschenbilder. Psychologishe, biologische, interkulturelle und religiöse Ansichten. Psychologische und Interdisziplinäre Anthropologie. (access e-book, print on demand)

Fischer P (2003) Einführung in die Ethik. W. Fink, München, Wien, S 31

Hiemetzberger M (2016) Ethik in der Pflege, 2. Auf. Facultas Verlags- und Buchhandels AG, Wien, S 16 und 71

International Council of Nurses (2014) ICN-Ethikkodex für Pflegende. https://www.oegkv.at/fileadmin/user_upload/International/DBfK-ICN-Ethikkodex_fuer_Pflegende-print-final2014__2_.pdf. Zugegriffen am 14.09.2017

Lay R (2012) Ethik in der Pflege, Ein Lehrbuch für Aus- Fort- und Weiterbildung. Schlütersche Verlagsgesellschaft, Hannover, S 40

Lenk H (1998) Konkrete Humanität: Vorlesungen über Verantwortung und Menschlichkeit. Frankfurt am Main, Suhrkamp, S 276–283

Olbrich C (1999) Pflegekompetenz. Huber & Co, Göttingen/Bern

Peplau H (1988) Interpersonal relations in nursing. Macmillian Education Ltd., Nachdruck der Ausgabe von 1952, Wien

Pflegestatistik (2021) Pflegestatisik im Rahmen der Pflegeversicherung, Statistisches Bundesamt, www.destatis.de. Zugegriffen am 24.09.2023

Pieper A (2007) Einführung in die Ethik. Francke, Tübingen/Basel, S 17

Rabe M (2009) Ethik in der Pflegeausbildung. Beiträge zur Theorie und Didaktik. Hans Huber, Bern 85

Rimsa M (2006) Personalbindung-Motivation durch Fehlermanagement. http://www.emcl.de/05_Fehlermanagement.pdf. Zugegriffen am 18.10.2017

Saunders C (1999) Brücke in eine andere Welt. Was hinter der Hospizidee steht. Herder Spektrum, Freiburg

Statistisches Bundesamt (Hrsg) (2017) Pflegestatistik 2015, Pflege im Rahmen der Pflegeversicherung Deutschlandergebnisse 2017. www.destatis.de. Zugegriffen am 18.10.2017

Stuhlmann W (2011) Demenz braucht Bindung, 2., überarb. Aufl. (by Ernst Reinhardt). GmbH & Co KG, München, S 16, 19

Wolf D (o.J.) Was versteht man unter Beziehungsfähigkeit? www.partnerschaft-beziehung.de/beziehungsfaehigkeit.html. Zugegriffen am 14.09.2017

World Health Organization (2002) Palliative care: definition WHO. https://www.dgpalliativmedizin.de/images/stories/WHO_Definition_2002_Palliative_Care_englisch-deutsch.pdf. Zugegriffen am 14.09.2017

Zentrum für Qualität in der Pflege (ZQP) (2015) Themenreport zu Gewalt in der Pflege, Berlin, S 78

Inhaltsverzeichnis

Die Kultur, in der wir leben, trägt wesentlich zu unserem Wohlbefinden bei und wird in einer Gesellschaft von den Menschen geprägt, die darin leben. Jeder Mensch steuert etwas zur Gestaltung der Kultur bei, indem er entsprechend seiner erworbenen Werte und seiner Lebenseinstellung handelt. Kultur ist der Ausdruck des Entwicklungsstandes und der Höherentwicklung einer Gesellschaft. Im folgenden Kapitel werden Aspekte und unterschiedliche Zugänge der Kultur im Hinblick auf Machtkompetenz und Gewaltprävention aufgezeigt.

Begriffsdefinition

Der Begriff Kultur leitet sich von dem lateinischen Wort „cultura" ab und bedeutet, aus landwirtschaftlicher Perspektive betrachtet, den Boden bearbeiten und pflegen, damit etwas wachsen und gedeihen kann.

Unser gesellschaftliches Leben ist geprägt von Wandel und ständiger Weiterentwicklung, sodass wir im übertragenen Sinne dabei auch von Kultur sprechen können. Unter Kultur kann demzufolge auch die Gesamtheit aller in einer Gesellschaft erbrachten Leistungen verstanden werden, die mit der Entwicklung und Geisteshaltung in Zusammenhang stehen.

So, wie eine Gesellschaft eine Kultur lebt, sind im Einzelnen Unterschiede möglich und erkennbar. Auch die kleinen, von uns als Nebensächlichkeiten empfundenen Rituale und Normen sind Ergebnisse regionaler oder auch gesellschaftlicher kultureller Entwicklung. Die Menschenrechte oder das Frauenbild werden im deutschsprachigen Europa sehr ähnlich gesehen. Bei genauerer Betrachtung einzelner Regionen kann sich das Alltagsleben allerdings deutlich unterscheiden. Weitere Beispiele für kulturelle Unterschiede können die Sprach-, Ess- oder Trinkkultur innerhalb einer Gesellschaft sein.

„Kultur gibt Menschen Halt- und Richtungsinformation, trägt letztlich also zur inneren Stabilisierung und Charakterisierung bei." (Scholz und Hofbauer 1990, S. 17)

Die Kultur entwickelt sich aus der Geschichte einer Gesellschaft, der Geschichte einer Familie oder auch im beruflichen Leben und gibt uns Menschen Orientierung, Sicherheit und im besten Fall Geborgenheit.

▶ Eine positive und wertschätzende Kultur innerhalb eines Unternehmens, die von den Führungskräften gelebt wird, trägt wesentlich zur Zufriedenheit und zum Wohlbefinden der Mitarbeiter*innen bei; sie wirkt präventiv gegen Gewalt und Machtmissbrauch. Die Kultur prägt das Zusammenleben zwischen den Menschen und spiegelt die Gesellschaft.

4.1   Kulturverständnis heute – aus Sicht des demografischen Wandels

Uns allen ist mittlerweile bekannt, dass die durchschnittliche Lebenserwartung eines Menschen immer weiter ansteigt. Dadurch verändern sich die Perspektiven jedes/r Einzelnen und auch die Gesamtverantwortung der Gesellschaft und Politik ist im Wandel. Es lohnt sich daher, einen Blick auf die Altersbilder, die wir in unserer Gesellschaft haben, zu werfen. Das deutsche Bundesministerium für Familie, Senioren, Frauen und Jugend legt in seinem sechsten Altersbericht (Stand 2014, S. 11) zwei unterschiedliche Leitbilder zum Alter vor:

- Eine selbst- und mitverantwortliche Lebensführung ermöglichen.
- Vielfalt des Alters beachten.

Das Bundesministerium sieht seine Aufgabe darin, für Rahmenbedingungen zu sorgen, die dem alternden Menschen eine angemessene Entwicklung von Potenzialen sowie eine selbst- und mitverantwortliche Lebensführung ermöglicht.

Dem kulturellen Wandel der Altersbilder wird insofern Rechnung getragen, dass die Vielfalt der alternden Menschen Berücksichtigung findet. In dem Bericht wird allerdings auch auf die mangelnden sozialen Unterstützungsmöglichkeiten und deren Kommunikation in den unterschiedlichen Versorgungssystemen hingewiesen.

„Die richtigen Antworten auf die zukünftigen Herausforderungen im Zusammenhang mit der Pflege liegen im Wechselspiel und in der Kombination verschiedener professioneller Formen der

Hilfe und Unterstützung mit familiären, nachbarschaftlichen und bürgerschaftlichen Sorgeformen. In der Praxis zeigen neue Heim- und Versorgungskonzepte die richtige Richtung an: Immer mehr Pflegeheime binden zur Unterstützung der Bewohnerinnen und Bewohner die Kompetenzen und Ressourcen der Nachbarschaft im Quartier, der Angehörigen und von ehrenamtlich Engagierten ein." (BMfFSJ 2014, S. 17)

Die Prognose zur demografischen Entwicklung bedeutet für die Gesellschaft und das Gesundheitssystem, dass das Umfeld zukünftig deutlich mehr Verantwortung hinsichtlich der Unterstützung und Pflege übernehmen muss. Den Einrichtungen des Gesundheitswesens wird dadurch deutlich mehr Offenheit und Transparenz abverlangt werden.

Im Krankenhaus und in den Pflegeeinrichtungen werden zukünftig immer häufiger multimorbide Menschen mit chronischen Erkrankungen behandelt und versorgt werden, denen ein aktives, selbstbestimmtes Leben nicht oder gerade nicht möglich ist. Dementsprechend erhalten viele Mitarbeiter*innen in den Einrichtungen ein negatives Altersbild eines kranken, alten und unselbstständigen Menschen. Andererseits wird es mehr und mehr hochbetagte Menschen geben, die selbstständig und aktiv durchs Leben gehen.

Die Versorgung der steigenden Anzahl demenziell erkrankter Menschen sowie der Kostendruck und Wettbewerb, dem die Einrichtungen ausgesetzt sind, sind nur einige Beispiele für die deutlich gestiegenen Anforderungen, die an Mitarbeiter*innen und Führungskräfte gestellt werden.

Die Corona Pandemie hat uns allen vor Augen geführt, wie schnell sich die Kultur und Normalität ändern kann. Wir alle waren betroffen von massiven Einschränkungen. Unsere Kultur, unsere Freiheit waren von heute auf morgen anders und für alle sehr belastend. Alte und kranke Menschen wurden abgesondert und eingesperrt. Soziale Kontakte waren für lange Zeit nicht möglich. Gesichter und Freundlichkeit hinter Masken versteckt. Viele und besonders alte Menschen erlebten die Einsamkeit als unerträglich und re-

agierten auf die Einsamkeit mit unterschiedlichen Verhaltensauffälligkeiten.

Die Corona Pandemie hat uns um viele Jahre zurückgeworfen, die Personalsituation hat sich nochmal drastisch verschärft. Wo anfangs noch Bewunderung und Klatschen von der Bevölkerung und Versprechen der Politik kamen, blieb mit Pandemieende eine nochmals verschärfte Personalsituation und somit eine gewaltfördernde Kultur über. Teilweise wurde die Bezahlung angehoben, in Deutschland Kollektivverträge eingeführt, die Arbeitsbelastung ist jedoch höher, als vor der Pandemie. In der Privatwirtschaft, können Aufträge abgelehnt oder auf einen späteren Zeitpunkt verlegt werden. Im Gesundheitsbereich ist dies nicht möglich. Menschen erkranken, verletzen oder sterben nicht planmäßig, auch Pflegebedürftigkeit ist nicht kalkulierbar. Die Nachwirkungen der Pandemie und die des vorhersehbaren demografischen Wandels, zeichnen kein positives Bild, für die Zukunft. Mitarbeiter*innen und Patient*innen fühlen sich allein gelassen. Lange Wartezeiten auf Untersuchungen und auf Pflege- und Betreuungsleistungen, verschlechtern die Zufriedenheit und erschüttern das Vertrauen in das Gesundheitssystem und in die Politik für Patent*innen und Mitarbeiter*innen nachhaltig. Es muss allen Verantwortlichen bewusst sein, dass diese Bedingungen Gewalt weiter fördern und zu noch mehr Unzufriedenheit und Unattraktivität für den Pflegeberuf führt. Die Ursache von Gewalt und Machtmissbrauch in der Pflege, durch Personalmangel ist mehr denn je gegeben. Es besteht dringender Handlungsbedarf, für Politik und Träger.

Für Führungskräfte ist es notwendig, sich mit den demografischen und ökonomischen Entwicklungen auseinander zu setzen, um strategisch die notwendigen Maßnahmen einzuleiten und somit die Kultur der Pflege im Wandel der Zeit mitzugestalten. Hierbei müssen Ethik und Moral als kulturelle Anforderung unserer Gesellschaft der Rahmen sein, indem Entwicklungen gesteuert werden

4.2   Pflegemangel als Ursache von Gewalt

Der deutsche Berufsverband für Pflegeberufe legt in seinen Hintergrundinformationen – Zahlen, Daten, Fakten „Pflege" (Knüppel 2015, Stand: März 2015) einen Überblick und Ausblick demografischer Entwicklungen und des Pflegebedarfs dar. Der Ausblick ist insofern dramatisch, dass zwar immer mehr Menschen zu Hause betreut und gepflegt werden möchten, die Bereitschaft und die Möglichkeiten, dies zu Hause umzusetzen, von Seiten der Angehörigen aber abnimmt. Insbesondere sind dafür die Anhebung des Rentenalters und demzufolge die lange Erwerbstätigkeit sowie die veränderten Wohnverhältnisse verantwortlich. Viele jüngere Menschen leben aufgrund ihrer Arbeitssituation und der besseren Verdienstmöglichkeiten in der Stadt, während die älter werdenden Angehörigen zunehmend auf Unterstützung angewiesen sind und weiter entfernt, eher ländlich, leben.

Der Bedarf an Pflegekräften wird in allen Bereichen steigen und gleichzeitig wird der Beruf immer unattraktiver und belastender. Der DBfK schreibt:

„Im Wettbewerb um qualifiziertes Personal können Pflegeeinrichtungen immer weniger bestehen: Scharenweise verlassen Pflegekräfte die Branche. Auszubildende und geschulte Fachkräfte lassen sich kaum noch gewinnen. Die gesamte Pflegebranche muss dringend etwas für bessere Arbeitsbedingungen tun, um nachhaltig ihre Arbeitgeberattraktivität zu steigern" sagt Gerhard Bruns vom Münchener geva-Institut.

Entscheidend für die Arbeitszufriedenheit von Mitarbeiter*innen sind Führung und Zusammenarbeit, Information und Kommunikation, Würdigung der Arbeitsleistung sowie psychische und physische Belastungen wahrzunehmen und darauf entlastend zu reagieren. Aber auch viele andere Merkmale der Unternehmenskultur spielen eine Rolle. „In ihren Ansprüchen und Erwartungen unterscheiden sich Mitarbeiter*innen in Pflegeeinrichtungen kaum von Mitarbeiter*innen in anderen Branchen" weiß Bruns, dessen geva-Institut seit über 20 Jahren Unternehmen bei der Verbesserung der Mitarbeiter*innen-Motivation und Mitarbeiter*innen- Bindung berät. „Allerdings haben Pflegeeinrichtungen in den letzten Jahren die Förderung einer professionellen Personalführung massiv vernachlässigt." (geva-Institut/DBfK 2015, S. 13).

Der dringende Handlungsbedarf zur Verbesserung der Arbeitsbedingungen und der Kultur in Pflegeeinrichtungen wird hier eindringlich erläutert.

Die Zukunftsprognosen zeigen, dass deutlich mehr Pflegepersonen benötigt werden, gleichzeitig aber ein massiver Rückgang der Ausbildungszahlen vorliegt. Starke physische und psychische Belastungen und die gestiegene Verantwortung stehen neben einer geringen Entlohnung, die keinesfalls die Attraktivität des Pflegeberufs steigen lässt und dem Bedarf, mehr qualifiziertes Pflegepersonal zur Verfügung zu haben, erwartungsgemäß nicht gerecht werden kann.

Unser Zusammenleben, das laut unserer Verfassung die Würde des Menschen als unantastbar festgeschrieben hat, scheint sich hier zunehmend schwierig zu gestalten. Die Gefahr der Entstehung von Machtmissbrauch und Gewalt in Pflegebeziehungen darf dabei nicht verleugnet werden. Ambulante und stationäre Einrichtungen sind hierbei gleichermaßen gefährdet. Da der Bedarf an ambulanten Diensten und Pflegeeinrichtungen eindeutig steigen wird und Pflege mittlerweile auch ein großer Wirtschaftsfaktor geworden ist, bedarf es eines Hinschauens und einer Kultur des gelebten und nicht nur geschriebenen und gewünschten würdevollen Umgangs mit Hilfe- und Pflegebedürftigen.

Neben den gesellschaftlichen Gegebenheiten und Perspektiven spielt die Unternehmenskultur eine wesentliche Rolle.

4.3 Unternehmenskultur zwischen Fürsorge, Autonomie und Machtkompetenz

Jedes Unternehmen bildet von der Gründung an seine individuelle Kultur, die sich meist auf gesellschaftlichen, kulturellen Erwartungen und Anforderungen gründet.

Neben der Unternehmenskultur wird häufig auch von Firmenkultur, Organisationskultur oder Betriebskultur gesprochen.

Die Unternehmenskultur beschreibt grundlegende Werte, Normen und auch Regeln des Unternehmens, die sich im Leitbild widerspiegeln. In den 90er-Jahren galt die Entwicklung von Leitbildern in allen Organisationen des Gesundheitswesens als notwendiges Instrument, um Werte gegenüber dem steigenden wirtschaftlichen Druck zu erhalten. In interdisziplinären Arbeitsgruppen wurden Leitbilder der einzelnen Unternehmen entwickelt. Diese sollten den Rahmen und den Nutzen des Unternehmens festlegen. Sie hatten eine Orientierungs-, Motivations- und Legitimationsfunktion. Auf der Homepage der Universitätsklinik Jena wird dies anschaulich beschrieben.

4.3.1 Leitbilder – Definition, Funktion, Bedeutung

„Ein Leitbild ist eine klar gegliederte, langfristige Zielvorstellung im Rahmen von konsentierten Wertevorstellungen im Unternehmen."

Funktionen und Aufgaben
Das Unternehmensleitbild ist ein Spiegelbild der Unternehmenskultur im Hinblick auf

- Orientierungsfunktion: Werte und Normen vermitteln
- Integrationsfunktion: Wir-Gefühl
- Entscheidungsfunktion: Regeln der Kommunikation definieren
- Verhaltenssicherheit und Basisorientierung

Ein Leitbild enthält damit alle relevanten Aussagen zur angestrebten Kultur (Umgang, Auftreten, Benehmen) in einem Unternehmen oder einer Institution. Es stellt die Verbindung von gewachsenem Selbstverständnis, der Unternehmensphilosophie (Gesellschafts- und Menschenbild, Normen und Werte) und der beabsichtigten Entwicklung, den quantitativen und qualitativen Unternehmenszielen dar.

Bedeutung des Leitbildes
Das Leitbild vermittelt eine klare Vision gemeinsamer Werte. Langfristige Unternehmensziele werden dadurch transparent gemacht und ein gemeinsamer Handlungsrahmen zur Orientierung für alle Mitarbeiter eines Unternehmens wird durch das Leitbild geschaffen.

Leitbilder fördern

- Identität
- Identifikation
- Transparenz
- Loyalität
- „positives Image" (www.uniklinikum-jena. de)

Leitbilder beschreiben die angestrebte Unternehmenskultur bzw. Unternehmensphilosophie, sozusagen die Soll-Situation. Betrachtet man jedoch die Ist-Situation der gelebten Werte und Normen, der Identifikation, der Transparenz und das negative Image einzelner Einrichtungen, scheinen die angestrebten Ziele weiter denn je entfernt zu sein.

Ent-Emotionalisierung
Besonders die Identifizierung mit dem Unternehmen, das beschriebene Wir-Gefühl, wird für Mitarbeiter*inne an der Basis immer schwieriger. Wo bislang noch viele Pflegekräfte bis zur Rente ihrer Arbeit an einem Arbeitsplatz nachgingen, sind diese nun austauschbar. Die emotionale Bindung zum Arbeitsplatz ging vermehrt zurück, man könnte dies auch als Ent-Emotionalisierungskultur beschreiben. Führungskräfte sind für immer größere Bereiche

zuständig, oftmals für mehrere Häuser oder Abteilungen. Die Ent-Emotionalisierung zeigt sich auch in den Führungsetagen; Einrichtungsleitungen, Pflegedienstleitungen, die für mehrere Bereiche oder gar Häuser zuständig sind. Regionalleitungen und Qualitätsmanager*innen übernehmen die Steuerung der Einrichtungen, ohne eine Verbundenheit zu den einzelnen Standorten oder Bereichen zu haben. Es ist um einiges leichter Vorgaben zu entwickeln und durchzusetzen, wenn man mit Mitarbeiter*innen, die diese umsetzen sollen, nicht in Berührung kommt. Dort, wo keine emotionale Bindung zum Arbeitgeber oder Arbeitsplatz vorhanden ist, kann von oben herab gefordert und gesteuert werden; der Einzelne wird unwichtig und austauschbar. Die Systemerhaltung und der Wirtschaftsfaktor stehen im Fokus; wer die Leistung erbringt, ist wenig relevant.

Personal wird reduziert und ein weiteres teures Zertifizierungsverfahren eingeleitet, um die Qualität nach außen zu verkaufen und die gesetzten Maßnahmen zurechtfertigen. Dies führt dazu, dass die Unternehmenskultur nicht mehr die Kultur der Mitarbeiter*innen ist.

4.3.2 Unternehmenskultur und die Gesundheit der Mitarbeiter

Die Unternehmenskultur ist auch eng mit der Gesundheit der Mitarbeiter*innen verknüpft. In Unternehmen mit zufriedenen Mitarbeiter*innen ist die Ausfallquote durch Krankheit oder Fluktuation deutlich geringer. Dies zeigt auch der Fehlzeiten-Report 2016 auf:

> „Beschäftigte, die ihre Unternehmenskultur als schlecht empfinden, sind deutlich unzufriedener mit ihrer eigenen Gesundheit. Dies trifft auf 27,5 % der Befragten zu. Sie klagen häufiger über körperliche (66,6 %) und psychische Beschwerden (65,1 %), die im Zusammenhang mit ihrer Arbeit stehen. Im Vergleich dazu sind lediglich 8,9 % der Befragten mit ihrer Gesundheit unzufrieden, die ihre Unternehmenskultur als positiv wahrnehmen. Über psychische und körperliche Beschwerden wird in dieser Gruppe nur halb so oft geklagt."

▶ Eine Reaktivierung der Unternehmenskultur und deren Leitbilder ist im Sinne der Gesundheit von Mitarbeiter*innen und Pflegebedürftigen dringend notwendig.

Gelebte Leitbilder sind Gewaltprävention und Gesundheitsförderung

4.3.3 Merkmale der Unternehmenskultur

Die Unternehmenskultur wird nach innen, aber auch nach außen erlebt. In jedem Unternehmen ist sie erleb- und spürbar. Wie macht sich eine positiv gelebte Unternehmenskultur für Mitarbeiter*innen und für Patient*innen oder Bewohner*innen bemerkbar?

Anzeichen für eine positiv gelebte Unternehmenskultur

Bei den Mitarbeiter*innen
- Der Mensch steht im Mittelpunkt.
- Sind engagiert und übernehmen Verantwortung.
- Fühlen sich von ihren Vorgesetzen ernstgenommen und unterstützt.
- Kommunikation ist in alle Richtungen respektvoll und achtsam.
- Fühlen sich im Team angenommen und sicher.
- Planen individuelle Lösungen.
- Sind sich ihrer Stärken und Schwächen bewusst.
- Ängste und Unsicherheiten werden ernstgenommen.
- Haben eine/n Ansprechpartner*in.
- Zeigen sich machtkompetent.

Bei Patient*innen/Bewohner*innen
- Werden freundlich empfangen.
- Erfahren Aufklärung, Information, Unterstützung und Begleitung.

- Äußern Lob und Kritik.
- Werden mit ihren Belangen ernst-
  genommen.
- Erleben individuelle Unterstützung.
- Selbstbestimmung und Autonomie-
  förderung bleiben gewahrt.
- Psychosoziale Aspekte fließen in die
  Betreuung ein.
- Ängste und Unsicherheiten werden
  ernstgenommen.
- Haben eine/n Ansprechpartner*in.
- Angehörige werden mit einbezogen.

Fragen zur Evaluation der gelebten Kultur
- Welche gemeinsamen Werte existieren?
- Welche Probleme, Konflikte oder
  Hindernisse liegen vor?
- Welcher Führungsstil wird im Unter-
  nehmen praktiziert und welcher ist der
  Ihre?
- Welche Kultur wollen Sie an ihrem
  Arbeitsplatz gelebt wissen? Werte, Nor-
  men, Sprachkultur, Atmosphäre…?

Nachdem Sie sich über Ihre Visionen
klar sind:

- Beziehen Sie die Mitarbeiter*innen
  aller Ebenen mit ein.
- Machen Sie klar, dass für die gelebte
  Kultur jeder Verantwortung hat.
- Definieren Sie gemeinsam Werte und
  Normen und passende Verhaltens-
  standards.
- Vertrauen Sie Ihren Mitarbeiter*innen.
- Versuchen Sie, den Mitarbeiter*innen
  eine berufliche Heimat zu geben.

Unternehmenskultur hat insofern viel mit Atmosphäre zu tun, als dass sich die Einstellungen, Werte und Normen in jedem Kontakt widerspiegeln. Schon beim Betreten eines Unternehmens wird die Haltung spürbar. Grüßen Mitarbeiter*innen und wird nach dem Anliegen der Eintreffenden gefragt, oder werden Besucher*innen ignoriert? Ist das Zimmer vorbereitet und werden aufkommende Wartezeiten begründet und entschuldigt? Stellen sich Mitarbeiter*innen vor oder laufen sie gehetzt herum?

Die Entwicklung der Unternehmenskultur ist Führungsaufgabe. Gerade, wenn es darum geht, Machtmissbrauch und Gewalt zu verhindern, sollten Sie als führungsverantwortliche Person für eine wertschätzende Unternehmenskultur sorgen. Es wird allerdings nicht reichen, neue Leitsätze zu formulieren und diese den Mitarbeiter*innen vorzulegen. Um eine offene, wertschätzende Kultur im Unternehmen zu gewährleiten, muss diese stetig reflektiert, überprüft und angepasst werden.

Daher evaluieren Sie die gelebte Kultur in Ihrem Unternehmen z. B. anhand folgender Fragen:

Notwendige Veränderungen
Edgar Schein nimmt eine Vorreiterrolle in der Unternehmenskulturforschung ein. Mit seinem 3-Ebenen-Modell bildet es die Basis vieler anderer Modelle. Bezüglich Gewaltprävention und dem Zusammenhang mit der Unternehmenskultur sei es auch hier erwähnt. Die drei Ebenen beschreiben anschaulich die Zusammenhänge und notwendigen Veränderungen der Unternehmenskultur.

Die 3 Ebenen nach Edgar Schein:
1. **Grundannahmen:** beziehen sich auf die Umwelt, das menschliche Handeln, zwischenmenschliche Beziehungen, sowie auf das Ver-

ständnis von Wahrheit und Zeit und bilden das Fundament der erlernten Verhaltensmuster. Jene Grundannahmen sind auch jene Mechanismen, die Veränderungen erschweren.

2. **Werte und Normen:** leiten sich aus den Grundannahmen ab, sozusagen Verhaltensstandards. Sie enthalten Verbote, Erwartungen und Richtlinien, die gemeinsam akzeptiert und bewusst, aber größtenteils unbewusst geteilt werden.

3. **Artefakte:** werden als Verhaltensmuster sichtbar. (Schein 1995)

Edgar Schein rückt in der Veränderung der Unternehmenskultur vor allem die 2. Ebene in den Vordergrund.

► Die unbewussten Verhaltensnormen müssen besonders in Pflegebeziehungen reflektiert und möglicherweise verändert werden, um ungleichen Machtverhältnissen und somit Gewaltphänomenen entgegenzuwirken.

4.3.4 Verantwortung der Führungskräfte – Fürsorge und Autonomie

Machtverhältnisse spiegeln sich in den Erwartungen von Führungskräften wider. Ein häufiges Potenzial, dass diese in Gewalt enden, sind die unterschiedlichen Ansichten von Fürsorge im Verhältnis zu Autonomie und Selbstbestimmung.

Sollten Sie als Führungskraft die Fürsorge oder auch die Autonomie gegenüber Patient*innen oder Bewohner*innen in den Vordergrund Ihrer Erwartungen stellen, werden die Ihnen unterstellten Mitarbeiter*innen dies zu erfüllen versuchen. Wie Fürsorge nun verstanden wird, hängt wiederum von der gelebten Kultur in Ihrer Einrichtung ab. Fürsorge als Begriff heißt, für etwas Sorge tragen, und bietet somit viel Spielraum zur Interpretation. Bedeutet nun Fürsorge, jemandem alles abzunehmen, ihn zu bemuttern, oder im Falle der professionellen Pflege dahingehend zu unterstützen, ein möglichst selbstbestimmtes Leben zu ermöglichen? Wie Sie fest-

stellen, haben Sie also die Macht und Kompetenz, dies in Ihrem Arbeitsumfeld als Wert und Norm zu etablieren. Aus allen Studien und Forschungen geht hervor, dass in offenen und wertschätzenden Betriebskulturen die Leistungsbereitschaft und die Motivation der Mitarbeiter*innen steigen und damit auch der wirtschaftliche Erfolg erhöht wird. Alle verantwortlichen Führungskräfte sind daher aufgefordert, für eine wertschätzende, offene und transparente Unternehmenskultur zu sorgen. Der Fachkräftemangel sowie die hohe Drop-out-Rate durch die physische und psychische Belastung der Pflegekräfte liegen also insoweit in Ihrem Verantwortungsbereich, als dass gelebte Werte und Normen von Ihnen als Führungskraft vorgelebt und weitergegeben werden. Wenn Fürsorge und Autonomie getrennt voneinander betrachtet werden, birgt es die Gefahr, den Menschen, der auf Hilfe und Unterstützung angewiesen ist, entweder zu bevormunden oder auch zu vernachlässigen. Beides ist als Machtmissbrauch und Gewalt in Pflegebeziehungen zu werten.

Anhand des folgenden Beispiels können Sie Ihre Einstellung und die Verhaltenskultur in Ihrer Einrichtung überprüfen. Sind in Ihrer Einrichtung die Werte von Fürsorge und Autonomie gleichgestellt?

> **Beispiel**
>
> Bei Frau Vogt wurde vor 5 Jahren Chorea Huntington diagnostiziert. Mittlerweile zeigt sie die sehr typischen unkontrollierten Bewegungsmuster der Erkrankung. Dabei kommt es auch immer wieder zu Verletzungen. Durch die nicht kontrollierbaren Bewegungen der Arme und des Rumpfs kommt es im Alltag auch immer wieder dazu, dass Gegenstände herunterfallen und kaputtgehen. Frau Vogt zeigt bereits auch die typischen Verhaltensänderungen der Erkrankung. Sie ist leicht reizbar und reagiert ungeduldig bis enthemmt bei Anforderungen, die an sie gestellt werden. Nun ist sie aufgrund einer komplizierten Oberarmfraktur im Krankenhaus. Nach wie vor möchte sie alles alleine machen, sie lässt

sich nicht gerne helfen. Durch die Bewegungs- und Koordinationsstörungen, die durch den Gips am rechten Arm noch ausgeprägter sind, besteht eine massive Sturzgefahr und neuerliche Verletzungsgefahr. Am späten Nachmittag meint Frau Vogt zu der anwesenden Stationsleitung, dass sie nun einen Spaziergang macht. ◀

- Wie wäre nun Ihre Reaktion oder was würden Sie von Mitarbeiter*innen erwarten?
- Würden Sie den Spaziergang wegen der Gefahr der neuerlichen Verletzung verbieten?
- Würden Sie Frau Vogt einfach gehen lassen, denn Sie ist selbstbestimmt?

Die Verantwortung der Fürsorge und die Achtung der Autonomie und Selbstbestimmung würde ein Gespräch über die Gefahren mit Frau Vogt verlangen. Ein Gespräch in einem geschützten Rahmen, nicht zwischen Tür und Angel, nicht am Gang und nicht im Vorbeigehen. Im Idealfall wird Frau Vogt bei ihrem Spaziergang begleitet.

In Bereichen, in denen die Fürsorge als Machtinstrument ihre Rechtfertigung findet, würde Frau Vogt aufgehalten werden und somit in ihrer Freiheit beschränkt. Und wenn die Selbstbestimmung als Argument gewählt wird, dann wäre Frau Vogt dem hohen Risiko einer Verletzung ausgesetzt. Hier schließt sich der Kreis der Moral, der Werte und Normen und einer professionellen Machtkompetenz.

▶ Fürsorge und die Autonomie/Selbstbestimmung der Patient*innen oder Bewohner*innen müssen immer gemeinsam betrachtet werden. Dann wird Ihre Unternehmenskultur positiv geprägt.

Wenn Werte und Normen, also die Unternehmenskultur, nach ethischen Gesichtspunkten beleuchtet und gelebt werden, geben Sie Pflegebedürftigen und Mitarbeiter*innen Sicherheit und Orientierung und gewährleisten eine weitgehend gewaltfreie Pflege.

4.4 Kommunikationskultur

Ein wesentlicher Bestandteil der Unternehmenskultur ist die Kommunikation, denn die Sprache formt und definiert unsere Haltung und dadurch unser Verhalten. Mittlerweile hat auch im Gesundheitswesen die digitale Kommunikation Einzug gehalten. Informationen von Patient*innen oder Bewohner*innen müssen oder sollen aus der computergestützten Pflegedokumentation entnommen werden. Mitarbeiter*innen erhalten Informationen der Führungskräfte per Mail. Wer, wann, wo und was jeweils zu erledigen ist, entnehmen diese ebenfalls aus dem Computer. So soll der Informationsfluss gewährleistet werden. Gespräche finden immer weniger Beachtung. Doch dort, wo Beziehung und Achtsamkeit notwendig ist, kann und darf die digitale Kommunikation nur unterstützend sein.

Das persönliche Gespräch, Besprechungen und die erwünschte Sprachkultur können dadurch nicht ersetzt werden. Die im Pflegebereich etablierten Kommunikationsstrukturen werden immer häufiger zeitlich und thematisch eingegrenzt, auch gänzlich gestrichen oder durch schriftliche Aufzeichnungen ersetzt. Nun hat die schriftliche Kommunikation durchaus Vorteile. Sie ist jederzeit abrufbar, kontrollierbar und wird immer mehr als Qualitätskriterium in allen Richtungen herangezogen. Eine häufige Aussage von Mitarbeiter*innen ist: „Papier ist geduldig – oder: Der Dokumentation wird geglaubt." Ein eindeutiger Hinweis, dass sich alle Verantwortlichen an den schriftlichen Informationen festhalten, das gesprochene Wort weniger Gewicht hat. Pflegedokumentation wird hauptsächlich als Rechenschaftsbericht gesehen. Doch sollte die Pflegedokumentation nicht ein Steuerungsinstrument sein? Also ein Instrument zur Steuerung des Pflegeprozesses und ein Hilfsmittel für Informationen rund um die Patient*innen oder Bewohner*innen? Für die Steuerung braucht es allerdings verbale Kommunikation. Nur wenn gemeinsam Probleme, Ziele und Maßnahmen erhoben und geplant werden, stellt sich eine akzeptierte und einheitliche Vorgehensweise ein. Die

Kommunikationskultur spiegelt sich in der Wortwahl und im Stil wider. Die Art und Weise, wie Führungskräfte kommunizieren, multipliziert sich an der Basis. Also sind der Stil der Umgangsformen und die Gesprächskultur wieder Chef*innen Sache. Die Art und Weise, wie in Unternehmen kommuniziert wird, zeigt die Einstellung zum Menschen, die innere Haltung und das Menschenbild.

4.4.1   Gewalt in der Sprache erkennen

In unserer Sprache spiegelt sich unsere Kultur und innere Haltung wider. Aus der Praxis sind einige Beispiele bekannt, wie über Pflegebedürftige und auch Mitarbeiter*innen gesprochen wird. Wird beispielsweise von Patient*innen als Krankheit gesprochen – z. B. „der Hirntumor von Zimmer 3" oder „die Oberschenkelhalsfraktur von Zimmer 7" – kann die Sprache das Gewaltpotenzial der Abteilung spiegeln, denn hier steht die Diagnose im Vordergrund und nicht der Mensch in seiner Ganzheitlichkeit. Solche Aussagen lassen vermuten, dass individuelle Bedürfnisse wenig Beachtung finden und die Gefahr von Vernachlässigung besteht sowie dass das Interesse und die nötige Zuwendung fehlen und abseits von Wertschätzung gepflegt wird.

Im Pflegealltag ist auch immer wieder Folgendes zu hören: „Wir haben zurzeit so viele „schlechte" Patient*innen." Auch wenn hier gemeint ist, dass der Pflegebedarf und der Pflegeaufwand gerade erhöht sind und die Arbeitsbelastung das normale Maß übersteigt, wird ein negatives Bild des pflegebedürftigen Menschen gezeichnet. Man könnte meinen, dass „schlechte" Patient*innen dann auch schlecht behandelt werden darf.

Weitere Beispiele einer destruktiven Kommunikationskultur aus dem Pflegealltag:

- Schon wieder eine Aufnahme. (Neue Patient*innen werden als Belastung gesehen.)
- Die Patientin ist schwierig.

- Der Bewohner gehört hier nicht her (meist Bewohner*innen mit psychiatrischen Auffälligkeiten).
- Jetzt läutet sie schon wieder.
- Der Bewohner will nur bedient werden.
- Die Patientin ist uneinsichtig und bockig.
- Ich habe keine Zeit, wir sind unterbesetzt (legitimiert, auf Bedürfnisse nicht einzugehen).
- Der Patient ist schon wieder geschwommen.
- Die Bewohnerin verweigert.
- Wir müssen fertig werden.

Sollten solche oder ähnliche Aussagen in Ihrer Einrichtung vorkommen, sollten Sie unbedingt gegensteuern.

4.4.2   Erkennungsmerkmale der Kommunikationskultur

Als Führungsperson haben Sie die Kompetenz und Macht, Rahmenbedingungen für eine konstruktive und wertschätzende Kommunikation zu schaffen. Stellen Sie daher die persönliche Kommunikation in den Vordergrund. Schaffen Sie eine Gesprächs- und Besprechungskultur, die Orientierung gibt und Vertrauen schafft.

Welche Fehler oder Unachtsamkeit in der Kommunikation von Führungskräften wirken sich negativ auf Mitarbeiter*innen aus und beeinflussen die Kommunikationskultur der Einrichtung oder Abteilung? Die meisten Mitarbeiter*innen beklagen mangelndes Lob und mangelnde Unterstützung von ihren Vorgesetzten. Oder auch, dass nur Daten, Zahlen und Fakten zählen bzw. in der Pflege nur die Dokumentation. Häufig wird von Mitarbeiter*innen die mangelnde Zeit und Verfügbarkeit der Führungskräfte kritisiert. Auch schriftliche Anordnungen, die nicht nachvollziehbar sind, empfinden Mitarbeiter*innen als nicht förderlich.

Da Gewalt in der Sprache ein Zeichen für Machtmissbrauch und Gewalt in der Pflege ist, analysieren Sie Ihre Kommunikationskultur und die in Ihrer Einrichtung:

Tipp
- Welche Bedeutung räumen Sie der internen und externen Kommunikation ein?
- Welche Kommunikationsprozesse bestehen und funktionieren und welche weniger?
- Welche Informationen benötigen Mitarbeiter*innen, um gut arbeiten zu können?
- Welche Umgangsformen sollen nach innen und außen gepflegt werden?
- Wie wird über Patient*innen, Bewohner*innen, Angehörige, andere Berufsgruppen, andere Abteilungen der Einrichtung und über Stakeholder gesprochen?
- Welche Bezeichnungen verwenden Sie für Mitarbeiter*innen?
- Welche Bezeichnungen werden für Räumlichkeiten verwendet?

Achten Sie bei der Reflexion auf das gesprochene Wort, auf den Sprachstil in Ihrem Unternehmen, denn die Sprache ist der Ausdruck der gelebten Kultur.

Weitere Beispiele, die zu hinterfragen sind:

- Werden Räumlichkeiten in Pflegeheimen als Aufenthaltsräume, Speisesaal oder Wohnzimmer und Küche bezeichnet?
- Wie werden die einzelnen Stationen oder Wohnbereiche bezeichnet? Hier ist immer wieder die Kultur einer Kindertagesstätte zu finden. Wohnbereiche werden mit Namen wie Gänseblümchen oder rote, grüne oder gelbe Wohngruppe und ähnliches bezeichnet. Man könnte wiederum annehmen, dass alte Menschen wie Kinder behandelt werden und Mitarbeiter*innen sich als Erziehungsberechtigte für Bewohner*innen sehen und auch so verhalten.
- Wie werden Sie von Mitarbeiter*innen angesprochen, vielleicht als Chefin oder doch mit Ihrem Namen?

- Sprechen Sie in Ihrer Einrichtung von „unseren" Patient*innen und „unseren" Mitarbeiter*innen? Es sind nicht die „Ihren". Wer von „unseren" oder gar „meinen" Bewohner*innen oder Mitarbeiter*innen spricht, sieht diese vielleicht als sein Eigentum. Und da fängt es an, bedenklich zu werden. Natürlich kann bei der Bezeichnung „unsere" Patient*innen oder „meine" Mitarbeiter*innen dies auch aus einem Gefühl der Zugehörigkeit verstanden werden. Die Frage ist nur, welche Kultur der Sprache Sie in Ihrem beruflichen Kontext fördern wollen und wie dies verstanden und ausgelebt wird.

Um Kultur und ihre Werte als Führungskraft zu prägen, ist es notwendig, zunächst aufmerksam mit und zu sich zu sein, ein gutes Selbstmanagement zu haben und authentisch und selbstbewusst zu sein.

Eine wertschätzende Kommunikationskultur fördert das Betriebsklima und reibungsfreie Arbeitsabläufe. Für eine vertrauensvolle Kommunikation bedarf es auch Orte bzw. Räumlichkeiten, in denen Gespräche, Meetings und ähnliches stattfinden können. Pausenräume für Mitarbeiter*innen spiegeln ebenfalls die Kommunikationskultur wider. Sind diese freundlich und einladend oder eher als Abstellkammer anzusehen? Sind Pausenräume oder Sozialräume ein Ort, an dem Mitarbeiter*innen sich entspannen können, ein Ort, an dem Kommunikation, auch private, ermöglicht wird? Wie hinterlassen Mitarbeiter*innen die Pausenräume? Als Schlachtfeld? Dann ist die Gefahr von Unachtsamkeit gegenüber anderen Menschen ebenfalls gegeben.

„Alles im Kleinen und im Großen beruht auf Weitersagen." (Christian Morgenstern)

Eine wertschätzende Kommunikationskultur benötigt die Beachtung der gewählten Worte und des Umgangstons, aber auch die Schaffung einer Atmosphäre des Willkommenseins.

Eine Veränderung der Kommunikationskultur ist immer möglich, allerdings sollten Sie ein wenig Geduld haben. Denn eingefahrene

Kommunikationsmuster benötigen Zeit und sehr viel Achtsamkeit im Alltag, um sie zu verbessern oder zu verändern. Daher reden Sie über die Kommunikationskultur und ihre Auswirkungen und entwickeln Sie persönliche und unternehmerische Strategien. Veränderung der Kommunikationskultur geschieht durch Beobachten, Zuhören und den Austausch der Erkenntnisse. Und durch gemeinsames Lachen!

4.5   Die Kultur des achtsamen Humors

„Humor ist die Medizin, die am wenigsten kostet und am leichtesten einzunehmen ist." (Giovanni Guareschi)

Unbestritten verfügt Humor bzw. das Lachen über heilende Kräfte. Und unbestritten ist Humor ein Teilbereich der sozialen und kommunikativen Kompetenz. Humor, Lachen und Spaß können als starke Präventionsmöglichkeit für Gewalt gesehen werden. Humor ermöglicht Entspannung und Erleichterung, er schafft eine Atmosphäre des Vertrauens, er verbindet und ermöglicht Beziehung. Dazu bedarf es als Grundhaltung eine wertschätzende Kultur, denn in übertriebenen Humor- und Spaßgesellschaften verliert sich schnell die Achtsamkeit und Wertschätzung. Die Grenze des „guten zum schlechten" Humor kann schnell überschritten werden. Der Witz oder der Spaß kann dann als subtile Gewalt erlebt werden, er kann in Abwertung und Bloßstellen der Person ausarten. In Ihrem Umfeld erkennen Sie ziemlich schnell, ob die gelebte Humor-, Spaß- und Witzkultur beziehungsfördernd und empathisch ist, oder unter dem Deckmantel des Machtmissbrauchs benutzt wird. Humor kann verbinden und gleichermaßen verletzen. Wer welche Art von Humor versteht, ist abhängig von der individuellen und regionalen Prägung. Darauf sollte im Umgang unbedingt geachtet werden. Nicht jeder hat die gleiche Art von Humor, nicht jeder lacht über dasselbe.

Humor, Spaß und Lachen sollten aber auf jeden Fall gefördert werden, denn die positiven Wirkungen des achtsamen Humors sind immer gewaltpräventiv.

Daher finden Seminare zum Thema Humor in der Pflege, Lachseminare und ähnliches seit einigen Jahren Einkehr in die Fortbildungsprogramme diverser Einrichtungen, und auch in einigen Managementausbildungsprogrammen sind sie zu finden. Mittlerweile gibt es zahlreiche Bücher, die sich mit den Wirkungen des Humors beschäftigen.

Begriffsdefinitionen und Wirkung

Die Definitionen des Humors haben sich in den letzten Jahrhunderten stark verändert, daher folgen nun unterschiedliche Definitionen:

„So ist die Wortdefinition Humor auf die Lehre des römischen Arztes Gallen zurückzuführen und wurde ursprünglich dem menschlichen Temperament zugeordnet. Umor (lat.) bedeutet Flüssigkeit oder Feuchtigkeit." (Bremmer/Roodenburg 1999, zit. Bischofberger 2008, S. 34)

Vera Robinson, die amerikanische Humorexpertin, beschreibt Humor als schwer zu fassendes Konzept, dessen genaue Definition kaum möglich ist. Sie hält in ihren Ausführungen zum Thema therapeutischer Humor Folgendes fest:

„Humor ist die Verkörperung einer der größten Paradoxien des menschlichen Lebens.
Einerseits ist Humor das pure Vergnügen: Wir lieben das Lachen. Andererseits stellt er aber auch eine unserer wichtigsten Heilungskräfte dar. Er hilft uns, mit den alltäglichen Belastungen, den Bürden des Lebens fertig zu werden. Er ist beides, Vergnügen und Therapie." (Robinson 2002, S. 16).

Die Gelotologie wird als Wissenschaft des Lachens bezeichnet und befasst sich mit den körperlichen und psychischen Aspekten des Lachens. Gelos kommt aus dem Griechischen und bedeutet so viel wie Lachen oder Gelächter.

Erich Kästner regte mit seiner „Lachkunde" einen Zweig der Wissenschaft über das Lachen an. Daraus entwickelte sich in den USA die Gelotologie. „Ihre Studien beweisen die heilsame Kraft des Lachens." (Kienzl 2005, S. 19)

„Humor kann Unannehmlichkeiten vermindern: Humor ist ein Zeichen von Macht, die eine gewisse Distanz zum Leben ermöglicht. Angsteinflößende Situationen können ins Absurde abgetan werden und verlieren dadurch ihren Schrecken." (Bischofberger 2008, S. 50)

Im Duden wird die Bedeutung des Humors als „Fähigkeit und Bereitschaft, auf gewisse Dinge heiter und gelassen zu reagieren" beschrieben und zudem als eine „Äußerung der Geisteshaltung und Wesensart und als gute Laune oder fröhliche Stimmung" erklärt. (Duden 1996)

▶ Wo gelacht wird, ist Lebensfreude und Beziehung.

Den Humor als notwendigen Faktor in der Medizin und Pflege hat wohl Dr. Hunter „Patch" Adams, ein amerikanischer Arzt, vielen aus dem gleichnamigen Film mit Robin Willams bekannt, bewusst gemacht. Patch Adams kritisierte die Medizin: „Sie ist zu kostspielig, voller Misstrauen, zu grimmig und ohne eine freundschaftliche Beziehung zwischen Patient*in und Heiler*in." Adams meint, Spaß sei so wichtig wie die Liebe. Adams verkleidete sich als Clown und wurde somit der Wegbereiter der mittlerweile etablierten Clowns in der Medizin und Pflege. Patch Adams und die Klinik-Clowns haben Lachen und Humor mit ihrem einfühlenden Vorgehen salonfähig gemacht. Wo zuerst schwerkranke Kinder besucht wurden, gibt es die Clowns mittlerweile in vielen Einrichtungen, insbesondere in Langzeitpflegeeinrichtungen und in der Demenzbetreuung.

Und das zu recht, denn zahlreiche Studien belegen die positiven Auswirkungen des Lachens auf den Körper und den Geist. „Die positiven Wirkungen auf Herz, Lunge, Skelettmuskulatur und auch das Gehirns gelten als gesichert. Die Sauerstoffzufuhr wird verbessert, Glückshormone werden freigesetzt." (Bischofberger 2008, S. 53)

> „Lachen fördert die Ausschüttung stimmungsaufhellender Botenstoffe und regt die Produktion schmerzstillender Endomorphine an. Außerdem senkt Lachen den Cholesterinspiegel." (Rütting 2006, S. 23)

Des Weiteren sind die psychischen Auswirkungen wissenschaftlich belegt, nämlich „dass sich eine negative Grundstimmung langfristig negativ auf die Gesundheit und das Wohlbefinden auswirken kann (Depression, Traurigkeit, Sorgen, Angst oder das dauernde Gefühl

von Stress oder Belastung). Durch die Förderung von Heiterkeit im Alltag können die Wirkungen von Depressionen, Sorgen usw. verschwinden oder gehemmt werden." (Effinger 2008, S. 93)

▶ Humor und Lachen verbindet, schafft Beziehung und Vertrauen, sorgt für Wohlbefinden und aktiviert Selbstheilungskräfte.

4.5.1 Die Humorkultur in der Beziehung von Pflegepersonen zum Pflegebedürftigen

Auch bei der Entwicklung einer achtsamen Humorkultur benötigt es als Grundvoraussetzung eine gehörige Portion Reflexionsfähigkeit. Manche Menschen haben einen ganz natürlichen Zugang zum Humor, in der Regel setzen sie diesen unbewusst ein, ohne sich dessen Wirkung bewusst zu sein.

> „Wer humorvoll pflegen will, sollte selber über eine gute Portion Humor verfügen. Besserwisserei, Machtgefühle, Aggression und Feindseligkeit dem andern gegenüber sind beim Humor kontraproduktiv." (Siegel 2005, S. 49)

Humor kann so viel sein, von einem lächelnden Augenzwinkern bis hin zum Erzählen von Witzen ist alles möglich. Ein kleiner Moment des Lächelns, des Lachens baut eine Brücke zu seinem Gegenüber und lässt Schmerzen, Leid, Sorgen und auch Stress vergessen. Lachen bedeutet Lebensqualität.

> **Übung**
> Stellen Sie sich vor den Spiegel und ziehen Sie die Mundwinkel nach oben, lächeln Sie sich an. Im selben Moment werden Sie ein positives Gefühl spüren.

Humor ist sehr individuell, die Grenze zwischen positiven Auswirkungen und Grenzüberschreitungen ist jedoch oft fließend. Um Humor als Konzept der Kultur in den Pflegealltag einfließen zu lassen, ist es notwendig, sich mit seiner

Individualität und Vielfältigkeit auseinanderzusetzen. Humor muss immer authentisch sein und kann nicht auferlegt und erzwungen werden. Eine pflegende Humorkultur bedeutet insbesondere in der Langzeitpflege, diese in den Pflegeprozess mit aufzunehmen. Humorkompetenz bedeutet, Humor gezielt als wirksame Pflegemaßnahme zur Steigerung der Lebensqualität zu integrieren.

Dies führt auch Siglinde Siegel in ihrem Buch „Pflege darf Spaß machen" an:

> „Neben dem fröhlichem Auftreten und der Kenntnis über die Humorvorlieben der Patient*innen ist allerdings ebenfalls eine eigene ‚Humoranamnese' notwendig. Für den Einsatz von Humor im Umgang mit Patient*innen empfiehlt es sich für die Pflegekraft, sich darüber klar zu werden, über was sie selber lacht und was sie als humorvoll empfindet." (Siegel 2005, S. 49)

Die Notwendigkeit der Selbstreflexion und der Erhebung der individuellen Humorprägung wird hier erneut deutlich.

Kompetenz bedeutet auch im Zusammenhang mit Humor die Kenntnis und das Bewusstheit des eigenen Verhaltens und die damit verbundenen Auswirkungen bzw. die Reaktionen der Patient*innen oder Bewohner*innen in den Pflegeprozess einfließen zu lassen. Wie wichtig der humorvolle Zugang bei Bewohner*innen sein kann, beschreibt das folgende Beispiel.

Beispiel

Frau Scholz lebt seit ein paar Monaten in einer Langzeitpflegeeinrichtung. Sie leidet an Demenz, das Kurzzeitgedächtnis ist stark beeinträchtigt. Im Langzeitgedächtnis ist sie gut erreichbar und das Sprachverständnis und Sprachvermögen sind erhalten. Eine Kommunikation im Damals ist gut möglich. Jeden Morgen fragt sie nach, wo sie eigentlich ist und ob sie heute endlich nach Hause gehen kann, sie ist doch schon wieder gesund. Auf eine Realitätsorientierung reagiert sie äußerst ungehalten und schimpft: „Sie erzählen mir Blödsinn, ich bin im Krankenhaus und nicht im Heim und ich will nach Hause gehen."

Pflegerin Renate reagiert mit Humor und begegnet der Frage, wo sich Frau Scholz befindet, mit einem Augenzwinkern: „Frau Scholz, Sie wissen doch, in der Fremde erfährt man mehr als zu Hause." Daraufhin lächelt Frau Scholz und möchte wissen, was es Neues gibt. ◄

Pflegerin Renate reagiert mit einem Lächeln im Gesicht und vermittelt Zuwendung, sie lenkt die Bewohnerin in eine positive Stimmung und fördert damit die Neugier und das Interesse am Leben von Frau Scholz. Im Sinne der Humorkompetenz sollte der Zugang über den Humor in der Pflegeplanung festgehalten und als Maßnahme geplant werden.

Tipps zur achtsamen Humorkultur im Pflegealltag

- Definieren Sie Fragen zum Humor in die Pflegeanamnese.
- Berücksichtigen Sie diese Erkenntnisse in der Pflegeplanung.
- Lachen Sie miteinander statt übereinander.
- Seien Sie immer authentisch.
- Lächeln Sie freundlich, das nimmt Ihrem Gegenüber Angst.
- Lernen Sie, über sich selbst zu lachen.
- Achten Sie auf den richtigen Inhalt, Zeitpunkt und einen angemessenen Ort.
- Setzen Sie Humor bewusst ein und erkennen Sie die Wirkung.
- Legen Sie ein lustiges Spruchbuch an.
- Tagesaktuelle lustige Sprüche ermöglichen einen positiven Kommunikationseinstieg.

4.5.2 Die achtsame Humorkultur der Führungskräfte

Humorvolle Führungskräfte motivieren Mitarbeiter*innen durch gemeinsames Lachen, sie schaffen Beziehung und Verbindung.

> „Eine lockere und humorvolle Atmosphäre ist ein hervorragender Nährboden für Motivation und Spaß an der Leistungserbringung. Humor und

Freude tragen wesentlich zum Wohlbefinden bei. Auch Selbstironie oder humorvolles Hinterfragen kann sympathisch wirken." (De Micheli 2006, S. 25)

Humor kann Spannungen abbauen und somit den Blick auf Lösungen freilegen. Mitarbeiter*innen entwickeln durch eine humorvolle Führungskultur Loyalität zu ihrem Arbeitsplatz.

Dort, wo Humor Platz im Alltag hat, dürfen Fehler geschehen und Konflikte angesprochen werden. Es geht in der Humorkultur allerdings nicht darum, die besten und neuesten Witze zu erzählen oder der Clown zu sein, sondern vielmehr darum, ein Klima des Vertrauens zu schaffen, und das gelingt mit Humor sehr gut. Humor ermöglicht menschliches, wertschätzendes Verhalten. Die Schwierigkeit liegt allerdings darin, dass man Humor als Führungsinstrument nicht planen kann. Er muss gelebt werden, man muss ihn kultivieren und dort, wo er ist, fördern und pflegen. Die positiven Effekte des Humors bzw. des Lachens stärken das Zugehörigkeitsgefühl. Selbst die größten Herausforderungen sind mit positiver Stimmung zu meistern. Die größte Belastung und auch Unzufriedenheit der Mitarbeiter*innen ist ursächlich meist in einem negativen Betriebs- und Arbeitsklima zu finden. Als Führungskraft können Sie durch die Macht des Humors die Motivation der Mitarbeiter*innen deutlich steigern. Schon Sigmund Freud beschrieb den Witz als Ausweg, sich von alltäglichen Konflikten zu distanzieren und Druck abzubauen. Als Beispiel führt er den viel zitierten Witz des zum Tode verurteilten Mannes an, der am Montagmorgen zum Galgen geführt wird und sagt: „Na, die Woche fängt ja gut an." (Freud 1905)

Wenn man mit offenen Augen und Ohren durch Abteilungen von Gesundheitseinrichtungen geht, gewinnt man oftmals den Eindruck, dass Lachen nicht erwünscht ist. Man verspürt eine Art Trauerstimmung. Kann es daher rühren, dass wir in den letzten Jahren verlernt haben oder dass es gar unerwünscht ist, Spaß bei der Arbeit haben zu dürfen? Wer kennt nicht die zahlreichen Aphorismen wie: „Zuerst die Arbeit, dann das Vergnügen." In der Arbeitswelt der Pflege, wo Krankheit, Alter und Tod allgegenwärtig sind und damit sogar noch viel Geld verdient wird,

herrscht der Ernst vor. Ist da Lachen noch angebracht?

JA! Genau hier muss unbedingt Humor für alle Beteiligten sein, gleichgültig, ob wir diesen als Prävention für Gewalt anerkennen oder nicht. Humor dient immer der Ausgewogenheit, Wiederherstellung oder Erhaltung des inneren Gleichgewichts. Er kann als mächtige Lebens- und Bewältigungsstrategie angesehen werden. Und keine andere Strategie verschafft so viel Freude oder, wie Freud es ausdrückt, Lust wie Lachen. Keine Verhaltensweise verbindet so wie achtsamer Humor.

Nachdem Lachen bekanntlich ansteckend ist und sich positive Stimmungen übertragen, darf dieses Wissen bzw. diese Macht in der Mitarbeiter*innen Führung genutzt werden.

In jedem Team gibt es die Stimmungsmacher, die lebensfrohen und positiven, und die negativen, abwertenden und destruktiven Mitglieder. Da aber nicht nur Lachen ansteckend ist, sondern bedauerlicherweise auch alle negativen Verhaltensweisen, sind letztendlich die Haltungen der Führungskräfte maßgeblich. Mitarbeiter*innen orientieren sich immer an den Vorgesetzten. das vorgelebte Verhalten wird nachgeahmt, oder man passt sich an.

Wenn Humor allerdings als Bereich der sozialen Kompetenz verstanden wird, muss er gepflegt werden.

4.5.3 Achtsamen Humor erkennen und pflegen

Wie schon erwähnt, kann Humor, ein Spaß oder Witz auch als Grenzüberschreitung, Machtmissbrauch und Gewalt erlebt und ausgelebt werden. Daher ist der Blickwinkel stets auf achtsamen Humor zu richten. Nicht selten werden Witze zu Lasten von anderen gemacht. Nicht selten sind diese abwertend und dienen dazu, den anderen klein zu machen und zu erniedrigen. Als Gewaltprävention ist Humor und Lachen als Teil der Führungskultur ein wichtiges Instrument. Es ist aber zu bedenken, dass Humor nicht gleich Humor ist und Lachen nicht gleich Lachen. Die Gefahr, dass Humor unter dem Deckmantel des Machtmissbrauchs und psychischer Gewalt statt-

Tab. 4.1 Merkmale des Einsatzes von Humor

Achtsamer Humor	Unachtsamer Humor
Sensibel	Unsensibel
Fördert Beziehung	Belastet Beziehungen
Wertschätzend	Abwertend
Stärkt das Wir-Gefühl	Dient der Selbsterhöhung
Freundlich	Zynisch, sarkastisch
Fördert das Arbeitsklima	Belastet das Arbeitsklima
Authentisch	Aufgesetzt
Richtiger Zeitpunkt	Falscher Zeitpunkt
Miteinander lachen	Übereinander lachen
Entspannt	Verspannt
Offen	Subtil, verdeckt

findet, ist nicht zu vernachlässigen. Diese Form von Gewalt wird sehr subtil ausgeführt und oftmals damit begründet, dass es ja nur Spaß sei.

In Tab. 4.1 sind die achtsamen und unachtsamen Merkmale des Einsatzes von Humor dargestellt.

Die zahlreichen positiven Auswirkungen von achtsamem Humor im beruflichen Umfeld sollten Ihnen als Führungskraft Mut machen, ihn zu leben. Auch hier kommt Ihnen Ihre Vorbildfunktion und auch Verantwortung entgegen.

Tipps zur Implementierung einer achtsamen Humorkultur

- Seminarangebote können als Einstieg genutzt werden. Diese Angebote sollten immer freiwillig besucht werden.
- Die Humorkultur in den Kontakten zu Patient*innen oder Bewohner*innen können Sie insofern positiv prägen, indem Sie schon in der Pflegeanamnese Fragen zum Humor und Lachen integrieren.
- Stellen Sie den Mitarbeiter*innen immer wieder die Fragen, wie einzelne Patient*innen oder Bewohner*innen emotional erreichbar sind; nehmen Sie dieses Wissen in die Pflegeplanung auf.
- In der Pflege- und Betreuung von psychisch Kranken ist Vorsicht geboten. Denn dort, wo Situationen und Realitäten verkannt werden, kann auch positiv gemeinter Humor negative Auswirkungen haben.

Um die Kultur des positiven Humors zu pflegen, benötigt es Fingerspitzengefühl – eben die Achtsamkeit und den Respekt, der für alle Beziehungen notwendig ist. Dann ist Humor ein wunderbares Mittel, die Last des Alltags leichter zu tragen.

4.6 Konfliktkultur – Angst und Sicherheit

Genauso wie die Kommunikationskultur wird auch die Konfliktkultur innerhalb der Unternehmenskultur von den Führungskräften geprägt. Durchschnittlich 85 % der Konflikte sind Kommunikationskonflikte, daher benötigt es neben einer Kommunikationskultur eben auch eine Konfliktkultur, die im Folgenden beleuchtet wird.

Konflikte gibt es ebenso wie Gewalt überall dort, wo Menschen aufeinander treffen. Ein Konflikt sollte immer als Signal verstanden werden, dass irgendetwas nicht in Ordnung ist.

Mit Konflikten kann auf verschiedene Weise umgegangen werden. Ein Konflikt kann, wenn er rechtzeitig erkannt und bearbeitet wird, auch eine Chance für Veränderungen sein.

Begriffsdefinition

„Als Konflikt wird ein Aufeinanderprallen von unterschiedlichen Meinungen, Überzeugungen, Vorstellungen, Erwartungen, Bedürfnissen, Hoffnungen oder Gefühlen verstanden." (Pöhlmann und Roethe 2010, S. 10)

4.6.1 Ungelöste Konflikte erhöhen das Gewaltrisiko

Konflikte im Gesundheitswesen sind in allen Richtungen möglich, ob zwischen Pflegebedürftigen und Mitarbeiter*innen, zwischen Pflegebedürftigen und ihren Angehörigen, zwischen Führungskräften und Mitarbeiter*innen, Angehörigen oder Pflegebedürftigen oder zwischen den einzelnen Berufsgruppen.

Nicht gelöste Konflikte erhöhen die Drop-out-Rate und die Krankenstandstage – sie machen krank. Und ungelöste Konflikte erhöhen Machtmissbrauch und Gewalt enorm.

Bei Patient*innen und Bewohner*innen können nicht bearbeitete Konflikte bis hin zur Selbstaufgabe führen. Konflikte erzeugen Spannungsfelder und auf diese Spannung wird unterschiedlich reagiert, z. B. mit Resignation, Boykott, Aggression oder Rückzug. Die eigenen Vorstellungen sollen durchgesetzt werden, und so kann es sein, dass diese mit Gewalt durchgesetzt werden

Man könnte sagen, dass, bevor es zu Machtmissbrauch und Gewalt innerhalb von Beziehungen kommt, ein ungelöster Konflikt besteht. Ob dieser nun in der Persönlichkeit Einzelner, im Teamgefüge oder der gelebten Kultur besteht, gilt es jeweils herauszufinden. Eine große Gefahr besteht, wenn Konflikte nicht angesprochen und totgeschwiegen werden. Hier beginnt es zu brodeln, bis der Topf überkocht. Der Hilfs- und Pflegebedürftige ist dann den Launen der Pflegepersonen ausgesetzt. Konflikte haben die Dynamik, zu eskalieren, und richten für Einzelne und für ein gesamtes Unternehmen Schaden an. Im Pflegebereich übertragen sich Konflikte von Mitarbeiter*innen auf Patient*innen und Bewohner*innen und im Wirtschaftsbereich auf Kund*innen. Kund*innen werden sich andere Firmen suchen und mit ihren Anliegen betrauen. Pflegebedürftige Menschen sind jedoch der Atmosphäre in Pflegeeinrichtungen weitgehend ausgeliefert. Gerade deshalb erscheint ein konstruktives Konfliktmanagement in Krankenhäusern und Pflegeeinrichtungen als absolut erstrebenswert.

▶ In einer konstruktiven Konfliktkultur werden alle Beteiligten dazu angehalten, ihr Verhalten zu reflektieren, und damit wird Weiterentwicklung möglich.

Den Begriff der Konfliktkultur findet man vordergründig in Seminarangeboten von externen Beratungsfirmen; hier ist z. B. die Mediation zu erwähnen. Innerhalb von Einrichtungen des Gesundheitswesens findet die Konfliktkultur noch relativ wenig Beachtung. Oftmals neigen Führungskräfte dazu, Konflikte nicht wahrzunehmen, zu verleugnen oder zu verdrängen, was daran liegen könnte, dass Konflikte nicht sein dürfen und, wenn sie nicht sind, auch keine Reaktion erfolgen muss. Unbearbeitete Konflikte ermöglichen Mobbing in alle Richtungen. Doch Konflikte sind immer vorhanden und es erfordert eine Kultur der Lösungskompetenzen. Durch unterschiedliche Erwartungen und Handlungsabsichten entstehen Grenzen, die als Einschränkung empfunden werden.

Soziale Konflikte – Entstehung und Gefahren
Da, wo Menschen mit unterschiedlichen Erwartungen aufeinandertreffen, entstehen soziale Konflikte.

> „Sozialer Konflikt ist eine Interaktion zwischen Aktoren (Individuen, Gruppen, Organisationen usw.), wobei wenigstens ein Aktor eine Differenz beziehungsweise Unvereinbarkeit im Wahrnehmen und im Denken beziehungsweise Vorstellen und im Fühlen und im Wollen mit dem anderen Aktor (den anderen Aktoren) in der Art erlebt, dass beim Verwirklichen dessen, was der Aktor denkt, fühlt oder will, eine Beeinträchtigung durch den anderen Aktor (die anderen Aktoren) erfolge." (Glasl 2004, S. 17)

Glasl beschreibt drei Ebenen und neun Stufen der Konfliktentstehung, aus denen die Gefahr von Machtmissbrauch und Gewalt deutlich wird:

1. **Ebene (Win-Win)**
   - Stufe 1 – Verhärtung
     Konflikte beginnen mit Spannungen; hier prallen Meinungen aufeinander und werden anfangs nicht als Konflikt erkannt. Zum Konflikt wird es, wenn die Meinungen immer härter vertreten werden. Dann könnte der Konflikt tiefere Ursachen haben.
   - Stufe 2 – Debatte
     Hier führen die unterschiedlichen Auffassungen zum Streit. Jede/r will den anderen überzeugen und unter Druck setzen.
   - Stufe 3 – Taten statt Worte
     Der Druck auf den/die Anderen wird erhöht, um Recht zu behalten. Gespräche werden abgebrochen oder verweigert. Hier entsteht Misstrauen. Beteiligte werden vor vollendete Tatsachen gestellt.

2. **Ebene (Win-Lose)**

- Stufe 4 – Koalitionen
  Es werden Verbündete gesucht. Der Konflikt verschärft sich dadurch, dass man Sympathisanten für seine Sache sucht. Es geht nicht mehr um die Sache, sondern darum, den Konflikt zu gewinnen, damit der Gegner verliert.
- Stufe 5 – Gesichtsverlust
  Der Gegner soll in seiner Identität durch alle möglichen Unterstellungen oder ähnliches vernichtet werden. Hier ist der Vertrauensverlust vollständig. Der/die Gegner*in wird bloßgestellt.
- Stufe 6 – Drohstrategien
  Mit Drohungen versuchen die Konfliktparteien, die Situation absolut zu kontrollieren. Sie soll die eigene Macht veranschaulichen.

3. **Ebene (Lose-Lose)**

- Stufe 7 – Begrenzte Vernichtung
  Hier soll dem/der Gegner*in mit allen Tricks empfindlich geschadet werden. Es wird gelogen und getäuscht. Der/die Gegner*in wird nicht mehr als Mensch wahrgenommen. Es kommt zu Verleumdungen.
- Stufe 8 – Zersplitterung
  Der/die Gegner*in soll mit Vernichtungsaktionen zerstört werden.
- Stufe 9 – Gemeinsam in den Abgrund
  Ab hier kalkuliert man die eigene Vernichtung mit ein, um den/die Gegner*in zu besiegen.

(Glasl 2004, S. 236 ff.)

Glasl beschreibt den dramatischen Verlauf von nicht rechtzeitig erkannten und ungelösten Konflikten eindrucksvoll. Wo in Ebene 1 noch beide Seiten als Gewinner*innen hervorgehen können, wird dies mit zunehmender Eskalation unmöglich. Konflikte können in stationären Einrichtungen, sowohl innerhalb eine Teams als auch gegenüber Patient*innen oder Bewohner*innen auftreten. Eine frühzeitige Erkennung und Bearbeitung ermöglicht, Macht- und Gewaltpotenziale zu verhindern.

Zur Analyse von entstehenden oder bestehenden Konflikten können folgende Fragestellungen unterstützen:

- Wer hat das Problem und welche Personen sind am Konfliktgeschehen beteiligt?
- In welcher Ebene und Stufe nach Friedrich Glasl befindet sich der Konflikt?
- Besteht die Gefahr von Machtmissbrauch, Gewalt oder Mobbing?

Als Führungskraft sind Sie zahlreichen Beziehungsgeflechten ausgesetzt. Um als neutrale/r Vermittler*in zwischen den Konfliktparteien agieren zu können, benötigt es eine hohe Konfliktkompetenz Ihrerseits. In manchen Situationen ist es sinnvoll, sich eine/n externe/n Berater*in hinzuzuziehen. Dies ist oftmals eine notwendige Investition, um weitere Schäden zu verhindern und Gewalt abzuwenden.

4.6.2 Konfliktbewältigungsstrategien und Lösungen

Konflikte müssen aus unterschiedlichen Gründen bearbeitet werden, denn sie fördern nicht nur Machtmissbrauch und Gewalt, sondern sie vergiften auch nachhaltig das Arbeitsklima.

In der Literatur werden sechs verschiedene Konfliktlösungsmöglichkeiten, Strategien oder Methoden beschrieben (Schwarz 2010, S. 277 ff.). Diese zu erkennen, ermöglicht ein besseres Verständnis für die Konfliktlösung.

Im Folgenden werden die Möglichkeiten im Zusammenhang mit Konflikten von Mitarbeiter*innen und Pflegebedürftigen beschrieben:

Flucht

Flucht ist die Möglichkeit, bei Angriffen von Patient*innen oder Bewohner*innen aus dem Zimmer zu gehen. Dies kann durchaus als geeignete Lösung angesehen werden, um Entspannung in die Situation zu bringen. Ungeeignet wären allerdings ein totaler Kontaktabbruch und die damit verbundene Vernachlässigung. Als Flucht kann auch das Ignorieren von Konflikten verstanden werden, sie zu verdrängen, sie auf die lange Bank zu schieben oder nicht erkennen wollen. Die Gefahr, dass unbearbeitete Konflikte in ähnlichen Situationen wieder zum Vorschein kommen, ist relativ sicher.

Vernichtung

Eine andere Möglichkeit ist der Gegenangriff, der in Bezug auf Pflegebeziehungen in der Regel nicht zielführend ist. Die Gefahr, dass es dadurch nachhaltig zur verbalen Eskalation wie Unfreundlichkeiten bis hin zu Beschimpfungen kommt, ist erhöht. Alle Arten von Machtmissbrauch und Gewalt können hier ihren Boden finden.

Unterordnung

Darunter wird die Auswirkung von Gewinner*in- und Verlierer*in Situationen verstanden. Der/die Verlierer*in ordnet sich unter. In der Regel gewinnt der/die Mächtigere oder der/die Stärkere. Im Pflegegefüge sind das in der Regel die Pflegepersonen, wenn auch nicht immer. Der/die von Pflege abhängige ordnet sich unter und ist dem Machtgefälle ausgeliefert. Bei Konflikten zwischen Führungskräften und Mitarbeiter*innen ist meist die Führungskraft überlegen und wird auf Grund ihrer Weisungsbefugnis auch Unterordnung oder Hinnahme der Anordnungen verlangen. Allerdings bleibt der/dem Verlierer*in häufig das Gefühl der Machtlosigkeit, das bei passender Gelegenheit wieder aufflammt. Dies kann auch als schwelender Konflikt bezeichnet werden.

Kompromiss

Bei Kompromissen ist davon auszugehen, dass es für alle Beteiligten zu Gewinnen, aber auch zu Verlusten kommt. In der Pflegebeziehung kann dies beispielsweise dazu führen, dass die Kompetenz der Pflegeperson in Frage gestellt wird, jedoch klare Anweisungen Sicherheit vermitteln. Der/die Pflegebedürftige weiß seine/ihre Bedürfnisse und Forderungen erfüllt, jedoch erfolgen die Pflegehandlungen strikt nach Vorschrift und das Misstrauen liegt in der Luft.

Delegation

Bei der Delegation entscheidet jeweils ein Dritter über die Lösung oder Schlichtung. Verantwortungen werden an Führungskräfte oder Angehörige weitergegeben bzw. in der Pflege häufig durch gesetzliche Vorgaben erklärt.

Konsensfindung

Dabei soll den Wünschen und Interessen der Beteiligten Rechnung getragen werden. Inhaltliche Differenzen sollten die Beteiligten selbst lösen. Die Mediation baut auf dieser Theorie auf. Es werden alle Standpunkte als wahr und richtig gesehen und nicht bewertet. Bei schweren Konflikten ist es sicherlich hilfreich, einer neutralen Person die Moderation anzuvertrauen, z. B. durch extern moderierte Fallbesprechungen bei Konflikten mit Patient*innen oder Bewohner*innen. Mediationen, Supervision oder Coaching sind bei Teamkonflikten bzw. bei Konflikten mit Angehörigen empfehlenswert. Der Blick von außen ermöglicht eine neue Sichtweise nach innen, sie ist neutral und unbelastet.

▶ Der beste Weg zur Konfliktlösung ist immer das direkte Gespräch mit allen Beteiligten.

Führungspersonen haben die Macht, Konflikte konstruktiv zu lösen.

▶ Ein funktionierendes Konfliktmanagement beugt Machtmissbrauch und Gewalt vor und sollte als Qualitätssicherungsinstrument etabliert sein.

Im nächsten Beispiel sind verschiedene Konflikte auf unterschiedlichen Ebenen vorhanden:

Beispiel

Frau Hübel ist 89 Jahre alt und befindet sich nach einem Schwächeanfall ausgelöst durch eine Durchblutungsstörung (TIA) auf einer Abteilung für Innere Medizin im Krankenhaus. Frau Hübels Allgemeinzustand ist schwach, sie trinkt und isst wenig. Der Sohn von Frau Hübel kommt täglich zu den Mahlzeiten und versucht, seiner Mutter die Mahlzeiten zu verabreichen. Dabei ist er nicht zimperlich, er hält seiner Mutter die Nase zu, damit sie den Mund aufmacht und schimpft unentwegt mit ihr. Die Patientin wirkt eingeschüchtert und verängstigt. Als die Pflegeperson das Verhalten und die gewaltsame Nahrungsverabreichung anspricht, wird Frau Hübels Sohn sehr ungehalten. Er schreit herum, dass er das machen muss, sonst kümmert sich niemand um seine Mutter. Hier verhungert und verdurstet sie noch und er droht nicht zuletzt mit einer Beschwerde bei der Krankenhausleitung. Die Pflegeperson verlässt das Zimmer, dokumentiert den Vorfall in der Pflegedokumentation. Der Vorfall spricht sich herum und daraufhin gehen alle Pflegepersonen dem Sohn aus dem Weg. Als Frau Hübel nach drei Wochen im Krankenhaus verstirbt, folgen Beschwerdebriefe und Anzeigen von Seiten des Sohnes. ◄

Der Konflikt zwischen Mutter und Sohn wird zu einem Konflikt zwischen Sohn und Pflegepersonen und letztendlich artet der Konflikt durch die Beschwerden und Anzeigen auch noch zu einem öffentlichen und übergeordneten Konflikt aus.

Das Verhalten des Sohnes wird zwar dokumentiert und unter Kolleg*innen besprochen, allerdings folgen keine Maßnahmen und so eskaliert dieser Konflikt in alle Richtungen – sozusagen über den Tod hinaus.

Ob die Überreaktionen des Sohnes hätten verhindert werden können, ist schwer zu sagen.

Die Verantwortung der Führungskräfte wäre es gewesen, das Gespräch mit dem Sohn von Frau Hübel zu suchen – auch aus dem Gesichtspunkt der Gewaltprävention, denn durch die zwangsartige Nahrungsverabreichung übte der Sohn eindeutig Gewalt aus. Die Pflegepersonen duldeten die Zwangsernährung mit dem Ziel der Konfliktvermeidung. Durch das versuchte Ignorieren des Konfliktes kommt es dann allerdings zu weitreichenden Konsequenzen. Monatelang erfolgen Stellungnahmen, Kontrollen und Anhörungen aller Beteiligten. Sehr viel Energie und Arbeitszeit, Frustration und Ärger folgten.

► Im Sinne der Organisations- und Personalentwicklung benötigt es eine wertschätzende und lösungsorientierte Konfliktkultur.

Tipp
- Scheuen Sie sich nicht, in verfahrenen Situationen externe Berater*innen heranzuziehen. Der neutrale Blick von außen eröffnet oft neue Perspektiven zur Lösung von Konflikten.
- Implementieren Sie ein Konfliktmanagementsystem.
- Analysieren Sie Konflikte wertfrei und reagieren Sie zeitnah.

► Eine funktionierende Konfliktkultur ermöglicht eine offene Kommunikation, geprägt von Vertrauen, und wird sich in der gesamten Unternehmenskultur positiv auswirken.

4.7 Führungskultur – die Vorbildfunktion

„Nicht auf die Quantität, sondern auf die Qualität des Wirkens kommt es an." (Albert Schweitzer)

Als Führungskraft sind Sie immer Vorbild, ob Ihnen dies gefällt oder nicht. Sie gehen voran, lenken und gestalten, steuern und beeinflussen. Die Verhaltenskultur, wie sie in diesem Kapitel beschriebenen wird, prägen Sie nachhaltig. Auch wenn diese Verantwortung manchmal als Last empfunden wird, bietet sie viele positive Gestaltungsmöglichkeiten.

4.7.1 Führungskultur als Gewaltprävention

In der Gewaltprävention gibt es zahlreiche Präventionsprojekte, doch bislang leider keine eindeutigen Studienergebnisse, welche Maßnahmen

Machtmissbrauch und Gewalt verringern oder gar vermeiden könnten. So kann nur empirisch festgestellt werden, dass die Atmosphäre, der Umgang und somit die Mitarbeiter*innen Zufriedenheit in einer vertrauensvollen Umgebung als Gewaltprävention angesehen werden müssen. Wie bereits beschrieben, ist die Kultur, die gelebte innere Haltung, ein wesentlicher Faktor zur Gewaltprävention.

Welche Verhaltensänderungen von Führungskräften notwendig sind, zeigt eine Studie des Forums Gute Führung in Zusammenarbeit mit dem Bundesministerium für Arbeit und Soziales aus dem Jahr 2012. Hier erkennen Führungskräfte eindeutig die Notwendigkeit der Veränderung.

„Im Rahmen der Studie wurden 400 Tiefeninterviews mit Führungskräften durchgeführt. Die Führungskräfte dienten als intuitive Expertinnen und Experten, um ein differenziertes Bild der Führungskultur in Deutschland zu zeichnen. Ziel dieser Kulturstudie war es herauszufinden, welche unbewussten Wertvorstellungen und kollektiven mentalen Muster das Handeln der Führungskräfte bestimmen, wie vor diesem Hintergrund die tatsächliche Entwicklung der Führungspraxis bewertet wird und welche Herausforderungen die Führungskräfte für die Zukunft erwarten."

Führungskräfte sehen in dieser Studie das Coaching und die Begleitung der Mitarbeiter*innen als wesentlichen Faktor und schätzen hierarchische Strukturen als überholt ein.

> „Mächtig ist nur, was auf Resonanz trifft. Einfühlungsvermögen und Einsichtsfähigkeit werden dadurch immer wichtiger. Alle Akteure, ob nun Führungskraft oder geführte Mitarbeiterinnen und Mitarbeiter, bräuchten im Unternehmen mehr Reflexion und intensive Entwicklungsbegleitung." (Bundesanstalt für Arbeitsschutz und Arbeitsmedizin 2012, S. 8)

Führungspersonen im Gesundheitswesen entwickeln sich zunehmend zu Manager*innen. Die Führungsverantwortung sollte dabei nicht vergessen werden.

Im Gabler Wirtschaftslexikon definiert Prof. Dr. Thomas Bartscher Führung als „psycho-logische und soziale Fähigkeit einer Person im Umgang mit Menschen. Neben Persönlichkeitseigenschaften des Vorgesetzten haben weitere Faktoren wie die fachliche Autorität, die situativen Bedingungen, der Einsatz von Führungstechniken und die sozialen Beziehungen eine entscheidende Bedeutung für eine erfolgreiche Führung, die dadurch zu einem komplexen sozialen Prozess wird." (http://wirtschaftslexikon.gabler.de/Definition/fuehrung.html)

Diese Definition verdeutlicht die notwendigen sozialen Kompetenzen einer erfolgreichen Führungskraft. Zusätzlich beeinflussen strukturelle Vorgaben und situative Bedingungen das jeweilige Führungsverhalten. Da die Führungskultur von den sozialen und psychologischen Kompetenzen der Führungskräfte und somit Verantwortlichen geprägt wird, sind die Aspekte der Mitarbeiter*innen Motivation und der damit verbundenen Transparenz, Offenheit, Glaubwürdigkeit und Gerechtigkeit näher zu betrachten.

4.7.2 Die Motivation – der Treibstoff für gute Leistung

Gerade Mitarbeiter*innen in Pflegeberufen möchten Sinnvolles tun. Mitarbeiter*innen möchten mitgestalten und sie möchten ehrliche Feedbacks ihrer Vorgesetzten.

Mit geeigneter Motivation nehmen Sie als Führungskraft Einfluss auf das Verhalten und auch auf die Leistung der Mitarbeiter*innen.

Ein wesentlicher Bestandteil der sozialen Führungskompetenz ist die Schaffung von emotionaler Bindung zu Mitarbeiter*innen an ihren Arbeitsplatz, sozusagen die Schaffung eines Wir-Gefühls. Im Wort Motivation steckt das Motiv, also der Beweggrund, warum ein Mensch etwas befürwortet und tut, oder auch ablehnt und verweigert. Da sich menschliche Motive nicht immer oder gar nur selten rational erklären lassen, ist die von Prof. Bartscher genannte soziale und psychologische Kompetenz erforderlich.

Die motivierende Führungskultur im Überblick

- Motivation bedeutet, emotionale Bindung herzustellen, und das gelingt durch ein vertrauensvolles und wertschätzendes Miteinander.
- Unter Wir-Gefühl wird das Gefühl der Zugehörigkeit verstanden. Da Menschen nicht als Einzelgänger geboren sind, sondern es in der Zivilisation unser Bestreben ist, ein Teil der Gemeinschaft zu sein, sind hier gute psychologische Ansätze für menschliche Beweggründe zu finden. Da Menschen grundsätzlich dieses Bedürfnis nach Zugehörigkeit haben, passen sie sich in der Regel an die jeweilige Kultur an.
- Als Führungskraft müssen Sie authentisch sein und Sie sollten nie unrealistische Ziele anstreben und fordern.
- Binden Sie Mitarbeiter*innen in Veränderungsprozesse ein, gestalten sie gemeinsam.
- Schenken Sie Vertrauen durch Delegation der Aufgaben. (Abb. 4.1)

▶ Als Führungskraft können Sie nur motivieren, wenn Sie selbst motiviert sind.

4.7.3 Transparenz und Offenheit schaffen Vertrauen und Verstehen

Transparentes Führen bedeutet, dass Entscheidungen für Mitarbeiter*innen nachvollziehbar werden. Zudem stellt es wichtige Informationen als Entscheidungsgrundlagen zur Verfügung. Oftmals sind Entscheidungen für Mitarbeiter*innen nicht nachvollziehbar und erscheinen unsinnig. Niemand erledigt gerne Aufgaben, die als sinnlos betrachtet werden. Führungskräfte müssen täglich Entscheidungen treffen, die von Mitarbeiter*innen getragen bzw. umgesetzt werden müssen. Daher verdienen jene, die diese Entscheidungen umsetzen und tragen, die notwendigen Informationen.

Indem Transparenz und somit Ehrlichkeit vorgelebt wird, schaffen Sie Vertrauen. Gerade unbeliebte Entscheidungen müssen transparent und nachvollziehbar sein. So verhindern Sie als Führungskraft Boykott und gewährleisten eine Kultur des Vertrauens.

Informationen weiterzugeben bedeutet auch, Macht abzugeben.

Durch eine offene Führungskultur, die sich durch Zuverlässigkeit und Berechenbarkeit kenn-

Abb. 4.1 Motivation als Führungsaufgabe

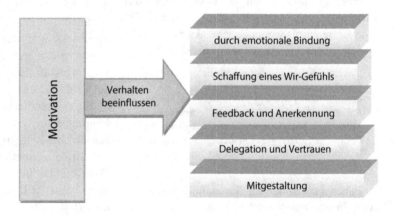

zeichnet, ermöglichen Sie Kreativität und Fortschritt.

4.7.4 Die Macht der Verantwortung als Gestaltungskompetenz erkennen

Gleichgültig, in welcher Führungsposition mit Personalverantwortung im Gesundheitswesen Sie tätig sind, haben Sie viele Gestaltungsmöglichkeiten und somit auch die Macht der Gewaltprävention. Mitarbeiter*innen werden sich an Ihnen orientieren. Das ermöglicht einerseits die Prägung einer wertschätzenden Kultur, andererseits lastet auch eine enorme Verantwortung auf Ihren Schultern. Ihr Führungsverhalten beeinflusst die Kultur im Unternehmen, damit haben Sie die Macht der positiven Gestaltung. Ihr Verhalten wird immer und von allen Seiten beobachtet und bewertet werden. Ob dies nun die Ihnen unterstellten Mitarbeiter*innen sind, Patient*innen und Bewohner*innen, Stake-Holder, Angehörige anderer Berufsgruppen oder Angehörige von Patient*innen und Bewohner*innen: Alle bewerten zunächst Ihr Verhalten und ziehen danach Rückschlüsse auf die Qualität der Organisation, der Station oder des Wohnbereichs. Sie sind sozusagen der Repräsentant oder das Aushängeschild, sowohl nach innen als auch nach außen. Die meisten Führungskräfte streben diese Position an, um mehr Gestaltungsmöglichkeiten und Einfluss auf Veränderungen und Gegebenheiten zu haben. Im Arbeitsalltag strömen dann sehr viele Einzelaufgaben auf Führungskräfte im Gesundheitswesen ein und die Verantwortung der Kulturgestaltung geht zu Lasten der Aufgabenerfüllung unter, ähnlich wie in der Eltern-Kind-Beziehung, wo mit Schuleintritt oftmals die Erledigung der Hausaufgaben, die guten Noten, die Leistungen der Kinder in den Vordergrund rücken, das Kind dann an den schulischen Leistungen gemessen wird und immer weniger als einzigartiges Wesen mit individuellen Bedürfnissen, Begabungen, Stärken und Schwächen. In Sozialberufen besteht die Herausforderung darin, die Vorgaben zu erfüllen, die menschlichen Bedürfnisse und Individualitäten aber gleichermaßen zu erkennen und diesen Rechnung zu tragen.

▶ Führungskultur ist, den Menschen in den Mittelpunkt des Handelns zu rücken und so die Kultur nachhaltig und positiv zu mitzuprägen.

Tipps zur Gestaltung der Führungskultur und ihrer Vorbildwirkung zur Gewaltprävention

- Stellen Sie den Menschen in den Mittelpunkt.
- Pflegen und hegen Sie einen wertschätzenden Umgang in alle Richtungen und fordern Sie diesen beharrlich ein.
- Erkennen Sie die Motive und Bedürfnisse der Mitarbeiter*innen, Patient*innen oder Bewohner*innen.
- Treffen Sie Entscheidungen, setzen Sie Prioritäten und begründen Sie diese.
- Seien Sie authentisch, aber niemals laut und abwertend.
- Halten Sie Augen und Ohren offen – beobachten Sie.
- Hören Sie zu, bevor Sie sprechen und handeln.
- Definieren Sie Ihre Ziele und Vorstellungen.
- Seien Sie präsent.
- Erkennen Sie Konflikte und leiten Sie die Konfliktbearbeitung ein.
- Zeigen Sie Interesse an den Menschen.
- Versuchen Sie zu verstehen.
- Delegieren Sie Aufgaben und vertrauen Sie.
- Geben Sie Feedback und erkennen Sie die Leistungen der Mitarbeiter*innen an.
- Vermitteln Sie, dass Arbeit Spaß macht.

4.8   Fazit

Hinsichtlich Gewaltprävention muss bemerkt werden, dass zwar in nahezu allen Unternehmen des Gesundheitsbereichs die Unternehmenskultur in Form von Leitbildern oder Slogans vorhanden ist, dies aber häufig mit den gelebten Werten, Normen und Vorgaben nicht übereinstimmt. Das bedeutet auch, dass prinzipiell Werte und Normen erwünscht sind, diese allerdings im Alltag in den Hintergrund rücken. Das Leitbild scheint durch Zertifizierungsverfahren ersetzt worden zu sein.

Fragt man Mitarbeiter*innen aus stationären Einrichtungen nach den Werten des Unternehmens und dem Leitbild, werden diese kaum gekannt. Und wenn sie genannt oder erläutert werden, folgt rasch ein Stöhnen. Mitarbeiter*innen erleben die Verschriftlichung der Werte und Normen im Unternehmen meist nicht als Verpflichtung hinsichtlich ihrer Loyalität zum/r Arbeitgeber*in. Sie empfinden die Vorgaben eher als nicht vereinbar mit den tatsächlichen Bedingungen im Unternehmen. Die Gefahr von Frustration und Resignation bis hin zur inneren Kündigung steigt, Pflegekräfte versehen Dienst nach Vorschrift, flüchten sich in den Krankenstand oder reagieren mit Desinteresse. Dort, wo Mitarbeiter*innen nur funktionieren müssen, steigt die Gefahr von Machtmissbrauch und Gewalt gegenüber Patient*innen oder Bewohner*innen enorm. In Organisationen, in denen die Mitarbeiter*innen nicht geschätzt werden, geht viel Zeit für Reibereien, Klagen und Protest verloren. Mitarbeiter*innen schalten auf Sparflamme, erledigen nur noch das Nötigste und die Gefahr von Fehlern und Vernachlässigungen gegenüber den Hilfe- und Pflegebedürftigen steigt. Dort, wo streng hierarchisch delegiert wird, leide auch bald Patient*innen oder Bewohner*innen. Um diesen Entwicklungen entgegenzuwirken, benötigt es einen Wandel der Verhaltenskultur. Zusammenfassend kann festgestellt werden, das Achtsamkeit und Wertschätzung der Schlüssel zur Gewaltprävention sind.

Literatur

Badura B, Ducki A, Schröder H, Klose J, Meyer M (Hrsg) (2016) Fehlzeiten-Report 2016: Schwerpunkt: Unternehmenskultur und Gesundheit – Herausforderungen und Chancen. Springer, Berlin

Bischofberger I (2008) Das kann ja heiter werden – Humor und Lachen in der Pflege, 2. Aufl. Huber, Bern

Bundesanstalt für Arbeitsschutz und Arbeitsmedizin (2012) Führungskultur im Wandel, Initiative Neue Qualität der Arbeit Geschäftsstelle. https://www.inqa. de/SharedDocs/PDFs/DE/Publikationen/ fuehrungskultur-im-wandel-monitor.pdf?__blob=publicationFile. Zugegriffen am 18.10.2017

Bundesministerium für Familie, Senioren, Frauen und Jugend (2014) Eine neue Kultur des Alters. https://www. bmfsfj.de/-altenbericht-eine-neue-kultur-des-alterns-data.pdf. Zugegriffen am 11.17.2014, 5. Aufl.

De Micheli M (2006) Nachhaltige und wirksame Mitarbeitermotivation, 1. Aufl. Praxium-Verlag, Zürich

Duden (1996) Das Neue Lexikon in zehn Bänden, Bd 10, 3. Aufl. Duden-Verlag/Bibliographisches Institut & F.A. Brockhaus AG Mannheim, Leipzig/Wien/Zürich

Effinger H (2008) „Die Wahrheit zum Lachen bringen", Humor als Medium in der Sozialen Arbeit, 1. Aufl., Juventa Verlag, Weinheim/München

Freud S (1905) Der Witz und seine Beziehung zum Unbewussten. Fischer TB, Berlin

Glasl F (2004) Konfliktmanagement. Ein Handbuch für Führungskräfte, Beraterinnen und Berater, 8., aktual. u. ergänz. Aufl.. Paul Haupt/Freies Geistesle, Bern/ Stuttgart/Wien

Kienzl A (2005) Ein Esel, wer nicht lacht, Wie Sie die heitere Seite Ihres Lebens finden, 1. Aufl. Verlag Carl Überreuter, Wien

Knüppel J (2015) Zahlen. Daten, Fakten – Hintergrundinformationen des Deutschen Berufsverbandes der Pflege, Deutscher Berufsverband für Pflegeberufe DBfK e.V., Stand (März 2015). www.dbfk.de

Pöhlmann S, Roethe A (2010) Streiten will gelernt sein. Die kleine Schule der fairen Kommunikation, 5. Aufl. Herder Verlag, Freiburg im Breisgau

Robinson V (2002) Praxishandbuch Therapeutischer Humor. Verlag Hans Huber, Bern

Rütting B (2006) Lach dich gesund: Ratschläge, Tipps und Tricks, 1. Aufl. München Verlagsbuchhandlung, Herbig

Schein EH (1995) Unternehmenskultur: Ein Handbuch für Führungskräfte. Campus, Frankfurt am Main/New York

Scholz C, Hofbauer W (1990) Organisationskultur – die vier Erfolgsprinzipien. Gabler, Wiesbaden, S. 17

Schwarz G (2010) Konfliktmanagement. Konflikte erkennen, analysieren, lösen, 8. Aufl. Gabler, Wiesbaden

Siegel SA (2005) Darf Pflege(n) Spaß machen? Humor in Pflege und Gesundheitswesen: Bedeutung, Möglichkeiten und Grenzen eines außergewöhnlichen Phänomens, 1. Aufl. Katholische Fachhochschule Freiburg/ Schlütersche Verlagsgesellschaft, Freiburg

Konflikt- und Spannungsfelder in der Pflege

Inhaltsverzeichnis

Wer kennt sie nicht, die täglichen Spannungs- und Konfliktfelder im Pflegealltag. Die Bandbreite reicht von zwischenmenschlichen Konflikten in alle Richtungen bis hin zu strukturellen Spannungsfeldern und deren täglicher Gratwanderung. Dazu zählt unter anderem die erwartete Fürsorge und Sicherheit im Verhältnis zur Autonomie und Selbstbestimmung der Pflegebedürftigen. In diesem Kapitel werden häufige Spannungs- und Konfliktfelder aufgezeigt und kritisch hinterfragt sowie Handlungsmöglichkeiten zur Gewaltprävention beleuchtet.

5.1 Spannungsfeld Pflegequalität

Die vielschichtigen Anforderungen und Erwartungen im Berufsalltag rechtlich, ethisch, strukturell, gesellschaftlich und persönlich in Einklang zu bringen, stellt eine große Herausforderung dar. Qualitätsanforderungen werden an strukturelle Vorgaben geknüpft, was den häufigsten Grund für Demotivation und Überlastung von Mitarbeiter*innen darstellt. Hinter dem Begriff Pflegequalität stehen unterschiedliche Erwartungshaltungen, die jeweils differenziert betrachtet werden müssen. So erwarten und bewerten Pflegebedürftige die Qualität anders als Aufsichtsbehörden oder die jeweiligen Betreiber*innen von Einrichtungen.

Begriffsdefinition

Der Begriff Qualität ist laut Duden eine neutrale Bezeichnung für die Güte oder den Wert eines Gegenstandes.

> „Pflegequalität ist der Grad der Übereinstimmung zwischen den anerkannten Zielen der Berufsgruppe und dem Erfolg in der Pflege." (Donabedian 1976)

Struktur-, Prozess- und Ergebnisqualität

Avedis Donabedian definierte schon 1966 die Qualität und unterteilte sie in die Ebenen der Struktur-, Prozess- und Ergebnisqualität. Diese Ebenen bilden auch heute noch den Rahmen aller Qualitätskriterien in der Bewertung der Pflegequalität.

Die Strukturqualität ist gekennzeichnet durch bauliche, technische und personelle Rahmenbedingungen. Darunter fällt der Typ des Trägers (privat oder kirchlich), der Personalschlüssel, das Pflegeleitbild, die Hierarchie- und Kommunikationsstufen und die Maßnahmen zur Fort- und Weiterbildung der Mitarbeiter*innen.

Die Prozessqualität ist gekennzeichnet durch Maßnahmen, die sich auf den Pflege- und Versorgungsablauf beziehen. Um die Prozessqualität zu erfassen, schaut man sich an, ob die Pflege systematisch und personenbezogen erbracht worden ist. Hilfsmittel dazu sind die Pflegedokumentation und insbesondere der Pflegeprozess.

Die Ergebnisqualität soll etwas über die Zielerreichung der zuvor festgelegten Ziele aussagen. (www.pqsg.de)

Die drei Dimensionen der Pflegequalität beeinflussen sich gegenseitig. Hinzu kommen die Erwartungen vieler unterschiedlicher Menschen, die im Krankenhaus oder Pflegeheim aufeinandertreffen. Häufig werden Pflegepersonen zu wichtigen Bezugspersonen. Ob nun für die Hilfs- und Pflegebedürftigen oder als Ansprechperson für Angehörige oder innerhalb der interdisziplinären Zusammenarbeit: Pflegepersonen sind der Dreh- und Angelpunkt. Keine andere

Berufsgruppe ist so nah und rund um die Uhr bei Patient*innen oder Bewohner*innen wie die professionelle Pflege. Oftmals bekommen Pflegepersonen alle Spannungen und Konflikte als erstes mit und oftmals stehen sie gerade zwischen den individuellen Erwartungen, den gesetzlichen Vorgaben, den strukturellen und personellen Möglichkeiten.

In erster Linie muss bedacht werden, dass beim Auftreten von Spannungen und Konflikten die Gefahr von Machtmissbrauch und Gewalt steigt. In den diversen Beziehungsstrukturen ist das Einfühlungsvermögen gepaart mit Professionalität eine tägliche Gratwanderung. Zwischenmenschliche Konflikte, unterschiedliche Sichtweisen und Positionen belasten Mitarbeiter*innen besonders. Diese unterschiedlichen Zugänge und letztendlich die nicht einheitliche Durchführung von Pflegemaßnahmen führten unter anderem dazu, dass Pflege immer mehr standardisiert und reguliert wurde. Das macht Pflege zwar nach außen transparent, das subjektive Empfinden der Beteiligten verbessert sich dadurch aber kaum. Strukturqualität ist am einfachsten zu überprüfen und die Ergebnisqualität scheint immer mehr in den Hintergrund zu rücken. Und so ist es nicht verwunderlich, dass Pflegepersonen und Pflegebedürftige immer unzufriedener werden.

Pflegepersonen können in ihrer Rolle nicht als völlig „normaler" Mensch handeln. Wenn im Alltag dann noch unerwartete Situationen, die viel Zeit in Anspruch nehmen, auftreten, steigt die Gefahr von Unachtsamkeit bis hin zu Gewaltphänomenen dramatisch. Im nächsten Bespiel steht die Pflegeperson durch Personalmangel und eine anstehende interne Qualitätsprüfung unter Druck.

Beispiel

Frau Mahrer befindet sich wegen einer chronischen Darmerkrankung zum wiederholten Mal im Krankenhaus. Neben den Beschwerden des entzündeten Darms zeigt Frau Mahrer immer wieder depressive Stimmungen. Sie beginnt zu weinen und hört nicht mehr auf. Als die Pflegeperson Katharina Frau Mahrer so vorfindet, stemmt sie die Hände in die Hüften und sagt: „Jetzt hören Sie endlich auf zu weinen, reißen Sie sich zusammen, Sie sind so eine Heulsuse, damit wird Ihr Zustand auch nicht besser!" ◄

Pflegeperson Katharina reagiert wie eine Mutter, die von ihrem Kind genervt ist. In einer professionell gelebten Pflegebeziehung haben solche Aussagen nichts zu suchen. Die Rolle der Pflegeperson wäre es, Frau Mahrer in ihrer Not ernst zu nehmen. Da zu sein und Verständnis zu zeigen. Es fehlt hier einerseits das emotionale Verständnis und andererseits auch das Fachwissen über chronische Darmerkrankungen im Zusammenhang mit depressiven Schüben. Ebenfalls fehlen die Kenntnisse der beziehungsfördernden Grundhaltung bei depressiven Symptomen.

Katharina erfüllt mit Sicherheit nicht die Erwartungen von Frau Mahrer. Hinzu kommt der übertragene Druck durch den Personalmangel und die bevorstehende Qualitätsprüfung.

Das Spannungsfeld der Pflegequalität muss immer mehrdimensional betrachtet werden. Die Erwartungen und Interessen der Beteiligten sind sehr unterschiedlich und erfordern eine nähere Betrachtung.

Welche Erwartungen haben nun Patient*innen und Bewohner*innen an Pflegepersonen?

5.1.1 Pflegequalität aus der Sicht der Pflegebedürftigen

Das Zentrum für Qualität in der Pflege (ZQP) hat in einer Analyse zur Pflegequalität anhand einer Bevölkerungsbefragung im April 2016 umfangreiche Ergebnisse veröffentlicht.

- „Nahezu alle Befragten (94 %) halten das Thema Pflegequalität für wichtig (36 %) oder sogar sehr wichtig (58 %).
- Gut zwei Drittel der Befragten (70 %) glauben, dass sich die Pflegequalität von Einrichtung zu Einrichtung stark unterscheidet.
- Der größte Verbesserungsbedarf in der Pflege wird von über vier Fünfteln (85 %) der Befragten im Bereich der persönlichen Zuwendung und Kommunikation gesehen. Hier sollte aus ihrer Sicht mehr Zeit zur Verfügung stehen.

- Gut zwei Drittel (71 %) von denjenigen, die häufig erheblichen Mängel in der professionellen Pflege vermuten, sehen fehlendes Personal und daraus folgende Überlastung als Hauptursache der Mängel.
- Medikamentensicherheit (75 %) gilt den Befragten neben dem Schutz vor Infektionen oder Hygienefehlern (63 %) am häufigsten als sehr wichtiger Aspekt des Patient*innen Schutzes.

Das Thema Pflegequalität wird von den Befragten als wichtig angesehen: Gefragt nach der allgemeinen Relevanz von Qualität in der Pflege gaben nahezu alle Befragten (94 %) an, dass dieses Thema wichtig (36 %) oder sogar sehr wichtig (58 %) sei." (ZQP 2016, S. 13)

Aus der Befragung und Analyse des ZQP geht eindeutig hervor, dass die Befragten vor allem einen Verbesserungsbedarf im Bereich der persönlichen Zuwendung und der Kommunikation sehen. „Ähnlich hoch schätzen die Befragten auch die Notwendigkeit zu Verbesserungen bei der Berücksichtigung der Individualität (insgesamt 86 %), beim Erhalt der Selbständigkeit und Mobilität (insgesamt 78 %) oder bei der Art und Weise des Umgangs mit Ruhelosigkeit, Angst und Verwirrtheit (insgesamt 78 %) ein." (ZQP 2016, S. 15)

Zusammenfassend kann festgestellt werden, dass die persönliche Zuwendung einen besonderen Stellenwert für Pflegebedürftige einnimmt. Hier unterscheiden sich die Wahrnehmungen der Patient*innen und Bewohner*innen kaum von denen der Pflegekräfte. Durch die immer größer werdenden Anforderungen fernab vom Menschen gewinnen beide Seiten den Eindruck, dass zu wenig Zeit für den Pflegebedürftigen und dessen individuelle Bedürfnisse im Alltag vorhanden ist. Auf beiden Seiten kommt es zu Spannungen. Für Patient*innen und Bewohner*innen bedeutet dies, sich nicht verstanden und mit seinen Problemen allein gelassen zu fühlen. Pflegepersonen belastet dies insofern, dass die Bedürfnisse der Pflegebedürftigen nicht oder unzureichend erfüllt werden können. Dies führt wiederum zu Frustration und der Gefahr von Gewalt und Machtmissbrauch. Beide Seiten geben die knappe Personalbesetzung als Ursache für mangelnde Zuwendung und Kommunikation an. Als deutlich verbesserungswürdig werden auch die Kompetenzen der Pflegepersonen im Umgang mit psychisch auffälligen Patient*innen und Bewohner*innen gesehen.

Die Erwartungen von pflegebedürftigen Menschen unterscheiden sich im Krankenhaus und in Pflegeeinrichtungen insofern, dass der Fokus im Krankenhaus auf der Genesung und Hilfestellung in akuten Krankheitsphasen liegt. Hier liegen die Erwartungen in erster Linie auf der medizinischen Betreuung – der Professionalität der Ärzt*innen, der erfolgten Untersuchungen und der eingeleiteten Therapien. Noch immer hat der Arzt oder die Ärztin einen fast uneingeschränkten Vertrauensbonus. Bei der Wahl des Krankenhauses verlassen sich Patient*innen auf ihre behandelnde Ärztin oder ihren Arzt. Die Qualität der medizinischen Behandlung steht im Vordergrund, während Komfort, wie Ausstattung und Essen, nur eine eher untergeordnete Rolle spielen (Böcken et al. 2012).

Erwartungen im Wandel – Experten der eigenen Erkrankung

Auch hier zeichnet sich ein Wandel ab. Während hochaltrige Menschen größtenteils uneingeschränkt vertrauen, kaum nachfragen und sich mit den verordneten Therapien und Erfolgen abfinden, sieht dies bei der jüngeren Bevölkerungsgruppe und auch chronisch Kranken anders aus. Patient*innen sind deutlich aufgeklärter, nicht zuletzt durch das Internet. Und chronisch kranke Menschen sind Spezialist*innen ihrer Erkrankung. Sie leben damit, haben diverse Erfahrungen mit Wirkungen und Nebenwirkungen der Therapien und Krankenhausaufenthalte. Häufig empfinden Menschen mit immer wiederkehrenden Krankenhausaufenthalten durch chronische Erkrankungen vermehrt Ohnmachtsgefühle und Hilflosigkeit gegenüber dem Personal und auch den strukturellen Gegebenheiten. Chronisch kranke Patient*innen werden zu Expert*innen ihrer Erkrankung und ihres Körpers. Ärzt*innen und Pflegepersonen agieren aus ihrem Fachwissen und ihrer Erfahrung heraus, wobei die Individualität der Betroffenen leicht übersehen werden kann.

Bei Herrn Unger wurde ein Hirntumor festgestellt. Auf die Strahlen- und Chemotherapie reagiert Herr Unger mit heftigen Nebenwirkungen, wie Übelkeit, Appetitlosigkeit, Müdigkeit und unerträglichen Kopfschmerzen. Er braucht dann zwei Tage Ruhe, kein Essen, keine Ansprache, Wärmekissen für den Kopf und Schmerzinjektionen, da er alles oral Verabreichte sofort erbricht. Herr Unger bekam in den letzten Jahren regelmäßig Bestrahlungen und Chemotherapie und das Wachstum des Tumors konnte so gestoppt werden. Wegen der intensiven Nebenwirkungen werden die Bestrahlungen und Chemotherapie stationär durchgeführt. So ist Herr Unger auf der Abteilung bekannt und trotzdem kommt es bei jedem Aufenthalt zu Diskussionen. Nach den belastenden Therapien steht immer wieder Essen auf dem Tisch und Herr Unger verspürt sofort Brechreiz. Gegen die Kopfschmerzen bekommt er orale Medikamente und er muss wieder und wieder mit den Pflegepersonen, Ärztinnen und Ärzten über andere Darreichungsformen diskutieren und fast betteln. Auf die Wärmekompressen wartet er oft stundenlang. ◄

So wie Herrn Unger geht es vielen Patient*innen, die sich wiederkehrend in stationäre Behandlung begeben müssen. Patient*innen haben ihre persönliche Erfahrung mit den Nebenwirkungen und wissen am besten, wie sie gelindert und ausgehalten werden können. Und trotzdem scheint es im Krankenhausalltag fast unmöglich zu sein, die Bedürfnisse des Patienten zu erfüllen. Die Bewertung der Pflegequalität fällt aus der Sicht von Herrn Unger negativ aus. Er fühlt sich nicht ernst genommen, ja sogar in seiner Persönlichkeit eingeschränkt.

Herr Unger kann seine Bedürfnisse äußern. Wie geht es aber pflegebedürftigen Menschen, die in ihrer Kommunikationsfähigkeit eingeschränkt sind? Patient*innen und Bewohner*innen sind immer von Mitarbeiter*innen, gleichgültig welcher Berufsgruppe sie angehören, abhängig und fühlen sich immer wieder ausgeliefert.

Soft und Hard Skills

Die Pflegequalität und die Erwartungen von Patient*innen und Bewohner*innen werden in erster Linie an den sogenannten Soft Skills bewertet. Unter Soft Skills werden persönliche, soziale und methodische Kompetenzen verstanden, die gemeinsam mit den Hard Skills die Erwartungen von Pflegebedürftigen bestimmen. Während bei Ärzt*innen eher die Hard Skills, also die fachlichen, medizinischen Kompetenzen und Fähigkeiten, im Vordergrund der Erwartungen stehen, scheint es bei Pflegepersonen eher umgekehrt. Hier erwarten Patient*innen und Bewohner*innen vordergründig Soft Skills. Das Wort Soft Skills kommt aus dem englischen und bedeutet übersetzt weiche Fähigkeiten und Fertigkeiten.

Soft Skills werden auch als wertschätzendes Management beschrieben (Gabler Wirtschaftslexikon). Prof. Dr. Jan Lies beschreibt hier: „Soft Skills als eine nicht abschließend definierte Vielzahl persönlicher Werte (z. B. Fairness, Respekt, Verlässlichkeit), persönlicher Eigenschaften (z. B. Gelassenheit, Geduld, Freundlichkeit), individueller Fähigkeiten (z. B. Kritikfähigkeit, Zuhören, Begeisterungsfähigkeit) und sozialer Kompetenzen (Umgang mit anderen Menschen: Teamfähigkeit, Empathie, Kommunikationsfähigkeit) von Führungskräften und Mitarbeiter*innen, die die Kooperation und Motivation im Unternehmen begünstigen. Damit gibt es eine große Überschneidung von Soft Skills und Sozialkompetenz, jedoch gehen Soft Skills mit den Eigenschaftsdimensionen und individuellen Fähigkeiten darüber hinaus." (Lies, Gabler Wirtschaftslexikon, http://wirtschaftslexikon.gabler.de).

Auch wenn die Erwartungen von Patient*innen oder Bewohner*innen und auch die Qualität der Pflege in erster Linie an den Soft Skills gemessen und bewertet werden, kann und dürfen auch die Hard Skills nicht vergessen werden. Unter Hard Skills versteht man die fachlichen Kompetenzen, das erlernte Wissen durch Aus- und Weiterbildungen und die praktische Erfahrung. Diese sind nachweislich durch Zeugnisse erbracht.

Doch nur wenn es Pflegekräften gelingt, die Soft und die Hard Skills in Einklang zu bringen, kann die Prävention gegen Macht- und Gewaltausübung an Hilfs- und Pflegebedürftigen gelingen. Denn was nützt die freundliche, nette und einfühlsame Pflegeperson, wenn wichtige Kenntnisse über Krankheitsbilder und deren Symptome fehlen. Fehlende Hard Skills bzw. Kenntnisse und Fertigkeiten erhöhen in gleichem Maße die Gefahr von Gewalt in Pflegebeziehungen wie fehlende Soft Skills. Die Vermittlung beider Kompetenzen würde auch dem gesellschaftlichen Ansehen von Pflegepersonen nutzen. Nur wenigen Menschen ist bewusst, wie viel Fachwissen Pflegepersonen lernen und sich immer wieder durch Fortbildungen gemäß den neuesten wissenschaftlichen Erkenntnissen aneignen und nachweisen müssen. Pflege kann nicht jeder. Der Pflegeberuf erfordert umfassende Kenntnisse und Fertigkeiten, gekoppelt mit persönlichen und sozialen Kompetenzen. Diese wesentlichen Faktoren gilt es im Alltag zu vermitteln, erst dann können die Erwartungen an die Pflegequalität für Hilfs- und Pflegebedürftige erfüllt werden.

Wie können nun genau die Erwartungen von Patient*innen und Bewohner*innen an die Pflegequalität erfüllt werden?

• Wahren Sie die Würde jedes Einzelnen.
• Erheben und berücksichtigen Sie die Individualität und die Bedürfnisse.
• Definieren Sie die Möglichkeiten und Grenzen der Pflege.
• Besuchen Sie Fort- und Weiterbildungen in Hard und Soft Skills.
• Bringen Sie Hard und Soft Skills in Einklang.

5.1.2 Pflegequalität aus der Sicht von Angehörigen

Die überwiegende Anzahl von Angehörigen bereichert und erleichtert den Alltag und die Kommunikation mit Patient*innen und Bewohner*innen. Immer öfter wird statt dem Wort „Angehörige" auch das Wort „Zugehörige" verwendet. Nicht zuletzt deshalb, um zu vermitteln, dass diese zu Patient*innen oder Bewohner*innen dazugehören. Sie sind Teil deren Lebens, deren Geschichte, deren Krankheit und Bedürftigkeit. Und wenn sie dazugehören, müssen sie in den Pflegeprozess mit einbezogen werden. Das soziale Umfeld spielt eine wesentliche Rolle im Genesungs- und Heilungsprozess und in der Erhaltung und Gestaltung der Lebensqualität und Normalität in der Langzeitpflege oder auch im Entlassungsmanagement und der weiterführenden Betreuung. Ohne die Unterstützung und Sorge von Seiten des sozialen Umfelds wäre die Betreuung und Pflege in unserer Gesellschaft außerhalb von Institutionen nicht zu leisten. Ob dies nun Verwandte, Freund*innen, Nachbarn*innen oder ehrenamtlich engagierte Menschen sind: Sie alle leisten einen wichtigen Beitrag für die Sorgestrukturen unserer Gesellschaft und werden zukünftig immer wichtiger. Dies zeigen auch die Studien und Projekte des Instituts AGP Sozialforschung der evangelischen Hochschule Freiburg unter der Leitung von Prof. Dr. Thomas Klie (www.freiburg.de/agp-institut.htm). Der Begriff der Caring Community oder „sorgenden Gemeinschaft" gewinnt zunehmend an Bedeutung. Bei Führungskräften und Mitarbeiter*innen von Krankenhäusern und Pflegeeinrichtungen werden diese Erkenntnisse nachhaltig zu einer Einstellungsänderung führen müssen. Die alleinige Sorge, Fürsorge, Obsorge wird nicht nur von professionellen und bezahlten Mitarbeiter*innen zu leisten sein, sondern muss das Umfeld mit einbeziehen. Eine bedeutende Rolle wird die Vernetzung spielen. Es müssen Rahmenbedingungen geschaffen werden, die das soziale Umfeld in ihrer gesellschaftlichen Verantwortung unterstützen und begleiten. Die Vernetzung von stationären, teilstationären und ambulanten Anbieter*innen muss gelingen, um gemeinsam mit Angehörigen und dem sozialen Umfeld die so wichtige und notwendige gesellschaftliche Sorgekultur zu gewährleisten. Dies erscheint als absolut notwendige Maßnahme zur Prävention von Machtmissbrauch und Gewalt an pflegebedürftigen Menschen innerhalb und außerhalb von Institutionen.

In aktuellen Gesprächen mit Pflegemitarbeiter*innen aller Ebenen klagen diese, dass die Arbeit mit Angehörigen von Patient*innen und Bewohner*innen oft mehr belastet als die Arbeit mit den Pflegebedürftigen. Das Spannungsfeld in der Arbeit mit Angehörigen und die dadurch entstehenden Konflikte belasten den Pflegealltag. Daher reflektieren Sie bitte folgende Aussagen:

Übung

- Sie kennen sicher jene Situationen und Kontakte mit Angehörigen, die von kritischen, fordernden bis anklagenden Ausführungen geprägt sind.
- Sie kennen sicher jene Situationen, in denen Angehörige ihre Erwartungen vor die des Pflegebedürftigen stellen.
- Sie kennen sicher die Situationen, in denen der Angehörige dem Patienten oder der Bewohnerin Schaden zufügt.
- Sie kennen sicher Situationen der Interesselosigkeit, der Kontaktlosigkeit vom Angehörigen zum Pflegebedürftigen.
- Sie kennen sicher diverse Machtspiele von Angehörigen untereinander.
- Sie kennen sicher Angehörige, die mit Beschwerden drohen.
- Sie kennen sicher Situationen, in denen die Forderungen von Angehörigen um des Friedens willen in den Vordergrund gestellt werden.
- Sie kennen sicher Situationen, in denen Angehörige ihre Rollen tauschen; da werden Kinder zu bevormundenden Eltern.
- Sie kennen sicher zurückhaltende Angehörige, die sich nichts zu sagen trauen aus Angst, dass Beschwerden negative Auswirkungen auf den Pflegebedürftigen haben.

Matthias Kramer (2011) zitiert die oben genannten Spannungs- und Problemfelder in der Praxis zwischen Angehörigen und Pflegemitarbeitern in seiner Dissertation 2011 ähnlich:

- Fehler von Mitarbeiter*innen werden von Angehörigen dramatisiert und in unverhältnismäßiger Weise kritisiert.
- Teilweise wird das Pflegepersonal in Familienkonflikte verstrickt.
- Teilweise neigen Angehörige zu offenen und/oder verdeckten Vorwürfen und einseitig negativen Urteilen.
- Angehörige sind teilweise gegenüber dem Pflegepersonal sehr fordernd und behandeln diese wie Untergebene.

All diese Konflikte belasten den Alltag, denn Pflegepersonen werden in ungelöste Konflikte hineingezogen und auch instrumentalisiert. Sie stehen zwischen zwei Parteien, häufig ohne geeignete Instrumente und ohne Rückhalt der Vorgesetzten. Immer wieder werden die Forderungen von Angehörigen, wie Medikamentenverordnungen, freiheitsentziehende Maßnahmen oder auch die Nahrungs- und Flüssigkeitszufuhr, gegen den Willen der Pflegebedürftigen durchgesetzt. Oftmals geraten Pflegepersonen dadurch in einen tiefen inneren Konflikt.

Sich den Forderungen von Angehörigen zum Wohle der Patient*innen oder Bewohner*innen zu widersetzen, bedarf ein hohes Maß an Selbstbewusstsein und Professionalität, aber vor allem auch den Rückhalt der Führungskräfte. Dort, wo Fallzahlen, Auslastung und Gewinnorientierung im Vordergrund stehen, wiedersetzt man sich in der Regel weniger, um ja keine Kund*innen zu verlieren. Manchmal werden Angehörige auch als Störfaktoren gesehen, nämlich dann, wenn sie fordern, überwachen und kritisieren. Nimmt man die Verantwortung jedoch wahr und sieht die Angehörigen als Teil der Pflegebedürftigen, macht man sie zu wichtigen Partner*innen, dann kann Gewalt deutlich verringert und vermieden werden.

Angehörige bzw. die Vertrauenspersonen von Hilfs- und Pflegebedürftigen sind also im besten Fall als Partner*in und wesentlicher Bestandteil für eine verstehende Pflegebeziehung zu sehen. Die Beratung und Betreuung von Angehörigen ist ein notwendiger Bestandteil in der Pflegebeziehung und kann nicht getrennt vom direkten Patient*innen oder Bewohner*innen Kontakt gesehen werden.

Kramer beschreibt die Problemfelder des Weiteren so (Kramer 2011, S. 52 f.):

- Angehörige werden immer noch als Außenstehende wahrgenommen.
- Sie erleben einen Wechsel ihrer Aufgabe und Rolle. Sie müssen weg von der alleinigen Verantwortung in der Pflege und Betreuung, hin zum Gast- oder Besucherstatus.
- Angehörige können im Pflegeheim keine ausreichend definierte Rolle finden.
- Mitarbeiter*innen sind in der besonderen Kommunikation nicht ausreichend geschult.
- In den Pflegekonzepten der Heime wird die Angehörigenarbeit zu wenig berücksichtigt.
- Bis heute werden Angehörige oft als Störfaktor, nicht als soziale‘ Ressource wahrgenommen und ihre Wichtigkeit unterbewertet.

Das Problemfeld rund um das soziale Umfeld ist bekannt und doch scheinen sich geeignete Projekte nur in einigen Einrichtungen des Gesundheitswesens zu etablieren. Jede Krankenhauseinweisung oder Übersiedelung in eine Pflegeeinrichtung ist für das nahe Umfeld der Betroffenen belastend und immer als Ausnahmesituation zu werten. In tragfähigen Beziehungen rund um den Pflegebedürftigen werden Probleme und Spannungen durch eine offene Kommunikation und wachsendes Vertrauen in der Regel rasch beseitigt sein. Als große Herausforderung für die Mitarbeiter*innen im Gesundheitswesen müssen jene Beziehungen gesehen werden, in denen belastende, symbiotische bis pathologische oder auch distanzierte Beziehungsgeflechte vorherrschen. In diese unterschiedlichen Beziehungen gewinnen Pflegende Einblick, werden ein Teil davon.

Kramer (2011) beschreibt das Zusammenspiel zwischen Patient*innen – Mitarbeiter*innen – Angehörigen als Triade und verdeutlicht das untrennbare Zusammenspiel aller Beteiligten. Konzepte müssen sich mit allen Beteiligten auseinandersetzen. Aus dem dualen System

Patient*in/Mitarbeiter*in muss eine Triade aus gleichwertigen Partnern*innen entstehen.

► Gerade der Umgang mit sogenannten „schwierigen" Angehörigen erfordert eine sachliche und wertschätzende Kommunikation. Das Spannungsfeld kann nur mit geeigneten Vorgaben, Kommunikations- und Sensibilisierungsmaßnahmen verkleinert werden. Deshalb müssen Konzepte zur Arbeit und Betreuung von Angehörigen individuell an die jeweilige Einrichtung angepasst werden. Eine Analyse der Ist-Situation ist erforderlich, um die Ursachen der Problem- und Spannungsfelder zu erkennen und gezielte Maßnahmen zur Verbesserung einzuleiten.

Ansätze und Überlegungen zur professionellen Arbeit mit Angehörigen

Ein wesentlicher Faktor besteht in der Informationssammlung und -weitergabe durch offene Kommunikationsstrukturen, von der Aufnahme bis zur Entlassung.

Hier haben sich folgende Maßnahmen in der Praxis bewährt:

- Erstgespräch zum Kennenlernen sowie erste Informationssammlung
- Erwartungen für beide Seiten klären, sowie Möglichkeiten und Grenzen aufzeigen
- Informationsbroschüren, Leitbild, Angebote usw. aushändigen
- Ansprechpersonen benennen
- Möglichkeiten zur Mitgestaltung anbieten
- Implementierung eines Standards zur Angehörigenarbeit
- Beschwerdemanagement
- Angehörigengruppen innerhalb der Einrichtung
- Informationen und Kontakte für Angehörige außerhalb der Einrichtung anbieten
- Zum Mitwirken bei Festen, Ausflügen etc. einladen
- Geeignete Räumlichkeiten für Besuche, wie Caféhäuser, und Rückzugsmöglichkeiten bei Besuchen von Partner*innen

Trotz Implementierung der genannten Punkte wird es, wenn auch reduziert, zu Konflikten in Einzelfällen kommen. Zum Schutz des Hilfs- und Pflegebedürftigen sind jeweils individuelle Maßnahmen zu ergreifen. Gerade in Situationen, in denen Angehörige Patient*innen oder Bewohner*innen physischen oder psychischen Schaden zufügen, bedarf es gezielter Gesprächs- und Handlungsanweisungen. Dies soll am nächsten Beispiel deutlich werden:

Beispiel

Herr Gaben lebt nach einem Schlaganfall im Pflegeheim. Seine Frau konnte die Pflege daheim nicht leisten. Herr Gaben hat rechts eine Hemiplegie, seine Sprache ist stark beeinträchtigt. Bei der Verabreichung von Flüssigkeiten zeigt sich eine massive Schluckstörung. Diese äußert sich durch einen starken Hustenreiz und es besteht die Gefahr der Aspiration. Frau Gaben kommt täglich zur Mittagszeit und unterstützt ihren Mann bei der Nahrungsaufnahme. Die zahlreichen Gespräche über die Aspirationsgefahr ignoriert Frau Gaben. Sie verabreicht ihrem Mann täglich Flüssigkeiten und Nahrungsmittel, die zu massiven Hustenanfällen und drohender Erstickung führen. Nach diesen Vorfällen beschimpft sie die Pflegeperson, dass diese nichts tun. „Würde ich meinen Mann nicht füttern, würde er hier verhungern." ◄

Welche Verantwortung und Möglichkeiten haben Sie als Führungskraft oder Pflegeperson?

In erster Linie ist hier die bestehende Gefahr des Erstickens zu beachten und Sie müssen zum Schutz des Bewohners nachweislich eingreifen.

Folgende Interventionsmöglichkeiten sind empfehlenswert:

- Berufen Sie eine Fallbesprechung ein und definieren Sie genau, welche Maßnahmen zu setzen sind.
- Alle Mitarbeiter*innen müssen sich an die getroffenen Vereinbarungen halten!
- Genaue Dokumentation der Vorfälle und aufklärenden Gespräche.

Gewaltpräventive Maßnahmen wären:

- Gespräch mit Frau Gaben durch Führungskräfte und Ärzt*in über Gefahr und Verantwortung.
- Möglichkeiten anbieten, die Frau Gaben in den Pflegealltag mit einbeziehen – statt Nahrungsverabreichung täglichen Spaziergang oder ähnliches vereinbaren.
- Führen Sie Einfuhr- und Ernährungsprotokolle.
- Wöchentliche Gewichtskontrolle.
- Regelmäßige Gesprächstermine mit Frau Gaben zum aktuellen Stand der Nahrungs- und Flüssigkeitszufuhr sowie Gewichtskontrollen.
- Benennen Sie eine Ansprechperson, damit nicht unterschiedliche Auskünfte zu neuerlichen Irritationen führen.
- Beziehen Sie Frau Gaben in die Verabreichung der Flüssigkeiten und Nahrung mit ein, indem Sie immer wieder Erklärungen geben, warum und was gerade gemacht wird (Sitzposition, zugeführte Menge und Geschwindigkeit usw.).
- Lassen Sie die Vereinbarungen und Gesprächsprotokolle unterschreiben.

Die Verantwortung der Führungskräfte liegt hier in der Aufklärung und in der Gefahrenvermeidung durch klare Anweisungen. Klarheit ist Orientierung und Sicherheit für alle Beteiligten. Sollten trotz der vereinbarten Regeln neuerlich Gefahren für den/die Bewohner*in durch seine Angehörigen entstehen, leiten Sie die Vorfälle an übergeordnete Stellen weiter, z. B. Träger der Einrichtung, Heimaufsicht, Betreuer*in bzw. Erwachsenenvertreter*in usw.

Führungskräfte haben häufig das Gefühl, alle Spannungen alleine lösen zu müssen, und geraten in eine Überforderungssituation. Es wäre jedoch ratsam, nach Ausschöpfung der eigenen Kompetenzen und Möglichkeiten Unterstützung bei übergeordneten Stellen zu suchen. Alle kontrollierenden Instanzen, wie Heimaufsichten, MDK usw., haben auch eine Beratungsfunktion.

▶ In allen Fällen, wo Patient*innen oder Bewohner*innen Gefahren von Gewalt drohen, sind umgehend geeignete Maßnahmen zur Vermeidung zu setzen und diese auch zu dokumentieren. Lassen Sie sich nicht auf Diskussionen ein, bleiben Sie klar und professionell und argumentieren Sie auf fachlicher Ebene, ohne Vorwürfe. Informieren Sie zuständige und übergeordnete Stellen über die Vorkommnisse. Als Führungsperson können und müssen Sie nicht alle Spannungen und Konflikte lösen können. Daher scheuen Sie sich nicht, Unterstützung und Hilfe anzufordern.

5.2 Personalmangel, Fluktuation und Krankenstände

Dies ist wohl das häufigste Argument für diverse Überlastungsreaktionen von Mitarbeiter*innen gegenüber den Hilfs- und Pflegebedürftigen. Auch im Zusammenhang mit Kosten und Qualitätssicherung wird dieses Thema seit Jahren diskutiert. Zahlreiche Studien belegen, dass sowohl die Fluktuation, die Krankenstandstage und der Ausstieg aus dem Beruf der Pflege deutlich höher sind als in anderen Berufen. Zu den Hauptursachen der Ausfälle durch Krankheit stehen Erkrankungen des Bewegungsapparates und mittlerweile auch psychische Erkrankungen wie Burnout.

Dies wurde durch die sogenannte Europäische Next-Studie schon im Jahr 2005 belegt.

Hier einige Auswertungen der Europäischen Next-Studie aus dem Jahr 2005:

„Die quantitativen Anforderungen sind in Deutschland besonders hoch. Diese quantitativen Anforderungen führen zunehmend zu Burnout, steigenden Fehlzeiten und zu der vermehrten Absicht, das Berufsfeld zu verlassen. Zudem lässt sich eine Krise des Pflegemanagements in den Alten-Pflegeheimen beobachten. Ab einer bestimmten Größe der Einrichtungen steigen dementsprechend auch die sozialen Spannungen und der psychosoziale Stress, unter anderem bedingt durch Feindseligkeit und fehlende Unterstützung von Kolleg*innen und Vorgesetzten untereinander."

„Unter quantitativen Anforderungen wird die anfallende Arbeitsmenge während der Arbeitszeit
verstanden. Die fünf Fragen lauteten:

- Wie häufig fehlt Ihnen die Zeit, Ihre Aufgaben
  zu erledigen?
- Können Sie Pausen machen, wann Sie wollen?
- Müssen Sie sehr schnell arbeiten?
- Ist Ihr Arbeitsaufkommen ungleich verteilt, so-
  dass sich Dinge anhäufen?
- Haben Sie genug Zeit, um mit den Patient*in-
  nen zu reden?" (NEXT-Studie 2005, S. 53)

„In den verschiedenen Ländern haben sich in
Deutschland die höchsten Werte ergeben. Nur geringe Unterschiede zeigen sich zwischen Krankenhäusern und stationären Altenpflegeeinrichtungen.
Weitere Analysen der Next-Studie zeigen, dass
Personen mit sehr hohen quantitativen Anforderungen eher ausgebrannt sind, mehr Fehltage
aufweisen und eher den Pflegeberuf verlassen wollen." (Simon et al. 2005, S. 15)

Ebenfalls wurden Einflüsse durch die Größe
der Einrichtungen, soziale Aspekte und soziale
Unterstützung von Kolleg*innen und Vorgesetzen
sowie die Bindung an die Einrichtung untersucht.
Interessant erscheint hier das Ergebnis, dass die
Bindung eng mit der Qualität der Zusammenarbeit mit dem Leitungspersonal zusammen-
hängt. Insgesamt nimmt Bindung der Mitarbeiter*innen mit der Größe einer Einrichtung
ab. Fluktuation, krankheitsbedingte Ausfälle und
Ausstieg aus dem Pflegeberuf sind eng mit der
Bindung an das Unternehmen und seine
Führungskräfte gebunden, aber auch Arbeitszeiten und Arbeitsbelastungen spielen eine
wesentliche Rolle. (Simon et al. 2005, S. 31 und
56)

Berufspolitische Verantwortung
Da der Personalschlüssel im Bereich der Pflege
in der Regel an den gültigen Pflegegraden
(Deutschland) oder Pflegestufen (Österreich) bemessen wird und hier individuelle Bedürfnisse
von Pflegebedürftigen nicht genügend Berücksichtigung finden, wird der Spielraum für
Individualität immer geringer. Umso bedeut-
samer ist es, Rahmenbedingungen in den einzelnen Einrichtungen des Gesundheitswesens zu
schaffen, die den Mitarbeiter*innen der Pflege
angemessene Arbeitsbedingungen bieten. Zu we-

nige Pflegekräfte bedeutet, dass die Gefahr von
Machtmissbrauch und Gewalt steigt. Es kommt
fast immer zur Vernachlässigung der Patient*innen und Bewohner*innen. Eine andauernde
Personalunterbesetzung ruft neuerliche Ausfälle
durch Überlastung und Unzufriedenheit herbei –
ein Teufelskreis, dem nur mit umfangreichen und
langwierigen Maßnahmen entgegengewirkt werden kann. Hier sind Politik, Berufsverbände,
Heimaufsichten, Träger von Einrichtungen und
ihre Führungskräfte sowie jede/r Mitarbeiter*in
gleichermaßen gefordert, geeignete Rahmenbedingungen zur Wahrung der Menschenwürde
zu schaffen.

Cordula Schneider (2005) befragte Pflegepersonal, aus welchen hervor geht, dass es dort,
wo sich Pflegepersonen aller Sparten als Opfer
der Rahmenbedingungen fühlen und diese Bedingungen als Machtmissbrauch und Gewalt an
sich selbst empfinden, wird es auf den pflegebedürftigen Menschen übertragen. Pflegende
sehen sich selbst als Opfer und geben bei Be-
fragungen auch an, dass dies Gewalt am Hilfs-
und Pflegebedürftigen fördert.

Sehr schnell geben Befragte dann die Verantwortung an die Politik und Gesellschaft ab.
Pflegepersonen geben auch an, dass durch einen
besseren Personalschlüssel mehr Zeitreserven
vorhanden wären und ein angemessener Umgang
mit Bewohner*innen möglich wäre. (Schneider
2005, S. 83 ff.)

Wie aus der Europäischen Next-Studie hervor-
geht, hat die Bindung der Mitarbeiter*innen unmittelbaren Einfluss auf die Fehlzeiten und die
Fluktuation. Hier wird vorwiegend die Bindung
an die Leitungskräfte von Pflegekräften als Faktor gesehen. Dafür benötigt es die entsprechende
Führungskultur, wie im Kap. 4 ausführlich beschrieben.

Aus berufspolitischer Sicht wäre es für Pflegepersonen höchste Zeit, sich zu emanzipieren, um
gehört zu werden. Die größte Berufsgruppe im
Gesundheitsberuf ist die professionelle Pflege.
Es sind alle Führungskräfte aufgefordert, in ihrer
Argumentation zwischen Zahlen und Vorgaben
die Menschenwürde für alle Beteiligten – Mitarbeiter*innen und Pflegebedürftige – in den
Vordergrund zu stellen.

5.3 Spannungsfeld Dokumentation

Der administrative Aufwand hat im letzten Jahrzehnt für die professionelle Pflege dramatisch zugenommen. Die Pflegedokumentation und sonstige schriftliche Vorgaben werden als enorme Belastung wahrgenommen. Pflegepersonen und auch Patient*innen und Bewohner*innen erkennen den Nutzen nicht. Mittlerweile erkennen auch Träger und Interessenvertretungen den Sinn nicht mehr und langsam entwickelt sich eine Gegenbewegung. Immer mehr Vertreter der Pflege befürworten daher eine veränderte Qualitätsbewertung. Es geht grundsätzlich um eine ergebnisorientierte Qualität, also jene Qualität, die beim Pflegebedürftigen ankommt, und weniger um die Frage, wie dies geschieht. Selbstverständlich benötigt es geeignete Strukturen und Prozesse zur Orientierung und Gewährleistung der Qualität, wofür allerdings Rahmenbedingungen erforderlich sind, die dies auch ermöglichen. Der Dokumentationsaufwand bindet enorm viel Zeit und somit Geld. Und es stellt sich die Frage, welchen Nutzen dieser tatsächlich für die Pflegebedürftigen hat (Schmitz und Schnabel 2006).

Dies wird im Bericht des Deutschen Pflegerats (DPR 2015) deutlich. Dieser berichtet im Januar 2015 in seiner Veröffentlichung zur Effizienzsteigerung, dass der finanzielle Aufwand der Pflegedokumentation gemäß SGB XI auf insgesamt rund 2,7 Mrd. € (davon allein ca. 1,9 Mrd. für Einzelleistungsnachweise in der stationären Pflege) jährlich beziffert werden. Pflegedokumentation ist in erster Linie ein Instrument professionellen Pflegehandelns und gibt Auskunft über individuelle Pflegeprozesse. Sie dient der Information und Kommunikation von pflegerischen Handlungsstrategien. In den letzten Jahren hat die Pflegedokumentation jedoch einen anderen Charakter angenommen und die Funktion als Instrument professionellen Pflegehandelns ist gegenüber anderen Anforderungen in den Hintergrund getreten, die mit Pflege und Betreuung selbst wenig zu tun haben, wie z. B.

die Einbeziehung juristischer Aspekt zur Absicherung in haftungsrechtlichen Fragen. Die Etablierung eines internen Qualitätsmanagements sowie der Maßstäbe und Grundsätze für die Qualität und die Qualitätssicherung (gem. § 113 SGB XI) führte zu Vorgaben, die sich in der Pflegedokumentation wiederfinden mussten. In der ambulanten Pflege und in stationären Einrichtungen stellten der Medizinische Dienst der Krankenversicherung (MDK) und die Heimaufsicht unterschiedliche Anforderungen an die Dokumentation. Die gesetzlichen Regelungen über haftungsrechtliche und leistungsrechtliche Anforderungen nach SGB V und SGB XI hatten zur Folge, dass die Dokumentation an die Vergütung gekoppelt wurde, indem sie in Anteilen als Nachweis für vergütungsrelevante Leistungen fungiert.

Diese Entwicklungen führten dazu, dass sich die Pflegedokumentation zunehmend von ihrer zentralen Aufgabe der Steuerung des Pflegeprozesses entfremdet hat. Zudem erhöhte sich der zeitliche Aufwand enorm und zog Kapazitäten vom direkten und nahen Klienten*innen Kontakt ab. (DPR 2015, S. 2).

Der DPR strebt nun eine Entbürokratisierung an. Ausgangspunkt des DPR für die Entbürokratisierung waren Aussagen von Pflegefachkräften, die in Extremfällen von bis zu 70 Blättern Papier zur Dokumentation eines zu pflegenden Menschen berichteten! Die Ombudsfrau für Entbürokratisierung in der Pflege entwickelte zusammen mit Experten ein Strukturmodell, das den Dokumentationsaufwand deutlich reduziert, wissenschaftlich fundiert ist, den haftungsrechtlichen und leistungsrechtlichen Anforderungen genügt sowie gleichzeitig der Pflege und deren Fachlichkeit Raum gibt. (DPR 2015, S. 7)

Die unterschiedlichen Bemühungen verschiedenster Instanzen, Gruppierungen und Interessenvertreter zeigen ein Problembewusstsein hinsichtlich des enormen Arbeitsaufwandes bezüglich der Pflegedokumentation. Immer mehr Einrichtungen nutzen diese Erkenntnisse zur Entbürokratisierung.

5.3.1 Pflegedokumentation zwischen Angst und Absicherung

Im Pflegealltag fällt auf, dass die Pflegedokumentation nur noch selten als Steuerungsinstrument für den Pflegeprozess gesehen wird, sondern vielmehr, um den Anforderungen der diversen Kontrollinstanzen Rechnung zu tragen. Das Wohlergehen von Patient*innen und Bewohner*innen rückt in den Hintergrund, so Pflegekräfte: „Hauptsache, es steht geschrieben."

Der tatsächliche Nutzen für die Pflegebedürftigen sollte immer kritisch hinterfragt werden:

- Kommen die geplanten Leistungen auch bei den Pflegebedürftigen an?
- Können Pflegepersonen die geplanten Leistungen tatsächlich erbringen?
- Sind alle geplanten Leistungen auch notwendig oder dienen sie nur zur Erhöhung des Pflegegrades?
- Haben die Pflegediagnosen überhaupt etwas mit den Patient*innen oder Bewohner*innen zu tun?
- Sind die Pflegemaßnahmen bedürfnisgerecht geplant oder werden diese mittels standardisierten Vorlagen übernommen?

Häufig sind Einträge zu finden, die keine Relevanz für eine Unterstützung im Rahmen der Pflegeaufgaben hervorrufen. Beispielsweise sollte der Hautzustand regelmäßig beschrieben werden, die Nahrungs- und Flüssigkeitszufuhr usw., auch dort, wo keine Probleme oder Risiken vorhanden sind. Durch die massiven Dokumentationsvorgaben geht einerseits Zeit für die Pflegebedürftigen ab, und andererseits spricht es Pflegepersonen ihre Professionalität und ihre Kompetenzen ab.

Zunehmend gewinnt man den Eindruck, dass die zahlreichen Vorgaben der Pflegedokumentation letztendlich vorrangig zum Nachweis einer möglichst hohen Leistungserbringung dienen, da sich dadurch in der Regel der Pflegegrad und die finanziellen Einnahmen für die Einrichtungen erhöhen. Wenn die Pflegedokumentation wichtiger wird als die Bedürfnisse von Patient*innen und Bewohner*innen, dann muss von Machtmissbrauch und Gewalt gesprochen werden. Machtmissbrauch insofern, dass durch subtile Gewalt Druck und Angst bei Mitarbeiter*innen ausgelöst wird. Den Pflegebedürftigen wird kostbare Zeit für eine ganzheitliche Pflege und Zuwendung zu Gunsten administrativer Tätigkeiten entzogen.

Analysiert man Pflegedokumentationen, stellt sich häufig die Frage der Sinnhaftigkeit. Vergleicht man den Dokumentationsaufwand der Pflege mit anderen Berufen, so ist festzustellen, dass kaum anderswo der administrative Aufwand so hoch ist. Pflegepersonen gewinnen den Eindruck, dass an ihren Kompetenzen gezweifelt wird und ihnen grundsätzlich misstraut wird. Wenn Leistungsnachweise so ausarten, dass dokumentiert und geplant werden muss, wann bei einer Bewohnerin der Fernseher an- und ausgeschaltet wird oder die Vorhänge auf- und zugezogen werden, birgt dies Gefahren für Machtmissbrauch und Gewalt. Pflegepersonen lehnen Leistungen ab, da diese nicht geplant sind und nicht bezahlt werden; sie werden unsensibel und unflexibel gegenüber den Bedürfnissen der Pflegebedürftigen.

Pflegefachkräfte haben eine dreijährige Ausbildung absolviert und grundsätzlich gilt es, dass mit dem Abschluss der Berufsausbildung, die Kenntnisse und Fähigkeiten des Berufes erlernt und überprüft wurden. Zudem ist davon auszugehen, dass die Anforderungen an den Beruf beherrscht werden. Ähnlich wie beim Erlangen des Führerscheins können Anfänger schon Autofahren, zeigen jedoch noch Unsicherheiten. Durch Übung werden die Fähigkeiten trainiert und perfektioniert. Und es gilt für jede/n Führerscheinbesitzer*in zunächst einmal der Vertrauensgrundsatz. Im Tätigkeitsbereich der Pflege scheint dies nicht so zu sein.

Selbstverständlich ist eine Pflegedokumentation erforderlich; geklärt werden muss jedoch, zu welchen Zwecken sie benötigt wird. Wird sie benötigt, um den Pflegegrad und die erforderlichen finanziellen Mittel zu gewährleisten? Oder als Rechenschaftsbericht, bei Beschwerden und Gerichtsverfahren? Oder aber als Steuerungsinstrument für eine bedürfnisorientierte Pflege, wie es in allen gängigen Pflegemodellen durch den Pflegeprozess vorgegeben ist? Im Mittelpunkt der Pflegedokumentation muss der/die Patient*in oder Bewohner*in stehen, alles andere ist als Gewalt für den Pflegebedürftigen zu werten. Denn wenn der administrative Aufwand keinen Nutzen für Patient*innen oder Bewohner*innen hat, muss dies als Vernachlässigung bis hin zu gefährlicher Pflege betrachtet werden.

▶ Als Führungskraft und/oder Qualitätsbeauftragte sollte Ihr Ziel eine Patienten*innen- bzw. Bewohner*innen orientierte Pflegedokumentation sein. Das Pflegemodell und der Pflegeprozess bilden den Rahmen, in dem alle rechtlichen und ethischen Vorgaben gewährleistet sind.

5.3.2 Gewaltpräventive Dokumentation

Die Pflegedokumentation muss als wichtiges Qualitätskriterium zur Vorbeugung von Gewalt im Pflegealltag genutzt werden. Hier sind jedoch nicht die Anzahl der Leistungen oder möglichst viele Pflegediagnosen ausschlaggebend, sondern die Qualität der geplanten Maßnahmen für die Pflegebedürftigen. Als wesentlichster Bestandteil im Pflegeprozess muss die Informationssammlung gesehen werden. Wenn hier der Mensch in seiner Ganzheitlichkeit erfasst wird, ist eine würdevolle, gewaltfreie Pflege möglich. Je mehr Wissen Pflegepersonen über Patient*innen oder Bewohner*innen haben, umso leichter gestaltet sich der Beziehungsaufbau und umso eher werden menschliche Eigenarten nachvollziehbar und verständlich.

Erkennungsmerkmale einer gewaltpräventiven Pflegeplanung (Abb. 5.1) sind:

- Die Informationssammlung/Anamnese enthält physische, psychische und biografische Informationen.
- Diese Informationen fließen in die Pflegeplanung und Maßnahmenplanung mit ein.
- Eintragungen erfolgen durch alle Pflegepersonen.
- Sie erhalten Informationen, die den Menschen ganzheitlich betrachten.
- Mitarbeiter*innen kennen die Inhalte der Pflegeplanung.
- Auf Probleme wird nachvollziehbar reagiert.
- Mitarbeiter*innen nutzen die Pflegedokumentation als Informations- und Steuerungsinstrument.
- Pflegeplanung ist aktuell, nachvollziehbar und transparent.
- Selbstbestimmung, Freiheit, Würde und Lebensqualität sind berücksichtigt.

▶ Daher achten Sie darauf, dass die Informationssammlung oder Pflegeanamnese neben den physischen Informationen auch psychische, soziale, kommunikative und biografische Gewohnheiten beinhaltet. Diese Informationen müssen sich in der Pflegeplanung und der Gestaltung der Maßnahmenplanung wiederfinden.

Abb. 5.1 Gewaltpräventive Pflegedokumentation

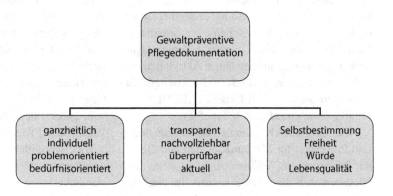

Tab. 5.1 Informationssammlung

ABEDL	Somatisch orientiert	Ganzheitlich orientiert
1. Kommunizieren	Eingeschränkt, Aphasie nach Insult	Kommuniziert meist nonverbal, durch Laute, Mimik und Gestik, versteht Dialekt und reagiert darauf mit einem Lächeln. Versucht, durch Deuten und zeigen ihre Wünsche zu äußern. Nimmt Kontakt mit Blicken auf. Antwortet auf Fragen mit Ja oder Nein. Reagiert auf Handhalten mit einem Druck und Lächeln.
2. Sich bewegen	Hemiplegie rechts Kann kurz stehen	Durch Hemiplegie rechts, Übernahme der Mobilisation durch Pflegeperson in den Rollstuhl notwendig. Benötigt davor genaue Anweisung und langsames Vorgehen. Kann ca. 1 min stehen. Benötigt Zuspruch und Motivation. Bemüht sich, Anleitung umzusetzen. Bewegt Rollstuhl mit dem linken Bein und kann im Wohnbereich selbstständig Ortsveränderungen durchführen. War vor der Erkrankung im Turnverein und ging täglich spazieren.
3. Essen und Trinken	Kann vorbereitete Speisen essen. Trinkt vorbereitete Getränke aus einem Glas mit Henkel	Bewohnerin kann vorbereitete, geschnittene Nahrung mit der linken Hand essen und Flüssigkeit aus einem Glas mit Henkel zu sich nehmen. Bewohnerin trinkt ungezuckerte Getränke. Lehnt Fleischgerichte durch wegschieben des Tellers ab. Bevorzugt Süßspeisen. Abends trinkt sie gerne Milch mit Honig. Aussuchen der Mahlzeiten durch Vorlesen und Ja- und Nein-Fragen möglich.
4. Ruhen und Schlafen	Keine Einschränkungen	Gewohnheiten: Bewohnerin hält Mittagsschläfchen vor dem Fernseher im Zimmer, möchte nicht ins Bett, sondern in ihrem Lehnsessel mit hochgelagerten Beinen sitzen. Abends schaut sie noch die Nachrichten und als Abendritual: Milch mit Honig und kurzes Gespräch mit Hand halten.
5. Soziale Bereiche des Lebens sichern	Kontakt zur Tochter	Bezugsperson ist ihre Tochter, kommt 3x wöchentlich Dienstag, Freitag und Sonntag. Foto von Tochter und Enkelkindern am Nachtkästchen. Gespräche über ihre Tochter Sabine, die Tierärztin ist, nimmt sie gut an. Bewohnerin hatte einen Hund (Pudel), Foto im Zimmer. Bevorzugt weibliche Pflegepersonen bei der Körperpflege. Reagiert auf Humor und Spaß positiv.

Die Pflegeanamnese ist die Grundlage einer individuellen, würdevollen Pflege.

In der nachfolgenden Tab. 5.1 erkennen Sie beispielhaft die Unterschiede einer ganzheitlichen Informationssammlung und einer somatisch, grundpflegerischen orientierten Informationssammlung sowie deren Auswirkungen anhand ausgewählter Aktivitäten, sozialer Beziehungen und existenzieller Erfahrungen des täglichen Lebens (ABEDL) nach Monika Krohwinkel (2013, Tab. 5.1).

Alle ganzheitlich orientierten Informationen sind Prävention für Machtmissbrauch und Gewalt im Pflegeprozess. Voraussetzung ist hier, dass Pflegepersonen die Inhalte kennen. Im nächsten Schritt müssen die Maßnahmen anhand der Pflegediagnosen und Pflegeziele geplant werden, die sich jedoch schon aus der Informationssammlung ergeben. Die aufgenommenen Informationen widersprechen nicht den rechtlichen Bedingungen, auch der Pflegebedarf kann genau nachgewiesen werden. Somit widerspricht eine ganzheitlich orientierte Pflegedokumentation in keiner Weise den derzeitigen Anforderungen der Leistungsträger. Im Gegenteil, Pflege ist so in ihrer Komplexität nachvollziehbar. Pflegedokumentation würde auf diese Weise dem Pflegebedürftigen eine hohe Pflegequalität gewährleisten. Für Mitarbeiter*innen gewährleistet sie Orientierung und Sicherheit in ihren Handlungskompetenzen.

▶ Der ganzheitlich orientierte Pflegeprozess und dessen Dokumentation ist ein wesentlicher Bestandteil zur Gewaltprävention. Im Mittelpunkt müssen Patient*innen oder Bewohner*innen mit ihren Bedürfnissen stehen.

Pflegekompetenz heißt: Beobachten und Wahrnehmen – Bedürfnisse und Probleme erkennen – Maßnahmen planen – Evaluieren

5.4 Spannungsfeld Qualitätsprüfung und Zertifizierung

Ein nicht außer Acht zu lassendes Spannungsfeld im stationären Pflegebereich sind Qualitätskontrollen und die immer häufiger eingeleiteten Zertifizierungsverfahren durch externe Stellen. Da der Pflegealltag durch unterschiedliche und bereits beschriebene Faktoren schon kaum zu bewältigen ist, belasten gesetzlich vorgegebene Kontrollen und auch die von den Trägern erwünschten Zertifizierungsverfahren die Mitarbeiter*innen zusätzlich. Träger und Abteilungen fordern bestmögliche Ergebnisse. Inwieweit diese direkt und nachhaltig bei Patient*innen oder Bewohner*innen Qualitätsverbesserungen mit sich bringen, sollte immer kritisch hinterfragt werden. Letztendlich binden diverse Qualitätsüberprüfungen und Zertifizierungsverfahren sehr viel Zeit und Energie, was bei den ohnehin geringen Personalressourcen bedacht werden sollte.

5.4.1 Qualitätskontrollen und der tatsächliche Nutzen für die Pflegebedürftigen

Vor allem Pflegeeinrichtungen werden durch diverse externe Prüf- und Kontrollinstanzen regelmäßig besucht. In Deutschland seien hier der MDK (Medizinische Dienst der Krankenkassen) und die Heimaufsicht zu erwähnen, in Österreich die Heimaufsicht, die Bewohnervertretung für freiheitsentziehende Maßnahmen und die

OPCAT (englisch: Optional Protocol to the Convention against Torture and other Cruel, Inhuman or Degrading Treatment or Punishment) zum Schutz der Menschenrechte (http://www.arge-heime-steiermark.at/).

Grundsätzlich haben die Heimaufsichten in den Ländern ähnliche Aufträge zu erfüllen, in den einzelnen Bundesländern gibt es sowohl in Deutschland als auch in Österreich unterschiedliche Rahmenbedingungen und Regelungen.

Heimaufsicht
Aufgaben der Heimaufsicht (Deutschland)

- Überwachung der Einhaltung der gesetzlichen Rahmenbedingungen
- Beseitigung der Mängel durch Anordnungen und Auflagen (Möglichkeit der ordnungsrechtlichen Ahndung)
- Sicherstellung der angemessenen Qualität der Betreuung und Pflege in der Einrichtung
- Umfassender Beratungsauftrag für Bewohner*innen und Angehörige sowie die Mitarbeiter*innen und Träger*innen der Heime (gilt gleichermaßen für die Gründung einer Einrichtung als auch für die Durchführung des Heimbetriebes)
- Bildung von Arbeitsgemeinschaften zusammen mit den Verbänden der Pflegekassen, mit dem Medizinischen Dienst der Krankenkassen und den Sozialhilfeträgern, in denen sie ihre Arbeit miteinander abstimmen
- Mitwirkung an der fachlichen Weiterentwicklung der Alten- und Behindertenhilfe

(www.heimaufsicht.de)

Im Handbuch Heimaufsicht (2004) des BMFJS werden alle Inhalte und Themen erläutert.

Heimgesetz
Das Heimgesetz (HeimG) ist ein Schutzgesetz für die Bewohnerinnen und Bewohner. Zugleich bietet es für die Träger*innen der Heime verlässliche gesetzliche Rahmenbedingungen. Die Heimaufsichtsbehörden haben den gesetzlichen Auftrag, den Zweck und die dazu erlassenen

Schutzbestimmungen des Heimgesetzes umzusetzen.

Zweck des Heimgesetzes ist es (§ 2 Abs. 1
HeimG),

- die Würde sowie die Interessen und Bedürfnisse der Bewohnerinnen und Bewohner von
  Heimen vor Beeinträchtigungen zu schützen,
- die Selbstständigkeit, die Selbstbestimmung
  und die Selbstverantwortung der Bewohnerinnen und Bewohner zu wahren und zu
  fördern,
- die Einhaltung der dem Träger des Heims
  gegenüber den Bewohnerinnen und Bewohnern obliegenden Pflichten zu sichern,
- die Mitwirkung der Bewohnerinnen und Bewohner zu sichern,
- eine dem allgemein anerkannten Stand der
  fachlichen Erkenntnisse entsprechende Qualität des Wohnens und der Betreuung zu sichern,
- die Beratung in Heimangelegenheiten zu fördern sowie die Zusammenarbeit der für die
  Durchführung dieses Gesetzes zuständigen
  Behörden mit den Träger*innen und deren
  Verbänden, den Pflegekassen, dem Medizinischen Dienst der Krankenversicherung sowie
  den Träger*innen der Sozialhilfe zu fördern.

Das den Heimaufsichtsbehörden zur Verfügung stehende Instrumentarium umfasst
präventiv-beratende und kontrollierende Maßnahmen. (Handbuch Heimaufsicht 2004, S. 76)

Der Zweck des Heimgesetzes und deren Kontrolle durch die Heimaufsichten berücksichtigt in
den ersten Punkten die Würde, Selbstbestimmung
und Selbständigkeit der Bewohner*innen. In den
Pflegeeinrichtungen gewinnt man jedoch den
Eindruck, dass dies keine Berücksichtigung findet. Einige Führungskräfte und viele Mitarbeiter*innen haben regelrecht Angst vor den
Überprüfungen.

Sinn und Nutzen – eine kritische Betrachtung
Immer dann, wenn Missstände öffentlich werden, kommt von Seiten der Politik die Forderung
nach (noch) mehr Kontrolle. Langzeiteinrichtungen unterliegen jedoch schon zahlreichen

Kontrollen, die nicht unbedingt zu einer Verbesserung der Lebensqualität von Pflegebedürftigen führen. Eher das Gegenteil ist der
Fall. Durch zahlreiche Standards und Vorgaben
wird der Handlungsspielraum für Pflegepersonen
eingeschränkt. Der Fokus liegt auf der Erfüllung
der Vorgaben und der Mensch mit seinen individuellen Bedürfnissen rückt in den Hintergrund.

Viele Qualitätskriterien werden in Ordnern ge-
sammelt, um bei den Kontrollen der Heimaufsichten bestehen zu können. Schon jetzt bedarf es
eines enormen administrativen Aufwands, um den
Anforderungen der Kontrollinstanzen gerecht zu
werden. In den Einrichtungen der Langzeitpflege
entsteht bei Mitarbeiter*innen das Gefühl, dass
alle Tätigkeiten auf das Bestehen bei Überprüfungen ausgerichtet sind oder auf die Note des
MDK. Mitarbeiter*innen begründen die Pflegemaßnahmen gegen den Willen von Bewohner*innen mit den Auflagen von Heimaufsichten. Oftmals wird von Pflegemitarbeiter*innen
die Körperpflege, die wöchentliche Dusche damit
begründet, dass der MDK oder die Heimaufsicht
dies vorgibt, ob dies nun dem Bewohner*innen
Bedürfnis entspricht oder nicht. Vielfach wird
Angst und Druck von Führungskräften und Qualitätsbeauftragten auf die Mitarbeiter*innen weitergegeben. Das mag daran liegen, dass die
Wirtschaftlichkeit, die Gewinnoptimierung und
die Konkurrenz am Pflegemarkt immer größer
und wichtiger werden. Dadurch bekommen die
Kontrollinstanzen immer mehr Macht, die auch
hier nicht immer als machtvolle Kompetenz im
Sinne der Menschen eingesetzt wird. Bei Regel-
überprüfungen besuchen oftmals sechs Personen
und mehr die Einrichtung. Unangekündigt wird
dann der Tagesablauf auf den Kopf gestellt und
alle Führungskräfte sind den ganzen Tag damit
beschäftigt, Auskünfte zu geben und Nachweise
vorzulegen. Schon hier stellt sich die Frage, ob
Hilfs- und Pflegebedürftige an diesem Tag im
Mittelpunkt stehen. Endlos lange Berichte, die
wieder Gegendarstellungen erfordern, binden die
knappen Zeitressourcen von Mitarbeiter*innen
fernab von den Bewohnern*innen. Pflegehilfsmittel, die nicht beschriftet sind, der Ehering einer
Mitarbeiterin, ein verschmutzter Rollator, ob
Fenster geöffnet werden oder nicht, ein ver-

gessener Leistungsnachweis usw. werden schriftlich bemängelt und erfordern wiederum eine Stellungnahme. Inwieweit profitieren die pflegebedürftigen Menschen davon? Und inwieweit können die Lebensqualität und die Pflegequalität für die Bewohner*innen daran gemessen werden?

Der Fokus von Heimaufsichtsbehörden und deren Kontrollbesuchen sollte auf den individuellen Bewohner*innen Bedürfnissen liegen. Und eine beratende, unterstützende und partnerschaftliche Zusammenarbeit zum Wohle der pflegebedürftigen Menschen anstreben.

Selbstverständlich bedarf es externer Kontrollen und es wurden dadurch schon mehrmals Missstände aufgezeigt und letztlich behoben. Wie überall liegt es auch hier an den ausführenden Menschen, deren Kommunikationsfähigkeit und Berufsauffassung, ihrer Machtkompetenz und ihrer Kooperationsbereitschaft.

Keine Kontrolle darf als Machtinstrument missbraucht werden, weder von den ausführenden Organen noch intern als Druckmittel gegenüber Mitarbeiter*innen. Bei den beobachteten Mängeln handelt es sich um Momentaufnahmen. Mitarbeiter*innen werden beobachtet und befragt, sind nervös und machen Fehler. Nach dem Zufallsprinzip werden Bewohner*innen ausgewählt und besucht, deren Pflegedokumentation durchleuchtet und die Pflegemaßnahmen beobachtet – die Einwilligung durch den/die Bewohner*in oder des/der Betreuer*in vorausgesetzt. Doch auch wenn eine Einwilligung vorliegt: Wie angenehm ist es für einen Pflegebedürftigen, wenn er von einem fremden Menschen beobachtet wird, sein Hautzustand, die Intimpflege oder der sakrale Dekubitus begutachtet wird? Es erfordert sehr viel Feingefühl von allen Seiten, dass dies nicht als Gewalt empfunden wird. Kaum ein/e Bewohner*in traut sich, die Beobachtung oder die Befragung durch die Behörden abzulehnen. In der Regel laufen die Kontrollen respektvoll und wertschätzend ab. Die Gefahr von Machtmissbrauch und die folgende Gewalt für die Bewohner*innen gehen hier eher vom Träger und den Führungskräften aus, wenn die zu erfüllenden Vorgaben damit begründet werden, dass diverse Kontrollen

und Aufsichtsbehörden dies wünschen, muss von Machtmissbrauch gesprochen werden. Die Hauptverantwortung liegt bei den Führungskräften und Qualitätsbeauftragten, Druck und Angst vor Kontrollen abzubauen und Mitarbeiter*innen dahingehend zu fördern und zu motivieren, den pflegebedürftigen Menschen in den Mittelpunkt zu stellen und den Pflegeprozess fern von Gewalt zu ermöglichen.

Anhand des folgenden Beispiels können Sie überprüfen, ob in Ihrer Einrichtung, die Selbstbestimmung der Bewohnerin im Einvernehmen mit gesetzlichen Vorgaben möglich ist.

Beispiel

Frau Maierhofer ist 87 Jahre und lebt seit einigen Jahren in einer Pflegeeinrichtung. Sie musste ihre Wohnung verlassen, da diese massiv verwahrlost war. Auch im Heim sammelt sie alles Mögliche, sie verlässt ihr Zimmer nur sehr selten. Hilfestellung bei der Körperpflege lehnt sie ab, ihre Kleidung wechselt sie nur alle drei bis vier Wochen. ◄

Wäre das in Ihrer Einrichtung möglich?

Welche Maßnahmen würden Sie einleiten, um Frau Maierhofer und den gesetzlichen Vorgaben gerecht zu werden?

Da die Selbstbestimmung der Bewohnerin an erster Stelle steht, müssen Sie ihren Lebensstil akzeptieren. Da keine Selbst- oder Fremdgefährdung besteht und die Willensäußerungen von Frau Maierhofer eindeutig sind, können Sie nicht eingreifen. Die Aufgabe von Pflegepersonen wäre es, Kontakt und Beziehung zu Frau Maierhofer herzustellen, ihr immer wieder Hilfe anzubieten. Dies muss im Pflegeprozess und dessen Dokumentation ersichtlich und nachvollziehbar sein. Aufsichtsbehörden werden dann keine Einwände erheben oder Mängel beanstanden können.

▶ Die Würde und Selbstbestimmung der Pflegebedürftigen muss bei allen Qualitätskriterien im Vordergrund stehen. Der Pflegeprozess ist dahingehend zu gestalten, dass dieser eine hohe und überprüfbare Qualität gewährleistet.

Präventive Menschenrechtskontrolle (Österreich)

„Die Volksanwaltschaft ist seit dem 1. Juli 2012 für den Schutz und die Förderung der Menschenrechte in der Republik Österreich zuständig.

Gemeinsam mit sechs regionalen Kommissionen werden Einrichtungen kontrolliert, in denen es zum Entzug oder zur Einschränkung der persönlichen Freiheit kommt oder kommen kann, etwa in Justizanstalten oder Pflegeheimen. Die Kontrolle erstreckt sich auch auf Einrichtungen und Programme für Menschen mit Behinderungen. Im Kern geht es darum, Risikofaktoren für Menschenrechtsverletzungen frühzeitig zu erkennen und abzustellen.

Bildhaft gesprochen ist die Volksanwaltschaft das Menschenrechtshaus der Republik.

Neben der präventiven Kontrolle kann sich jeder Mensch ausdrücklich bei der Volksanwaltschaft wegen behaupteter Verletzung der Menschenrechte beschweren.

Der verfassungsgesetzliche Auftrag zum Schutz der Menschenrechte als „Nationaler Präventionsmechanismus" (NPM) gründet sich auf zwei bedeutende Rechtsakte der Vereinten Nationen: einerseits das UN-Fakultativprotokoll zum Übereinkommen gegen Folter und andere grausame, unmenschliche oder erniedrigende Behandlung oder Strafe (OPCAT) und andererseits die UN-Behindertenrechtskonvention.

Die Volksanwaltschaft besucht und kontrolliert mit ihren Kommissionen auch Einrichtungen und Programme für Menschen mit Behinderungen. Ziel ist es, jede denkbare Form von Ausbeutung, Gewalt und Missbrauch zu verhindern.

Die Volksanwaltschaft setzt damit Regelungen der UN-Behindertenrechtskonvention in Österreich um. Von den Besuchen werden etwa Behinderten- und psychosoziale Langzeiteinrichtungen sowie Behindertentageszentren umfasst."

(http://volksanwaltschaft.gv.at/praeventive-menschenrechtskontrolle)

Zu der Frage, ob Menschenrechte in Pflegeheimen berücksichtigt werden, merkt Prof. Dr. Reinhard Klaushofer von der Universität Salzburg bei einem Führungssymposium im April 2013 zur Ethik in der Altenarbeit in seinem Referat zur Menschenrechtskommission Folgendes an.

Die Kommission besteht aus Männern und Frauen und setzt sich aus verschiedenen Berufsgruppen zusammen (Juristen, Diplompflegekräfte, Psychologinnen, Seelsorger*innen, Diplomsozialarbeiter*innen, Menschen mit cari-

tativem Hintergrund). Wichtig bei den Besuchen ist die Dokumentation, die wichtigste Rolle spielt aber das Gespräch mit Mitarbeiter*innen und Bewohner*innen. Das ist aufschlussreich, um festzustellen, wie der Umgang mit Bewohner*innen ist. Kritik, die geübt wird, wird nur an Sachverhalten geübt, die objektivierbar sind. Die Kommission sieht sich auch als Unterstützung der Mitarbeiter*innen, die mit Zuständen in einem Heim aus ethisch-moralischen Gründen nicht zufrieden sind. Die Problemstellung ist äußerst vielfältig (finanzielle und personelle Auslastung, Ressourcenmangel, Verlegung von Menschen, bei denen sich die Pflegestufe verändert, Beibehaltung des Lebensrhythmus für Bewohner*innen, medizinischer Freiheitsentzug etc.). Nach Abschluss des Besuchs erfolgt im Heim noch ein Abschlussgespräch, dann wird jeder Besuch protokolliert, eine menschenrechtliche Beurteilung abgegeben und diese an die Volksanwaltschaft weitergeleitet. Menschenrechtliches Monitoring ist, so Prof. Klaushofer, jedenfalls gelebte Ethik im Umgang mit allen Beteiligten, mit Bewohnern genauso wie Mitarbeitern, denn die Menschenrechte sind unteilbar. (Klaushofer 2013).

Die ersten Erfahrungen dieser auf die Wahrung der Menschenrechte erfolgten Kontrollbesuche in Langzeiteinrichtungen sind durchaus positiv. „Als auffällig werden die unterschiedlichen Kulturen und Konzepte wahrgenommen. Bei vielen Kontrollbesuchen stellten die Kommissionen ein hohes Engagement beim Pflegepersonal und einen wertschätzenden Umgang mit den betagten Menschen fest. In einer Reihe von Besuchsprotokollen wurde auch von einer offenen und guten Atmosphäre berichtet. Die Leitung hat dabei entscheidenden Einfluss darauf, wie achtsam und respektvoll die Pflegeteams mit den Menschen umgehen und in welchem Ausmaß sie in der Lage sind, psychische und physische Bedürfnisse der Bewohnerinnen und Bewohner wahrzunehmen, um auf diese entsprechend einzugehen. Wird die Leitung vom Pflegepersonal in der Führung als qualifiziert und reflektiert erlebt, überträgt sich dies auf den Umgang mit älteren und hochbetagten Menschen. Ist das nicht der Fall, führen Personalfluktuation und häufige

Krankenstände des Personals dazu, dass sich Bewohnerinnen und Bewohner nicht gut betreut fühlen. Dies gilt auch dann, wenn das Personal der Überzeugung ist, selbst wenig zum Wohlbefinden der Betreuten beitragen zu können." (www.arge-heime-steiermark.at)

Die Erfahrungen der Kontrollbesuche werden von beiden Seiten als durchaus positiv bewertet. Die Menschenrechtskommissionen beurteilen und reflektieren die Einhaltung und Wahrung der Würde von hilfs- und pflegebedürftigen Menschen und Mitarbeiter*innen. Sie zeigen Umstände auf, die Machtmissbrauch und Gewalt begünstigen, und leiten diese an die Volksanwaltschaft und an die Politik weiter. Für alle verantwortlichen Führungskräfte sollte dies als Chance und Gegenströmung gesehen und genutzt werden. Es ist die Chance, Spannungsfelder abzubauen und den Menschen in seiner Würde in den Mittelpunkt zu stellen.

5.4.2 Qualitätsmanagement und Zertifizierungsverfahren

Mittlerweile gibt es unterschiedliche Qualitätsmanagementsysteme und die dazugehörigen Zertifizierungsverfahren. Sie alle befassen sich mit der Art und Weise, wie Maßnahmen und Verfahren zum Wohl der Patient*innen oder Bewohner*innen verbessert werden können. Sie sollen die Transparenz der Qualität aufzeigen, Prozesse und Strukturen optimieren und Aufgaben und Verantwortlichkeiten beleuchten. Sie definieren Mindeststandards und sollen die Patient*innen- und Bewohner*innen Sicherheit verbessern. Prinzipiell ist es eine gute Sache, allerdings entsteht der Eindruck, dass die zahlreichen Zertifizierungsverfahren und Zertifikate lediglich dem Wettbewerb und Werbeeffekt der Krankenhäuser und Pflegeheime dienen. Wenn man berücksichtigt, dass diese Zertifizierungsverfahren den Einrichtungen sehr viel Geld kosten und enorm viel Arbeitszeit von Mitarbeiter*innen binden, muss der Nutzen für die Pflegebedürftigen hinterfragt werden. Es werden oft monatelang Strukturen und Prozesse beleuchtet, Kennzahlen definiert, Wartezeiten dokumentiert usw. Hunderte von Seiten werden ausgefüllt, die kaum ein/e Mitarbeiter*in jemals liest.

Prof. Dr. Dr. Serban-Dan Costa, Direktor der Universitäts-Frauenklinik Otto-von-Guericke, Universität Magdeburg, merkt im Ärzteblatt 2014 Folgendes kritisch an: „Ob eine einzige Patient*in dadurch besser behandelt wird oder länger lebt, weiß kein Mensch. Das einzig Sichere ist, dass man personelle und finanzielle Ressourcen bindet, die wir alle nicht in ausreichendem Maße besitzen. Ärzt*innen und Pfleger*innen, deren Stellen mittlerweile in jedem Krankenhaus knapp bemessen sind, haben weniger Zeit für Patient*innen, wenn sie in Sitzungen und am PC sitzen und für das QM seitenweise Zahlen und Worte eintragen."

„Wenn man eine/n Patient*in mit einem Gesundheitsproblem vor sich hat, muss man ihm zuhören, ihn entsprechend seiner Angaben einschätzen, untersuchen und eine Behandlung einleiten. Jede/r Patient*in ist anders, jede Erkrankung manifestiert sich anders. Die ärztliche Kunst besteht nicht darin, bei allen Menschen das Gleiche zu tun, sondern sich ganz im Gegenteil auf jeden einzelnen Menschen einzustellen und Untersuchungen und Behandlungen anzupassen. Es hilft keiner Ärztin oder Arzt wirklich, aus dem Regal ein „SOP" (Standard Operating Procedure) herauszunehmen, um Patient*innen eine Behandlung angedeihen zu lassen." (Costa S-D 2014, Archiv: 161899)

Diese Sichtweise kann durchaus auf den Pflegealltag übertragen werden. Prof. Dr. Dr. Serban-Dan Costa bemerkt des Weiteren an, dass Engagement, Menschlichkeit, Zuwendung, Kenntnisse, Geschick und vor allem Erfahrung notwendig sind. Und keine dieser sechs Eigenschaften ist Bestandteil des QM; sie können weder durch den TÜV noch durch Zertifikate bescheinigt werden (Costa S-D 2014, Archiv: 161899).

Dies ist sicher eine recht kritische Betrachtung von Qualitätsmanagementverfahren und deren Zertifizierungsprozedere. Prof. Dr. Dr. Serban-Dan Costa bezieht mit seiner Kritik eine klare Stellung zu den gängigen Verfahren. Von Seiten der Pflege findet man kaum bis keine Kritik.

Pflegepersonen trauen sich selten, öffentlich zu hinterfragen oder zu kritisieren. Sie versuchen trotz der meist sehr angespannten finanziellen und personellen Ressourcen, den Anforderungen an das Qualitätsmanagement und dessen Zertifizierung gerecht zu werden. Pflegemitarbeiter*innen sind die enormen Kosten, die dadurch entstehen, durchaus bewusst. Im Alltag stößt dies dann auf Unverständnis, wenn beispielsweise Lagerungshilfsmittel nicht vorhanden sind, aber teure Zertifizierungsverfahren keine finanzielle Relevanz darstellen.

▶ Wenn Qualitätsmanagementverfahren und Zertifizierungen angestrebt werden, sollten Sie sich als Führungskraft über den enormen Arbeitsaufwand klar sein. Machen Sie sich über die Vor- und Nachteile ein Bild. Definieren Sie Ziele, die Sie durch das Zertifizierungsverfahren verfolgen. Seien Sie sich bewusst, dass Strukturen und Prozesse durchleuchtet und verbessert werden können, die Ergebnisqualität aber letztendlich immer aus der Sicht von Patient*innen oder Bewohner*innen bewertet werden.

Literatur

Böcken J, Braun B, Repschläger U (2012) Was erwarten potentielle Patienten von Krankenhaus. In: Mansky T (Hrsg.) Gesundheitsmonitor 2012, Verlag Bertelsmann Stiftung. http://gesundheitsmonitor.de/uploads/tx_itaoarticles/201207_Beitrag.pdf. Zugegriffen am 09.09.2017

Bundesministerium für Familie, Senioren, Frauen und Jugend (Hrsg) (2004) Handbuch Heimaufsicht. http://www.carelounge.de/altenarbeit/forschung/berichte_heimaufsicht_lang.pdf. Zugegriffen am 09.09.2017

Costa S-D (2014) Qualitätsmanagement im Krankenhaus: Nicht zum Nutzen der Patienten. Archiv 161899, letzter Abruf: 09.09.2017

Deutscher Pflegerat e. V. (2015) Strukturmodell zur Effizienzsteigerung der Pflegedokumentation im stationären und ambulanten Langzeitpflege. http://www.deutscher-pflegerat.de/Fachinformationen/2015-01-19-DPR_Entbuerokratisierung.pdf. Zugegriffen am 09.09.2017

Donabedian A (1976) Benefits in medical care programs. Harvard University Press, Cambridge

Klaushofer R (2013) Werden Menschenrechte in Alten- und Pflegeheimen berücksichtigt? Führungskräftesymposium Ethik in der Altenpflege. http://www.ordensgemeinschaften.at/645-menschenfreundlichkeit-und-menschenrechte-in-alten-und-pflegeheimen. Zugegriffen am 09.09.2017

Kramer M (2011) Potentiale der Angehörigenarbeit: eine quantitative Studie zur Integration – Angehörige im Pflegeheim. LIT Verlag/offizielle Website zur NEXT-Studie, Berlin

Krohwinkel M (2013) Fördernde Prozesspflege mit integrierten ABEDLs: Forschung, Theorie und Praxis. Hans Huber. Hofgrefe, AG Bern

NEXT-Studie 2005, der ersten Befragung der NEXT- Studie Deutschland. Zugegriffen am 26.09.2022

Schmitz K, Schnabel E (2006) Staatliche Heimaufsicht und Qualität in der stationären Pflege. https://www.socialnet.de/materialien/54.php. Zugegriffen am 09.09.2017

Schneider C (2005) Gewalt in Pflegeeinrichtungen. Erfahrungen von Pflegenden. Schlütersche, Hannover

Simon M, Tackenberg P, Haselhorn HM, Kümmerling A, Büschner B, Müller A (2005) Auswertung der ersten Befragung der Next Studie in Deutschland. Universität Wuppertal. http://www.next.uni-wuppertal.de. Zugegriffen am 09.09.2017

Zentrum für Qualität in der Pflege (2016) Ergebnisse repräsentativer ZQP-Befragung „Qualität professioneller Pflegeangebote". www.zqp.de. Zugegriffen am 09.09.2017

Gewaltprävention – in der Verantwortung der Führungsperson

6

Inhaltsverzeichnis

Es ist nicht genug zu wissen, man muss auch anwenden.
Es ist nicht genug zu wollen, man muss auch tun. (Johann Wolfgang von Goethe)

Die Machtmissbrauchs- und Gewaltprävention muss von Führungspersonen aus unterschiedlichen Perspektiven betrachtet werden. Macht- und Gewaltphänomene können immer auftreten, daher gilt es, diese möglichst frühzeitig zu erkennen und präventive Maßnahmen in den Alltag zu implementieren.

Aus dem Qualitätsmanagement stehen bereits einige Instrumente zur Verfügung, die auch aus dem Blickwinkel der Prävention von Gewaltphänomenen genutzt werden können. In diesem Kapitel werden die Möglichkeiten der Gewalt-

M. Staudhammer, *Prävention von Machtmissbrauch und Gewalt in der Pflege*,
https://doi.org/10.1007/978-3-662-68544-0_6

prävention anhand struktureller und kommunikativer Qualitätskriterien aufgezeigt und beleuchtet, die im Verantwortungsbereich der ersten und auch mittleren Führungsebene liegen.

6.1   Strukturqualität – Sinn und Nutzen

Enge Strukturen werden von pflegebedürftigen Menschen als enorme Belastung ihrer Lebensqualität und Selbstbestimmung betrachtet. Auch von Mitarbeiter*innen werden strukturelle Bedingungen als stärksten Faktor in der Entstehung von Machtmissbrauch und Gewalt gesehen. Pflegedienstleitungen und Heimleitungen sind jedoch für die Umsetzung und Einhaltung der Strukturen und deren Qualität verantwortlich, daher ist es notwendig, die Strukturen immer wieder auf ihre Qualität zu überprüfen.

Strukturelle Gewalt versteckt sich häufig hinter der Organisationsstruktur mit ihren Qualitätsstandards, Richtlinien, gesetzlichen Auflagen und Rahmenbedingungen, sowie hinter zeitlichen Vorgaben und personeller Ausstattung. Die Gefahr von engen Strukturen besteht darin, dass Mitarbeiter*innen, diese gehorsam umsetzen und der Individualität der Patient*innen oder der Bewohner*innen wenig Gestaltungsmöglichkeiten bleiben.

Dass strukturelle Vorgaben als häufige Auslöser für alle Formen des Machtmissbrauchs und der Gewalt in der Pflege gesehen werden, zeigt auch eine Studie des Bundesministeriums für Arbeit, Soziales und Konsumentenschutz/Österreich (Hörl et al. 2009, S. 22): Hier werden die Häufigkeit der Art von Beschwerden und Klagen von Betroffenen aufgezeigt. Beschwerden über die Organisationsstruktur (z. B. Mehrbettzimmer, keine Privatsphäre, Personalmangel usw.) werden hier von 24,5 % als sehr oft und von 55,6 % der Befragten als manchmal bis selten angegeben. Es wird deutlich, dass weitaus am häufigsten Beschwerden über die Organisationsstruktur in den Heimen und Krankenhäusern bezüglich mangelnder Privatsphäre, Überbelegung, Personalmangel usw. an die Ein-

richtungen herangetragen werden. Rund ein Viertel der Befragten sieht sich „sehr oft" oder „oft" mit dieser Problematik konfrontiert.

> „Insgesamt werden Beschwerden solcher Art von 80 % der Expertinnen und Experten als existent genannt, wobei sie bei einem Viertel „sehr oft" oder „oft" vorkommen; unter diese Probleme fallen z. B. die mangelnde Versorgungsqualität aufgrund von Personalmangel, die mangelnde Privatsphäre bei der Unterbringung in Mehrbettzimmern, die unzureichende Ausbildung, insbesondere in Bezug auf den fachgerechten Umgang mit dementiell erkrankten Menschen, oder generell der bestehende Zeitmangel, der eine nähere Zuwendung zu den einzelnen Patient*innen bzw. Bewohner*innen verhindert." (Hörl et al. 2009, S. 43)

> „In der Einschätzung, dass dem Problemfeld der Gewalt an älteren Menschen bis jetzt zu wenig Aufmerksamkeit geschenkt wird, stimmen die befragten Expertinnen und Experten weitgehend überein. Besonders hohe Zustimmung finden die Aussagen, dass die Opfer mehr Hilfe als bisher erhalten müssten und dass diese Problematik einen höheren Stellenwert auch in der Aus- und Fortbildung psychosozialer und medizinischer Berufe einnehmen müsste. Diese Meinung wird auch in den zusätzlichen Anmerkungen wiederholt geäußert, wobei vor allem bei der Arbeit mit dementen Menschen größter Wert auf eine gute Ausbildung in den Pflegeberufen gelegt werden sollte." (Hörl et al. 2009, S. 45)

Die Strukturqualität soll für einen ordnungsgemäßen und reibungslosen Ablauf innerhalb der Organisation sorgen. Dies ist abhängig von externen und internen Faktoren, wie z. B. baulichen Ressourcen, Qualifikation der Mitarbeiter*innen und den zu Verfügung stehenden finanziellen Mitteln. Strukturqualität muss sich an messbaren Kriterien überprüfen lassen und so wurden diverse Standards, Richtlinien, Verfahrensanweisungen und Instrumente zur Überprüfung entwickelt und implementiert. Mittlerweile werden diese Kriterien zu Qualitätsmerkmalen der Einrichtungen bei internen und externen Kontrollen herangezogen.

Strukturen sind am schwierigsten änderbar. Die enorme Herausforderung, alle gesetzlichen Auflagen und die Ansprüche an ein zeitgemäßes Qualitätsmanagement zu erfüllen, ohne dass die Würde und Selbstbestimmung des Hilfs- und Pflegebedürftigen in der Flut von Papier untergeht, ist ein schwieriges Unterfangen.

Der Handlungsspielraum ist in den Bereichen der baulichen und räumlichen Strukturen bei bereits bestehenden Einrichtungen kaum änderbar.

Die Strukturqualität wird als zentrales Qualitätskriterium auch von Einrichtungsleitungen, Pflegedienstleitungen und Qualitätsbeauftragten gesehen. Und deren Kompetenz wird daran gemessen.

Darunter fallen beispielsweise (Korecic 2012):

- Pflegeleitbild,
- Pflegekonzeption nach einem bestimmten Pflegemodell,
- Organigramm der Altenpflegeeinrichtung,
- Stellenbeschreibungen,
- Qualitätsrichtlinien, Qualitätsstandards und diverse Checklisten,
- Pflegeprozessstandards, Verfahrensanweisungen und prospektiver Fortbildungsplan,
- Liste der erforderlichen Pflegehilfsmittel und technischen Hilfen,
- diverse Gesetze und Unfallverhütungsvorschriften,
- Hygiene- und Arbeitssicherheitspläne,
- Reinigungs- und Desinfektionspläne,
- Informationsmappe für neue Klient*innen,

- die Anzahl und Qualifikation der Pflegefachpersonen,
- die Qualifikation der Pflegedienstleitung,
- die Bestimmung von Hygienebeauftragten, Sicherheitsbeauftragten, Medizinproduktbeauftragten und Qualitätsbeauftragten,
- Informationsordner für neue Pflegemitarbeiter*innen usw.

All diese strukturellen Vorgaben sind in Form von Aufzeichnungen in so gut wie allen Einrichtungen des Gesundheitswesens vorhanden. Die Frage ist, ob damit Machtmissbrauch und Gewalt verhindert oder vermindert wird und werden kann.

Strukturqualität ermöglicht, nach wissenschaftlich anerkannten Methoden und rechtssicher einheitliche Qualitätskriterien in Einrichtungen des Gesundheitswesen umzusetzen. Die einheitlichen Strukturen ermöglichen, einen gewissen Standard in Pflegeeinrichtungen zu etablieren und diesen auch zu überprüfen. Und sie schützen Pflegebedürftige und Mitarbeiter*innen vor Machtmissbrauch und Gewalt.

Tab. 6.1 zeigt beispielhaft Instrumente der Strukturqualität im Zusammenhang mit Gewaltprävention auf.

Tab. 6.1 Instrumente der Strukturqualität

Strukturqualität	Nutzen für den Pflegebedürftigen	Nutzen für den Mitarbeiter
Pflegeleitbild	Legt Werte und Ziele fest, beinhaltet immer die Würde, Selbstbestimmung und Individualität des Einzelnen.	Bezieht Mitarbeiter*innen ein und ermöglicht eine ganzheitliche Pflege. Gibt Orientierung der Wertehaltung der Einrichtung.
Pflegekonzept/Pflegemodell/Pflegeprozess	Bildet den Rahmen einer zielorientierten und nachvollziehbaren Pflege, ist ganzheitlich und macht Individualität möglich.	Theoriegeleitetes Steuerungsinstrument zur Gewährleistung einer nachvollziehbaren Pflegekompetenz. Maßnahmen und Leistungen werden sichtbar.
Stellenbeschreibungen	Regeln Kompetenzen, Qualifikation und Verantwortungen. Geben Auskunft und Orientierung über Zuständigkeiten. Gewährleisten Qualifikationen und Kenntnisse von Mitarbeitern.	Regeln Rechte und Pflichten, Kompetenzen, Qualifikation und Ziele. Geben klaren Überblick über das Aufgabenfeld Kompetenzüberschneidungen und Delegationsverantwortung.

(Fortsetzung)

Tab. 6.1 (Fortsetzung)

Strukturqualität	Nutzen für den Pflegebedürftigen	Nutzen für den Mitarbeiter
Strukturelle Qualitätsstandards	Wissenschaftlich fundierte und anerkannte Standards bieten die Grundlage einer hohen Qualität. Sie sind erkennbar und überprüfbar und gesetzlich geregelt.	Bilden den Rahmen, in denen Pflege geleistet werden soll. Personal- und Raumausstattung, Zeit, Materialbedarf usw.
Hygiene und Arbeitssicherheitspläne, Reinigungs- und Desinfektionspläne	Schutz vor der Übertragung von Krankheits- und Krankenhauskeimen. Sicherstellung bzw. Prävention von zusätzlichen Schäden, Gewährleitung, dass Hygiene- und Desinfektionsmittel adäquat eingesetzt werden.	Eigen- und Fremdschutz.
Informationsbroschüren	Übersicht der Angebote und Leistungen, Entscheidungshilfe für die Wahl der Einrichtung.	Besonderheiten der Einrichtung sind definiert, Angebote und Leistungen beschrieben.
Informationsordner für neue Mitarbeiter*innen/ Einarbeitungspläne	Gewährleistung einheitlichen Wissens.	Informationsmöglichkeit außerhalb der Praxisanleitung, gezielte Einarbeitung, Anhaltspunkt über Wissensstand und Entwicklungspotenzial.
Fortbildungspläne	Pflege basiert auf neuesten wissenschaftlichen Erkenntnissen, fachliche und persönliche Kompetenzen fließen in den Pflegeprozess ein.	Fachliche und persönliche Entwicklungsmöglichkeiten.

Wenn strukturelle Vorgaben unter dem Gesichtspunkt der Gewaltprävention, der Patient*innen oder Bewohner*innen und Mitarbeiter*innen Sicherheit gesehen werden, und diese positiv und transparent dargestellt und im Alltag umgesetzt werden, bilden sie ein starkes Fundament gegen Machtmissbrauch und Gewalt. Es sind auch hier die Sichtweise, die innere Haltung und der Einsatz, die die Struktur belastend oder sicherheitsgebend betrachten lassen.

6.2　Die Verantwortung der Heim- und Pflegedienstleitung

Wie können Sie nun, unter all den gesetzlichen Auflagen und Qualitätskriterien und dem damit verbundenen administrativen Aufwand, eine machtkompetente und gewaltarme Pflege gewährleisten?

Strukturelle Qualitätsstandards geben allen Beteiligten Sicherheit in ihren Handlungen und sind mittlerweile unverzichtbar. Als Führungskraft kommt Ihnen eine gewaltige Aufgabe zu. Gewaltig deshalb, weil Sie täglich den Spagat zwischen Standards und Menschlichkeit vollbringen müssen. Und immer wieder werden Sie Prioritäten setzen müssen. Sie befinden sich stets zwischen den unterschiedlichen Erwartungen von Patient*innen oder Bewohner*innen, Mitarbeiter*innen, Ärzt*innen, Angehörigen, Trägern und Kontrollorganen. Und Sie werden es nie allen recht machen können. Umso notwendiger ist es, dass Sie sich persönlich über die Verantwortung Ihres Tuns und Ihrer Vorbildfunktion bewusst sind.

Unterschied zwischen Leitungsaufgaben und Führungsverantwortung

Wenn bisher immer von Führungskräften die Rede war, Ihre Funktionsbezeichnung aber in der Regel, dass Wort Leitung beinhaltet, müssen zuerst Ihre Rolle und der Aufgabenbereich hinterfragt werden.

Als Leitungs- oder Managementaufgaben werden jene Aufgaben verstanden, die angemessene Strukturen schaffen, damit Mitarbeiter*innen den Berufsanforderungen gerecht werden können. Leitungs- oder Managementtätigkeiten sind sachbezogen und von administrativen Tätigkeiten geprägt. Zum Unterschied sind Führungsaufgaben personenbezogen, beinhalten Motivation und den gezielten Einsatz von Stärken und Schwächen. Führung von Mitarbeiter*innen bedeutet, ein Klima des Vertrauens zu schaffen, beinhaltet die Führungskultur, die innere Haltung, Verlässlichkeit und Vorbildfunktion.

▶ Zur Prävention von Machtmissbrauch und Gewalt gilt es, beides im Gleichgewicht zu halten.

6.2.1 Problemfelder erkennen und reagieren – was tue ich, wenn?

Im Verantwortungsbereich von Führungskräften liegt vorrangig die Prävention von Machtmissbrauch und Gewalt, jedoch ist es unabdingbar, auch Gewaltpotenziale und Phänomene wahrzunehmen und zeitnah zu reagieren. Diese zu erkennen, ist nicht immer einfach, insbesondere wenn es sich um subtile psychische Phänomene, wie Abwertung, Vernachlässigung und Einschränkungen der Selbstbestimmung, handelt.

Hinweise auf ein erhöhtes Gewaltrisiko können sein:

- wenn Abhängigkeitsverhältnisse durch Immobilität oder kognitive Defizite bei Patient*innen oder Bewohner*innen bestehen,
- wenn psychische Erkrankungen vorliegen,
- wenn Überlastungen und Überforderungen an der Tagesordnung sind,
- persönliche Gewalterfahrung von Patient*innen oder Mitarbeiter*innen,
- ungelöste Konflikte, persönlich und teambezogen,
- enge Strukturen,
- wenn qualitätssichernde Instrumente – wie Pflegedokumentation, Besprechungen, Pflegevisiten – als Machtinstrumente benutzt werden,
- wenn Druck und Angst vor Kontrollen wie Heimaufsicht und MDK erzeugt wird.

Der Verdacht von Machtmissbrauch und Gewalt ist naheliegend, wenn

- die Sprache und Kommunikation wertend oder gar abwertend ist (Duzen, Schimpfwörter, Bevormundung …),
- bei Pflegehandlungen die Individualität und Selbstbestimmung nicht berücksichtigt wird,
- Patient*innen oder Bewohner*innen sich den Strukturen anpassen müssen – Essenzeiten, Körperpflege, Ruhezeiten usw.,
- auf Problemsituationen nicht reagiert wird (Unruhezustände, Angst, Gewichtsabnahme usw.),
- freiheitsbeschränkende Maßnahmen ohne Versuch von alternativen und gelinderen Mitteln durchgesetzt werden,
- grundpflegerische Maßnahmen als Maßstab für Leistung gesehen werden.

▶ Wenn Sie den Verdacht haben, dass es in Ihrer Einrichtung zu Machtmissbrauch oder Gewalt an Hilfs- und Pflegebedürftigen kommt, müssen Sie handeln!

Das Zentrum für Qualität in der Pflege (ZQP) beschreibt im Themenreport Gewaltprävention in der Pflege 2015 anschaulich die erforderlichen Maßnahmen (ZQP 2015, S. 52 ff.)

- „Suchen Sie das Gespräch mit den Betroffenen, mit Angehörigen, mit den Pflegepersonen.
- Information an den nächsten Vorgesetzen (→ Stations- oder Wohnbereichsleitung → Pflegedienstleitung → Einrichtungsleitung → Geschäftsleitung).
- Meldung an Heimaufsicht, MDK.
- Protokollieren Sie alle Gespräche.

Die Polizei ist einzuschalten, wenn

- offensichtliche körperliche Verletzungen (z. B. Quetschungen, Biss-, Kratz- oder Schnittwunden) erkennbar sind, die nicht durch Selbstverschulden entstanden sind,

- körperliche oder psychische Schäden aufgrund massiver Vernachlässigung erkennbar sind (z. B. hygienische Verwahrlosung, Unterernährung oder seelische Verstörtheit),
- Hinweise auf Erpressung der pflegebedürften Person vorliegen, eingeschüchtertes und verängstigtes Verhalten der pflegebedürftigen Person beobachtet wird,
- bei wiederkehrend problematischem Verhalten in Pflegesituationen trotz professioneller Beratung durch den Pflegedienst und vorgeschlagener beziehungsweise veranlasster Entlastungsangebote keine angemessene Verbesserung erreicht wurde,
- offensichtliche Hinweise auf Medikamentenmissbrauch vorliegen, der auch nach Rücksprache mit den Verantwortlichen nicht eingestellt wird.

Zudem ist es wichtig, die Folgen einer Gewalttat, zum Beispiel Kratzer oder Blutergüsse, gerichtsfest zu dokumentieren. Dies kann später entscheidend zur Aufklärung und Ahndung von Gewalthandlungen beitragen. Für diese ärztliche Untersuchung und Dokumentation kann zum Beispiel die Hausärztin oder der Hausarzt konsultiert werden."

▶ Bei einem entsprechenden Verdacht oder einer Beschwerde suchen Sie immer das Gespräch mit allen Beteiligten. Protokollieren Sie alle Gespräche wertfrei und sachlich. Leiten Sie Verdachtsmomente umgehend an den nächsten Vorgesetzten weiter.

6.2.2 Die Verantwortung der wertfreien Aufklärung

Eine sachliche und wertfreie Aufklärung von Beschwerden und Anschuldigungen hat höchste Priorität. Nicht immer sind Pflegepersonen Täter, sondern manchmal auch Opfer von falschen Anschuldigungen. Daher führen Sie Gespräche zur Aufklärung in alle Richtungen, zum Schutz der Pflegebedürftigen und zum Schutz der Mitarbeiter*innen. Im folgendem Bespiel wird die Verantwortung der wertfreien und vorurteilsfreien Aufklärung deutlich.

Beispiel

Frau Nemeth lebt seit einem Jahr in einem Pflegezentrum. Sie beteiligt sich am Alltagsgeschehen, nimmt an Aktivitäten teil. Zu den Pflegepersonen hat sie guten Kontakt, kennt alle beim Namen und sucht von sich aus den Kontakt. Ihre Tochter kommt regelmäßig, zweimal in der Woche. Frau Nemeth beklagt sich fast täglich, dass ihr Bruder sich nicht um sie kümmert und nie zu Besuch kommt. In den letzten Tagen fällt auf, dass sie sich über Pfleger Peter negativ äußert: „Jetzt ist der schon wieder da" oder: „Den Peter brauch ich nicht" und ähnliches. Eine Woche später wird ein Gespräch von Frau Nemeth mit einer Besucherin im Aufenthaltsbereich mitgehört. Dieser erzählt sie von einem Vorfall mit Pfleger Peter. Er hätte ihr ein Bein gestellt und sie sei gestürzt, dann hätte er sie am Boden liegend noch mit den Füßen getreten. Am nächsten Tag berichtet die Wohnbereichsleitung umgehend der Pflegedienstleitung von dem Vorfall. Anzeichen von Verletzungen wie Hämatomen sind bei Frau Nemeth nicht sichtbar.

Die Pflegedienstleitung führt zeitnah Gespräche mit Frau Nemeth und anschließend mit Pfleger Peter.

Im Gespräch mit Frau Nemeth erzählt ihr diese den Vorfall mit Pfleger Peter, sie wirkt sehr aufgeregt und gibt an, diesen Peter noch nie gemocht zu haben.

Pfleger Peter wiederum zeigt sich verwundert, kann sich keine der Anschuldigungen erklären, gibt aber an, dass sich Frau Nemeth in der letzten Zeit ihm gegenüber sehr distanziert und unfreundlich verhält.

Die Pflegedienstleitung bittet die Tochter von Frau Nemeth ebenfalls um ein Gespräch. Diese zeigt sich nicht verwundert über das Verhalten und die Anschuldigungen ihrer Mutter. Sie berichtet, dass sie dieses Verhalten kennt. Frau Nemeth habe schon ihren Bruder und auch ihren Mann des Diebstahls und der Misshandlung beschuldigt. Wenn es dann aber um die Einleitung von rechtlichen Schritten ging, zog sie ihre Anschuldigungen immer zurück.

Die Pflegedienstleitung vereinbart danach ein Gespräch mit Frau Nemeth und ihrer Tochter sowie Pfleger Peter. Sie vermittelt Frau Nemeth, dass sie solchen Anschuldigungen gegenüber Mitarbeiter*innen nachgehen muss und den Vorfall an die Polizei und die Heimaufsicht weiterleiten muss. Frau Nemeth lehnt eine Anzeige kategorisch und nachhaltig ab.

Zum Schutz von Frau Nemeth und Pfleger Peter werden regelmäßige Gespräche zwischen Pflegedienstleitung und Frau Nemeth vereinbart. Pfleger Peter wird zukünftig, wenn irgend möglich, die Pflege von Frau Nemeth an eine weibliche Pflegeperson übertragen. Die Gesprächsprotokolle ergingen zur Information an die Heimaufsicht. ◄

Es kommt immer wieder vor, dass Patient*innen oder Bewohner*innen behaupten, dass Pflegepersonen ihnen Gewalt angetan haben. Hier bedarf es einer restlosen und wertfreien Aufklärung.

▶ Scheuen Sie sich nicht, derartige Vorkommnisse weiterzuleiten. Der sachliche und transparente Umgang mit Machtmissbrauch und Gewaltphänomenen ist Führungsaufgabe. Die Devise muss „Hinsehen statt Wegsehen" sein.

6.2.3 Verantwortung der Reflexion

Da in der Prävention von Machtmissbrauch und Gewalt auf allen Ebenen Reflexionsfähigkeit gefordert ist, bedarf es dieser bei Führungskräften ganz besonders. Reflexionsfähigkeit kann auch als eine der Schlüsselkompetenzen in der Mitarbeiter*innen Führung bezeichnet werden. Als Führungskraft sind Sie Wegweiser und Gestalter, Tempo- und Stimmungsmacher, Vorbild und Orientierung. Reflektiert zu sein, bedeutet, seine Handlungen zu hinterfragen und dadurch Möglichkeiten für neue Handlungsfelder zu schaffen. Als verantwortungsvolle Führungsperson müssen Sie nicht nur Ihr eigenes Verhalten, sondern auch regelmäßig die kulturellen und strukturellen Gegebenheiten innerhalb der Einrichtung evaluieren. Da die Anforderungen an

Sie immer größer werden, muss Ihre physische und psychische Gesundheit oberste Priorität haben. Ihre Ausgeglichenheit und Ihr inneres Gleichgewicht übertragen sich auch auf die Mitarbeiter*innen.

Die folgenden Fragen sollen eine Hilfestellung zur persönlichen und organisatorischen Reflexion bieten:

- Gibt es Spannungsfelder zwischen den Unternehmenszielen und deren Umsetzung?
- Gibt es Spannungsfelder und Konflikte in den Teams?
- Für welche Werte stehen Sie?
- Setzen Sie Vorgaben mit Druck um?
- Setzen Sie den Dienstplan als Machtinstrument ein?
- Kennen Sie alle Mitarbeiter*innen oder zumindest die Abteilungsleiter*innen und deren Stellvertreter (abhängig von der Größe der Einrichtung)?
- Stehen Struktur und Prozesse, oder der Mensch und das Ergebnis im Mittelpunkt?
- Wie hoch sind die Fluktuation und die Krankenstandstage der Mitarbeiter*innen?
- Wird in Ihrer Einrichtung gelacht?
- Sehen Sie gute Überprüfungsergebnisse als Qualitätskriterium?
- Wann haben Sie als Führungskraft Erfolg, wann nicht?
- Woran messen Sie Ihre Kompetenzen?
- Was belastet Sie?
- Wie würden Sie die Kommunikationskultur in Ihrer Einrichtung beschreiben?
- Wird über das Thema Macht und Gewalt in Ihrer Einrichtung gesprochen oder gibt es sogar präventive Konzepte?

Viele Fragen und viele Antwortmöglichkeiten. Reflexion bedeutet aber nicht nur, Fragen zu beantworten, sondern vielmehr Schlüsse daraus zu ziehen und daraus Handlungsalternativen abzuleiten sowie diese zu bewerten und aus den gewonnenen Erkenntnissen Veränderungen einzuleiten. Reflexionsfähigkeit bedeutet, sich mit seinen Stärken und Schwächen auseinanderzusetzen.

Die Bereitschaft zur Reflexion der eigenen Handlungen und Motive wird automatisch zu mehr Menschlichkeit führen. Sie werden authentisch und können zukünftig transparente Strategien zur Gewaltprävention entwickeln. Sie werden Ihre Macht als Führungsperson kompetent im Sinne der Menschenwürde nutzen und so einen großen Beitrag zur Gewaltprävention leisten.

▶ Besonders wenn Sie in letzter Zeit öfter das Gefühl hatten, dass die Anforderungen von außen und von oben nicht mehr mit Ihren Werten übereinstimmen, ist es höchste Zeit für Reflexion, ob Sie dies nun selbst oder mittels eines/r externen Coachs*in oder Berater*in tun! Denn wenn die oberste Priorität Ihres Handelns im Berufsalltag nicht mehr der Mensch – gleich ob Patient*in, Bewohner*in oder Mitarbeiter*in – hat, sind Tür und Tor für Machtmissbrauch und Gewalt in alle Richtungen geöffnet. Seien Sie achtsam mit Ihren Ressourcen – bleiben Sie authentisch und menschlich.

6.2.4 Menschenwürde als oberstes Gebot

„Die Würde des Menschen ist unantastbar" – dies gilt nicht nur für den Staat, sondern für jede Person. Gerade im Zusammenhang mit Machtmissbrauch und Gewalt kommt der ethischen Auseinandersetzung eine besondere Bedeutung zu. Wenn es schon ganz zuerst in unserer Verfassung steht, dann sollten wir im Umgang mit allen Menschen die Wahrung der Würde ebenfalls an oberste Stelle unseres Handels und unserer Argumentation stellen. Als Führungskraft und Qualitätsverantwortliche müssen Sie alle Strukturen und Prozesse hinsichtlich der Wahrung der individuellen Würde ausrichten und überprüfen.

▶ Die Würde zu wahren, ist der Auftrag, Verletzungen aller Art zu vermeiden.

Tipp
- Werden Sie nicht müde, die Würde des Menschen immer an erste Stelle Ihrer Handlungen zu setzen.
- Argumentieren Sie mit der gültigen Pflegecharta Ihres Landes.
- Ermöglichen Sie Strukturen zur Gestaltung eines individuellen Pflegeprozesses (Selbstbestimmung, Freiheit, Autonomie, Respekt und Achtung).
- Evaluieren Sie alle Strukturen und Prozesse hinsichtlich ethischer Fragen.

Die ethischen Anforderungen und Ansprüche an Führungspersonen sind hoch. Allerdings ermöglichen diese auch, ein breites Spektrum an Handlungskompetenzen zu entwickeln. Dort, wo sich Menschen ernst und aufgenommen fühlen, kann die Gefahr von Gewalt in allen Formen vermindert werden (Abb. 6.1).

Die in Abb. 6.1 erwähnten ethischen Schlüsselkompetenzen sollen Ihnen einen Überblick über Ihre Kompetenzen vermitteln. Die Verantwortungsbereiche verdeutlichen den ethischen Einfluss und persönlichen Verantwortungsbereich von Führungspersonen – sozusagen die Gestaltungsmacht im Sinne der Menschenwürde.

6.2.5 Organisationsethik

Nachdem im Gesundheitswesen und im Pflegebereich immer häufiger die Frage nach richtigem oder falschem Handeln gestellt wird, gewinnt der Bereich der Ethik einen immer höheren Stellenwert. Aus Sicht der Führungskräfte ist die Organisationethik neben den persönlichen Schlüsselkompetenzen ein wesentlicher Faktor für die Pflegequalität innerhalb der Einrichtung.

Im Zusammenhang mit der Prävention von Machtmissbrauch und Gewalt ist die Ethik der Spiegel der gelebten Werte innerhalb der Einrichtung.

Abb. 6.1 Ethische
Schlüsselkompetenzen
von Führungskräften zur
Gewaltprävention

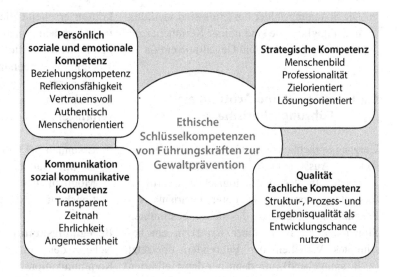

Abb. 6.2 Prinzipien der
Ethik

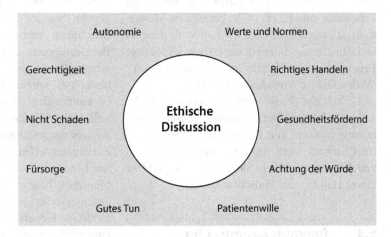

Begriffsdefinition

Ethik wird auch als „Wissenschaft des moralischen Handelns" bezeichnet (Pieper 2007,
S. 17).

> „Organisationsethik gilt nicht als eigene Ethik,
> sondern sie beschäftigt sich damit, wie Moralvor-
> stellungen in Organisationen umgesetzt werden
> können." (Hiemetzberger 2016, S. 114)

Immer dann, wenn es um individuelle Wünsche abseits von Standards geht, werden ethische
Diskussionen geführt. Ethische Diskussionen
sind der Ort und der Anlass, um Reflexion und
Sensibilisierung im Pflegealltag stattfinden zu
lassen. Sie helfen, ethischen Konflikten
vorzubeugen.

Um ethische Diskussionen professionell gestalten zu können, müssen die Prinzipien der
Ethik beachtet werden (Abb. 6.2).

Um diese wertvollen Diskussionen gegen
Macht, Zwang und Gewalthandlungen zu nutzen,
muss diesen eine Struktur gegeben werden, ob
dies nun Ethikforen zur Auseinandersetzung mit
ethischen Fragen, ein Komitee zur ethischen Sensibilisierung oder ein/e Hausethiker*in als Ansprechperson ist. Die Möglichkeiten sind vielfältig und müssen sich in die jeweilige Organisa-
tionkultur einfügen.

Die Hauptaufgabe besteht bei allen genannten
Möglichkeiten in der Sensibilisierung und gewaltpräventiven Auseinandersetzung rund um
den pflegebedürftigen Menschen.

▶ Die Spannungsfelder der Ethik sind vielfältig und alltäglich. Sie sind immer Kernthema zur Machtmissbrauchs- und Gewaltprävention.

6.2.6 Respekt und Achtung als Führungscharisma

Umgangssprachlich wird Charisma als eine besondere Ausstrahlkraft eines Menschen bezeichnet. „In der psychologischen Führungsforschung versteht man unter Charisma ein Persönlichkeitsmerkmal, das sich in bestimmten Situationen (z. B. in einer Krise) in ein bestimmtes Verhalten der Führenden übersetzt (z. B. sinngebend), um dann bei den Geführten über den Prozess der Identifikation mit dem/r Führenden zum Effekt (z. B. gesteigerte Motivation) zu führen. Charisma wird nicht als dauernd und situationsunabhängig angesehen, wie andere Persönlichkeitsmerkmale (z. B. Intelligenz)." (Maier, Gabler Wirtschaftslexikon)

Ob nun das gewisse Etwas angeboren ist oder nicht, als Führungsperson sollte sich Ihre Wertehaltung in Form von Respekt und Achtung, als Ihr Charisma, zum Ausdruck bringen. Respekt und Achtung vermitteln Sie am besten durch Ihre innere Haltung und Vorbildfunktion.

6.3 Kommunikations- und Begegnungskultur im Alltag

Alles wirkliche Leben ist Begegnung. (Martin Buber)

Die Kommunikationsfähigkeit ist wohl das wesentlichste Werkzeug und Hauptinstrument für Führungskräfte. Mit einer positiven, klaren, transparenten und wertschätzenden Kommunikation können Sie alle Steuerungsprozesse positiv beeinflussen. Im Bereich der Pflege benötigt es Regeln, wie, was und wann kommuniziert wird. Besprechungsstrukturen und Rituale bieten die Möglichkeit, Probleme und Konflikte zeitnah zu erkennen und lösungsorientierte Prozesse einzuleiten. Im Bereich von Führungskräften erscheint die Liste der Besprechungen und Gespräche unendlich. Und manchmal meinen Führungskräften, nichts Anderes zu tun, als von einer Besprechung in die nächste zu hetzen. Es ist anzunehmen, dass Führungskräfte 80 % ihrer Zeit mit Gesprächen und Besprechungen verbringen.

▶ Erkennen Sie Gespräche und Besprechungen als Ihre Hauptaufgabe an und nutzen Sie die Möglichkeiten einer positiven Kommunikationskultur und Struktur.

Begegnungskultur – der erste Eindruck
Neben den im Tagesablauf vorgegebenen Kommunikationsritualen, wie der Dienstübergabe, Jour fix, Kick-off oder Ähnlichem, begegnen Sie im Alltag vielen Menschen: Patient*innen und deren Angehörigen, anderen Berufsgruppen und natürlich den Mitarbeiter*innen Ihres Teams. Der erste Eindruck hinterlässt immer Spuren, ob positiv, negativ oder ambivalent. Der erste Eindruck nimmt daher auch immer Einfluss auf den weiteren Verlauf der Beziehungsgestaltung. Als Begegnung wird ein Zusammentreffen bezeichnet. Die Macht des ersten Eindrucks sollte Ihnen stets bewusst sein. Menschen beurteilen binnen weniger Sekunden und es gibt keine zweite Chance für den ersten Eindruck. Gerade für die Vertrauensbildung von Patient*innen und Bewohner*innen spielt der erste Eindruck eine große Rolle. Wenn es Führungskräfte aller Ebenen im Erstkontakt schaffen, einen vertrauensvollen, professionellen Eindruck zu hinterlassen, nimmt das Patient*innen, Bewohner*innen, Angehörigen oder neuen Mitarbeiter*innen schon einen Teil der Unsicherheit und auch Angst.

„Aus wissenschaftlicher Sicht beurteilen wir binnen weniger Sekunden unser Gegenüber. Dabei spielen die Körperhaltung, die Stimme, die Mimik, die Gestik, der Blickkontakt eine wesentliche Rolle. Dem Inhalt wird nur 7 % der Bedeutung zugesprochen." (www.ankewillberg.de)

Anke Willberg gibt unter anderem folgende Tipps für den ersten Eindruck:

- „Informieren Sie sich über Ihr Gegenüber. Was ist ihm/ihr wichtig, welche Erwartung hat er/sie?
- Schauen Sie Ihrem Gegenüber bei der Begrüßung in die Augen, schenken Sie ihm ein Lächeln und achten Sie darauf, dass Ihr Händedruck nicht zu lasch und nicht zu fest ist.
- Zeigen Sie den Kund*innen, dass Ihnen Ihre Arbeit Spaß macht! Positive Ausstrahlung und Energie wirkt sich auch positiv auf Ihr Gegenüber aus!
- Auch der letzte Eindruck zählt! Genauso wichtig wie der erste Eindruck ist auch der letzte Eindruck. Dieser geschieht meistens bei der Verabschiedung. Also auch hier gilt: Beim Verabschieden lächeln, in die Augen gucken und sich Zeit nehmen für die Verabschiedung."

(www.ankewillberg.de)

So maßgeblich der erste Eindruck ist, so maßgeblich sind die alltäglichen Kommunikationsfähigkeiten der Führungsebene. Letztendlich ist das „zentrale Werkzeug die Kommunikation: Sprechen, Diskutieren, Aushandeln, Konfrontieren, Rückmelden, Kritisieren, Erläutern, Erklären" (Kimming-Pfeffer 2016, S. 5).

All das muss erlernt, trainiert und reflektiert werden.

Um den wesentlichen Aspekt der Gewaltprävention innerhalb der Kommunikationsstrukturen zu verdeutlichen, werden nun die in der Praxis etablierten Kommunikations- bzw. Gesprächskulturen aufgezeigt.

Tipps für das Aufnahmegespräch
- Nehmen Sie sich Zeit.
- Wählen Sie einen ruhigen, gemütlichen Raum aus.
- Bieten Sie Getränke an.
- Vermeiden Sie Unterbrechungen und Störungen – z. B. Telefongespräche.
- Gehen Sie auf Erwartungen ein, definieren Sie klar und transparent die Möglichkeiten und auch Grenzen der Pflege und Betreuung.
- Schaffen Sie eine vertrauensvolle Atmosphäre.
- Geben Sie wichtige Informationen, Vorlieben, Bedürfnisse an die Wohnbereichsleitung weiter.
- Benennen Sie eine/n Ansprechpartner*in und stellen Sie diese vor.

Im Rahmen der Qualitätssicherung stehen Ihnen als Führungsperson unterschiedliche Gesprächs- und Besprechungsmöglichkeiten mit Mitarbeiter*innen zur Verfügung. Der folgende Abschnitt soll diese aus der Sicht des Machtmissbrauchs- und Gewaltprävention aufzeigen.

6.3.1 Das Aufnahmegespräch

Als Einrichtungs- oder Pflegedienstleitung werden Sie in der Regel die erste Ansprechpartner*in für Bewohner*innen vor einem Heimeinzug sein. Hier zeigt sich sehr schnell, ob sich der/die Pflegebedürftige oder auch der/die Angehörige für oder gegen den Einzug in Ihre Einrichtung entscheiden wird. Das erste Gespräch, der erste Kontakt, ist maßgeblich für den weiteren Verlauf. Für die meisten Menschen ist der Einzug in eine Pflegeeinrichtung eine schwere und belastende Entscheidung. Es erfordert viel Einfühlungsvermögen und auch Ehrlichkeit von Seiten der Führungskraft.

6.3.2 Kritik- und Konfliktgespräche

Kaum eine Führungsperson hat gelernt, angemessen zu kritisieren, und viele scheuen sich, Kritik an Mitarbeiter*innen zu üben. Im Gegenzug gestaltet sich das Aussprechen einer Anerkennung oder eines Lobes ebenso schwer. Die Angst vor einer unangenehmen Reaktion seines Gegenübers oder auch, sich durch die Kritik unbeliebt zu machen, lässt viele zögern. Immer wieder ist zu lesen, dass Kritikgespräche auch Fördergespräche sind. In Bezug auf Machtmissbrauch und Gewaltprävention sind sie nochmals schwieriger zu führen, gerade wenn es nicht um einen Sachverhalt, sondern um ein unangemessenes Verhalten geht. Hier bedarf es vorab besonderer Überlegungen.

Beispiel

Der examinierte Krankenpfleger Daniel arbeitet seit einem halben Jahr auf einer urologischen Abteilung. Seit einer Woche äußert er sich über Patient*innen immer wieder abwertend. Bei den Dienstübergaben meint er beispielsweise: „Frau Norberth ist so ungepflegt, es ekelt mich." „Herr Sorich ist so faul, am liebsten würde ich ihm in den Hintern treten." Eine Angehörigenbeschwerde über die Aussagen von Pfleger Daniel gab es ebenfalls schon. Kolleg*innen beklagen sich zunehmend, dass er schlampig arbeitet und vorgesehene Verbandwechsel nicht durchführt. ◄

Die Aussagen und das Verhalten des Pflegers erfordern ein rasches Eingreifen von Seiten der Führungskraft. Es duldet keinen Aufschub, da eindeutig Gewaltpotenziale in der Sprache, aber auch in Form von Vernachlässigung durch den nicht durchgeführten Verbandwechsel vorhanden sind. Da Sie hier zeitnah reagieren müssen, sollten Sie mit den Grundlagen des Kritikgesprächs vertraut sein.

Das Kritikgespräch

Kaum eine Führungskraft führt gerne Kritikgespräche. Oftmals wird viel zu lange abgewartet. Dann liegt Unzufriedenheit in der Luft, die wiederum für alle Beteiligten subtil zu spüren ist und sich negativ auf die Beziehungsgestaltung in und um das Team herum überträgt.

Konstruktiv und professionell geführte Kritikgespräche machen nicht nur das Entwicklungspotenzial einzelner Mitarbeiter*innen sichtbar, sie beeinflussen auch die Machtkompetenz der Führungskräfte positiv. Sie geben Orientierung hinsichtlich der Erwartungen und der erforderlichen Entwicklungs- und Unterstützungsmaßnahmen.

Als Führungskraft müssen Sie in oben beschriebenem Beispiel zeitnah reagieren. Allerdings erfordert ein Kritikgespräch auch einer Vorbereitung.

Tipps zur Vorbereitung eines Kritikgesprächs

- Bereiten Sie sich auf das Thema bzw. die Kritikpunkte vor und beziehen Sie mögliche Reaktionen des/r Mitarbeiter*in mit ein.
- Nehmen Sie sich Zeit und sorgen für einen ungestörten Ablauf.
- Informieren Sie den/die Mitarbeiter*in über das geplante Gespräch – zeitnah. Langes Warten erzeugt Unsicherheit und Angst.
- Sorgen Sie für eine angenehme Atmosphäre – z. B. Getränke.
- Beginnen Sie das Gespräch positiv.
- Sprechen Sie die Kritikpunkte sachlich und ausschließlich aus Ihren Wahrnehmungen heraus an (z. B. „... in den letzten Tagen sind mir folgende Aussagen von Ihnen aufgefallen: ..." – „Wie kam es dazu?").
- Bleiben Sie ruhig und sachlich, sensibilisieren Sie das Thema „psychische Gewalt, Bloßstellen und Abwerten", erläutern Sie die Auswirkungen des Verhaltens.
- Hören Sie aufmerksam zu und erläutern Sie klar Ihre Vorstellungen.
- Treffen Sie konkrete Vereinbarungen mit dem/der Mitarbeiter*in

▶ Konstruktive Kritik bringt Förderungs- und Entwicklungschancen.

Zur Prävention von Machtmissbrauch und Gewalt in der Kommunikation beachten und vermeiden Sie Folgendes:

- Kritisieren Sie niemals vor anderen.
- Achten Sie auf Ihren Tonfall, schreien Sie niemals.
- Werden Sie nicht persönlich.
- Führen Sie Kritikgespräche zeitnah, warten Sie nicht so lange, bis auf beiden Seiten Frustration entsteht.

- Keine Generalverurteilungen: „Das machen Sie immer (oder nie) so …"
- Bleiben Sie sachlich, objektiv und ruhig
- Lassen Sie es nicht zu, dass andere Mitarbeiter*innen zum Thema werden. Es geht ausschließlich um den/die Gesprächspartner*in!
- Verdeutlichen Sie die Vertraulichkeit des Gesprächs.
- Vermitteln Sie Ihre Wertehaltung und Erwartungen.
- Treffen Sie gemeinsam transparente und überprüfbare Vereinbarungen.
- Achten Sie darauf, dass eine weitere Zusammenarbeit möglich ist.
- Vereinbaren Sie ein Feedbackgespräch.
- Protokollieren Sie das Gespräch
- und überlegen Sie sich auch, welche Maßnahmen Sie ergreifen, wenn das Gespräch eskaliert.

► Konstruktive geführte Kritikgespräche sind Gewaltprävention.

Das Konfliktgespräch
Während ein Kritikgespräch meist nur eine Person oder eine konkrete Situation betrifft, sind von Konfliktgesprächen immer mehrere Personen betroffen oder beteiligt.

> „Als Ursache für Konflikte steht typischerweise eine unzureichende Kommunikation an allererster Stelle. Weitere häufige Ursachen sind zudem gegenseitige Abhängigkeit, das Gefühl, ungerecht behandelt zu werden, unzureichende Kritik- und Feedbackkultur sowie Kämpfe um Macht und Einfluss." (Glasl 2002, S. 18)

Im Pflegebereich ist das Konfliktpotenzial sicherlich durch diverse Abhängigkeitsverhältnisse erhöht. Ob nun Patient*innen, Bewohner*innen, Angehörige oder Mitarbeiter*innen an Konflikten beteiligt sind: Sie müssen gelöst werden.

> „Bei ungelösten und verdeckten Konflikten ist Machtmissbrauch und Gewalt vorprogrammiert. Denn aufgestaute und subtil ausgetragene innere und äußere Konflikte belasten. Und die Last muss irgendwie abgeladen werden. Sie sind oftmals der Ursprung für Machtmissbrauch und Gewalt in alle Richtungen. Das Erlernen, Imple-

mentieren und Üben eines Konfliktmanagements ist daher unerlässlich." (Loffing und Loffing 2014, S. 30)

Die Grundregeln für konfliktbehaftete Gespräche beschreibt Christian Loffing in seinem Buch „Konfliktgespräche in der Pflege" (2014) anschaulich. Seine Regeln geben einen praxistauglichen und motivierenden Überblick zur Gestaltung von Konfliktgesprächen. Immer dann, wenn emotionale und belastende Themen angesprochen werden müssen, benötigt es ein professionelles Vorgehen. Die Beachtung der nachfolgenden Grundregeln gewährleistet eine wertschätzende Gesprächsführung:

1. Klarheit im Ziel:
   - Vorbereitung von Zeit und Raum
   - Entscheidung für eine Vorgehensweise
   - Gemeinsame Zieldefinition
2. Vertraulichkeit:
   - Alles Gesagte bleibt unter den Beteiligten.
3. Tatsachen im Fokus:
   - Gespräch über die konkreten Fakten
   - Keine Vermutungen
   - Keine Unterstellungen
   - Keine Interpretationen
4. Aktiv Zuhören:
   - Jeder hat ausreichend Zeit für seine Stellungnahme.
   - Die anderen lassen den Sprechenden ausreden.
   - Es werden nur sachliche Nachfragen gestellt.
5. Auf den Gesprächspartner einlassen:
   - Wertschätzung und Respekt des Gegenübers
   - Versuch eines Perspektivenwechsels (Versuch, die Sichtweise nachzuvollziehen)
6. Kreativ nach Lösungen suchen:
   - Alles ist möglich.
   - Gemeinsames Ziel im Fokus. (Loffing und Loffing 2014, S. 30)

Ein umfassendes Konfliktmanagement beinhaltet unter anderem auch die Konfliktanalyse, die Konfliktarten und deren Lösungsmöglichkeiten. Das Wissen rundum Konflikte befähigt

Führungskräfte, machtvoll mit sich und anderen umzugehen. Es ermöglicht tragfähige und vertrauensvolle Beziehungen fernab von persönlichem Machtmissbrauch und Gewalt.

▶ Die Schulung und Implementierung eines Konfliktmanagements wirkt gewaltpräventiv.

6.3.3 Das Mitarbeiter*innen- und Personalentwicklungs- gespräch – gewaltpräventive Zielvereinbarungen

In den letzten Jahren hat sich das jährliche Mitarbeiter*innen Gespräch, auch Personalentwicklungsgespräch genannt, in den Pflegeeinrichtungen etabliert. Es wird mittlerweile auch im Gesundheitswesen als zentrales Führungsinstrument gesehen und genutzt. Im Mitarbeiter*innen Gespräch können die innere Haltung, das Menschenbild sowie auch Unter- und Überforderungen und der jeweilige Entwicklungsbedarf des Einzelnen erkannt und im Sinne der Gewaltprävention eingesetzt werden.

> „Ein Jahresgespräch ist ein regelmäßiges, mindestens einmal im Jahr wiederkehrendes, geplantes Gespräch zwischen Vorgesetztem und Mitarbeiter*in zu einem festgelegten Themenspektrum, auf das sich beide Seiten vorbereiten können. Das jährliche Mitarbeiter*innen Gespräch benötigt keinen Anlass. Es sollte eine Auszeit aus dem Arbeitsalltag sein und Auskunft über die Arbeitsleistung, die Zusammenarbeit und die beruflichen Ziele der Mitarbeiter*innen geben." (Schambosrtski 2006, S. 64)

Häufig implementiert das jährliche Mitarbeiter*innen- oder Personalentwicklungsgespräch auch eine Mitarbeiter*innen Beurteilung.

Die Mitarbeiter*innen Beurteilung hat verschiedene Ziele und Aufgaben (Nieder und Michalk 2009, S. 224):

- Verbesserung der Mitarbeiter*innen Führung
- Optimierung des Personaleinsatzes
- Basis für anforderungs- und leistungsgerechte Entlohnung
- Basis für Personalentwicklungsentscheidungen

- Basis für Personalplanung/Personaleinsatz
- Überprüfung personeller Maßnahmen
- Intensivierung von Kommunikation
- Motivation der Mitarbeiter*innen
- Objektivierung der Personalarbeit
- Zeugniserstellung
- Erfolgskontrolle

Bei dem jährlichen Mitarbeiter*innen Gespräch mit oder ohne Beurteilungssystem handelt es sich immer um ein strukturiertes Gespräch. Es ist geplant und beide Seiten können sich darauf vorbereiten. Es besteht aus vorgegebenen Bereichen und soll den Mitarbeiter*innen Entwicklungspotenziale aufzeigen. Hinsichtlich der Machtmissbrauch- und Gewaltprävention bietet es zahlreiche Möglichkeiten. Das Mitarbeiter*innen Gespräch bildet die Möglichkeit der Reflexion in allen Bereichen. Führungskraft und Mitarbeiter*innen lernen sich besser kennen und dies führt wieder zu einer Orientierung und zu einer vertrauensvollen Atmosphäre.

Die vorgesehenen Zielvereinbarungen geben die Möglichkeit, schwerpunktmäßig Ziele innerhalb der Einrichtung, des Teams oder des/der Einzelnen zu vereinbaren. Dies können quantitative Ziele, also Leistungsziele, sein, die sich auf das Arbeitsergebnis beziehen, wie Pflegedokumentation, Wundversorgung, Hygiene, Arbeitsabläufe etc., oder aber qualitative Ziele, welche als Verhaltensziele und Verhaltensänderungen entwickelt werden (Griess et al. 2000, S. 110).

> **Tipp**
> Setzen Sie als Führungskraft jährliche Schwerpunkte für die Mitarbeiter*innen Gespräche und informieren Sie die Mitarbeiter*innen in einer Teambesprechung vorab darüber.

6.3.4 Teambesprechungen als Sensibilisierungsmöglichkeit

Meist finden Team- oder auch Stationsbesprechungen einmal monatlich statt. Anfallende Probleme, Urlaubsplanungen, Fortbildungen etc. werden besprochen. Mitarbeiter*innen sollen auf einen gemeinsamen Wissensstand gebracht werden und die Möglichkeit erhalten, aktuelle Themen in der Gruppe zu besprechen. Teambesprechungen sind ein wertvolles Instrument, um einheitliche Informationen weiterzugeben, Stimmungen wahrzunehmen, aktuelle Probleme gemeinsam zu lösen usw.

Phillip Klocke und Markus Classe (2010, S. 3) geben in der Pflegezeitschrift folgende Tipps für Stationsbesprechungen:

- Regelmäßig und maximal 45 min lang.
- Visualisieren statt protokollieren.
- Lassen Sie das Team Regeln aufstellen.
- Normalerweise kommen unkomplizierte Themen immer zuerst.
- Führen Sie eine „Informationspatenschaft" für fehlende Mitarbeiter*innen ein.
- Binden Sie neue Mitarbeiter*innen aktiv in die Stationsbesprechung ein.
- Persönliche Konflikte werden besser nicht im Team, sondern mit den konkret Beteiligten geklärt.
- Fragen statt Vorgeben – so steigern Sie die Motivation der Mitarbeiter*innen für schwierige Arbeitsaufträge.

Teamgespräche – Sensibilisierung zum Thema Machtmissbrauch- und Gewaltprävention

Als Führungskraft sollten Sie sich an das Thema Machtmissbrauchs- und Gewaltprävention auf Ihrer Abteilung nur in stabilen Teams herantrauen. Bei schwelenden Konflikten kann das Thema leicht zur Eskalation der aufgestauten Konflikte führen. Und dann werden Sie diese alleine nur schwer bewältigen können. Es ist daher unbedingt notwendig, vorerst die Spannungen innerhalb der Gruppe abzubauen. Auch bei stabilen und reflexionsbereiten Teams benötigen Sie eine hohe Akzeptanz und Kommunikationskompetenz. Machtmissbrauchs- und Gewaltphänomene sind ein sehr sensibles Thema und es bedarf bei einer internen Auseinandersetzung eine Menge Feingefühl und Aufmerksamkeit der Führungskräfte. Sehr leicht fühlen sich sonst Mitarbeiter*innen angegriffen, boykottieren, ig-

norieren oder resignieren. Bevor Sie das Thema Gewalt im Team behandeln, analysieren Sie die Teamsituation und beziehen Sie mögliche Folgen und Konsequenzen mit ein:

1. Informieren Sie das Team über das geplante Thema der nächsten Teambesprechung. Stellen Sie Literatur auf der Station dazu bereit.
2. Bitten Sie verschiedene Mitarbeiter*innen, sich Themenbereiche genauer anzusehen und bei der Besprechung zu erläutern:
   - Was verstehen wir unter Würde, Respekt, Selbstbestimmung und Achtsamkeit?
   - Was ist Machtmissbrauch und Gewalt in Pflegebeziehungen?
   - Formen von Gewalt in Pflegebeziehungen
   - Gewaltfördernde Bedingungen – Ursachen von Gewalt
3. Planen Sie mit dem Team die nächsten Schritte:
   - Gewaltprävention – kulturell, strukturell, persönlich
   - Definieren Sie die Aufgaben klar und benennen Sie die Mitarbeiter*innen namentlich.
   - Bearbeiten Sie das Thema über mindestens ein Jahr, kontinuierlich.
   - Achten Sie darauf, keine Pauschalvorwürfe in den Raum zu stellen.
   - Vermitteln Sie dem Team, dass es um die Wahrung der Würde und Menschenrechte geht.
   - Vermitteln Sie dem Team, dass Gewaltprävention auch eine Verbesserung der Arbeitsbedingungen und der gelebten Kultur mit sich bringt.
   - Beziehen Sie das Team aktiv ein.
   - Nehmen Sie Verbesserungs- und Lösungsvorschläge ernst.

▶ Das Thema Machtmissbrauch und Gewalt in der Pflege ist sehr sensibel. Daher müssen Sie sehr behutsam vorgehen. Bearbeiten Sie das Thema mit dem Fokus Prävention nur in stabilen Teams.

Eine nachhaltige Sensibilisierung und Prävention würde ein Jahresschwerpunkt innerhalb der Einrichtung mit sich bringen.

6.3.5 Jahresschwerpunkt Machtmissbrauchs- und Gewaltprävention

Mitarbeiter*innen beklagen häufig mangelnde Transparenz über Stationsziele und Erwartungen im Alltag und im Jahresverlauf. Eine Möglichkeit, um Pflegende nachhaltig auf einem Gebiet zu sensibilisieren, wäre, jedes Jahr schwerpunktmäßig ein anders Thema zu bearbeiten (Abb. 6.3). Idealerweise wäre am Jahresanfang eine entsprechende Kick-off-Veranstaltung, um die Mitarbeiter*innen zu informieren und in die geplanten Maßnahmen mit einzubeziehen. Im Anschluss daran wäre eine Fortbildung zum entsprechenden Thema empfehlenswert, um einen einheitlichen Wissenstand zu gewährleisten. Idealerweise wird das Projekt extern begleitet und evaluiert. Der Blick von außen eröffnet neue Dimensionen und wird meist von den Mitarbeitern besser angenommen.

Dadurch können die gewonnenen Erkenntnisse qualitätssichernd in folgende Strukturen einfließen:

- Bei jeder Teambesprechung eine Reflexions- oder Sensibilisierungsübung oder Diskussionsfrage zum Thema Macht- und Gewaltprävention einplanen.

- Bei den Dienstübergaben Handlungen und Maßnahmen immer wieder auf das Schwerpunktthema hinterfragen (Autonomie, Selbstbestimmung, Würde …).
- Bei den jährlichen Mitarbeitern*innen Gesprächen das Thema Gewaltprävention reflektieren und bearbeiten (Verhalten, Kommunikationsstil, Überforderungen, Stressbewältigung …).
- Pflegevisite – gewaltpräventive Gesichtspunkte einbeziehen.
- Pflegedokumentation evaluieren – Willensäußerungen, Selbstbestimmung.
- Fallbesprechungen nutzen, das Thema in Bezug auf Autonomie, Selbstbestimmung und Autonomie reflektieren und geeignete Maßnahmen einleiten.

▶ Durch einen Jahresschwerpunkt bleibt das gewählte Thema über einen längeren Zeitraum präsent und jeder ist aufgefordert, sich damit auseinanderzusetzen. Eine entsprechende Evaluation ermöglicht, die gewonnenen Erkenntnisse nachhaltig zu implementieren oder auch notwendige Entwicklungspotenziale, sowohl für Einzelne als auch im Team, zu erkennen und einzuleiten.

Abb. 6.3 Jahresschwerpunkt Gewaltprävention/Ablauf

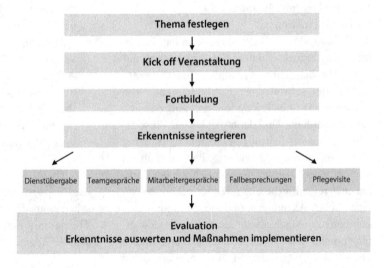

6.3.6 Die interdisziplinäre Fallbesprechung

Die Fallbesprechung ist ein weiteres und wesentliches unverzichtbares Instrument zur Erhaltung der Lebensqualität für hilfs- und pflegedürftigen Menschen. Gerade in der Langzeitpflege ermöglicht diese eine differenzierte Sichtweise und Auseinandersetzung mit alternativen und individuellen Pflegemaßnahmen. Auf eine wertschätzende Ideologie und verstehende Haltung in komplexen und schwierigen Pflegesituationen kann dadurch großer Einfluss genommen werden.

Begriffsdefinition

> „Eine Fallbesprechung ist ein strukturiertes, zielgerichtetes intra- oder interprofessionelles Gesprächsverfahren, mit oder ohne Beteiligung der Menschen mit Pflegebedarf und seinen Bezugspersonen. Sie dient einem multiperspektivischen Verstehen der Lebens- und Versorgungssituation, gemeinsamer Entscheidungsfindung und der Abstimmung oder Evaluation eines gemeinsamen Vorgehens." (Bartholomeyczik et al. 2006, S. 68)

> „Fallarbeit in der Pflege dient der Entscheidungsfindung, Problemlösung und Reflexion, wobei durch das methodische Vorgehen begründete und nachvollziehbare Ergebnisse entstehen." (Schrems 2013, S. 15)

Berta Schrems führt in ihrem Buch „Fallarbeit in der Pflege" (2013, S. 82 ff.) unter anderem folgende Beweggründe für eine Fallbesprechung an:

1. Informationssammlung: Informationen werden vervollständigt, Probleme definiert und reflektiert.
2. Entscheidungsfindung: Um einerseits Entscheidungen zu treffen und andererseits schon getroffene Entscheidungen zu hinterfragen und eventuell notwendige Alternativen einzuleiten.
3. Problemlösung: Um gemeinschaftlich besprochene Lösungen zu finden; durch die Diskussion, Prüfung und Analyse des Problems können gegebenenfalls verborgene, tieferliegende Probleme erkannt werden.
4. Lernmethode: Durch Vergleich eines aktuellen Falles mit einem Musterfall können Entscheidungen und Lösungen sowie deren Entstehung beurteilt und neue Erkenntnisse gewonnen werden.

Nun etablieren sich seit geraumer Zeit ethische Fallbesprechungen aufgrund der Sensibilisierung für das Thema der Palliativ- und Hospizbewegungen.

Fallbesprechungen bieten allerdings, nicht nur am Lebensende, sondern in vielerlei Hinsicht die Möglichkeit, die Lebensqualität des pflegebedürftigen Menschen und das Verständnis der Pflegepersonen positiv zu beeinflussen. Gleichgültig, ob Fallbesprechungen nach anerkannten und strukturierten Methoden oder offen abgehalten werden, dienen sie immer den Patient*innen oder Bewohner*innen.

Gerade im Umgang mit herausforderndem Verhalten von Menschen mit demenziellen Erkrankungen oder psychischen und psychiatrischen Symptomen, bedarf es meist einer intensiven Auseinandersetzung mit der Problematik. Ob dies nun beispielsweise die motorische Unruhe, ständiges Schreien, Stationsflucht, Wahnsymptome oder Impulskontrollverluste, narzisstische Persönlichkeitsstörungen oder die Ablehnung von Pflegemaßnahmen o. ä. sind, belasten diese Verhaltensweisen den Alltag der Pflegepersonen enorm und häufig wird diesen Verhaltensweisen mit der Gabe von Psychopharmaka begegnet. Individuelle Maßnahmen für die Beziehungsgestaltung sowie psychosoziale Aspekte fließen selten in den Pflegealltag der Langzeiteinrichtungen ein. Fallbesprechungen bieten die Möglichkeit, Pflegepersonen zu entlasten. Es sollen zunächst einmal alle Problemstellungen angesprochen werden. Danach beginnt die Auseinandersetzung mit dem individuellen Patient*innen oder Bewohner*innen Problem: Ursache – Leidensdruck – Auswirkungen – mögliche Maßnahmen.

Die Fallbesprechung wird dokumentiert und die Ergebnisse werden in die Pflegeplanung aufgenommen. Ein Evaluationstermin wird festgesetzt.

▶ Im Zuge der Gewaltprävention ist die Implementierung von Fallbesprechungen ein unverzichtbares Instrument der Qualitätssicherung im Sinne der Ganzheitlichkeit und Menschenwürde.

Methoden der Fallbesprechung

Es gibt verschiedene Methoden und Zugänge für die Abhaltung von Fallbesprechungen. Grundsätzlich werden immer folgende Bereiche besprochen und reflektiert:

1. Problembeschreibung/Fallbeschreibung
2. Analyse und Reflexion der unterschiedlichen Gesichtspunkte, Erfahrungen und Fakten
3. Perspektivwechsel
4. Planung von Maßnahmen anhand der gewonnenen Erkenntnisse

Nutzen der Fallbesprechung

Die Fallbesprechung dient dazu,

- Probleme und deren Ursachen aus verschiedenen Perspektiven (biologisch, psychologisch, sozial, spirituell) zu betrachten,
- Patient*innen und Bewohner*innen in den Mittelpunkt des pflegerischen Handelns zu stellen,
- die Reflexion von Patient*innen oder Bewohner*innen Verhalten im Kontext zum Mitarbeiter*innen Verhalten zu erkennen,
- Mitarbeiter*innen emotional zu entlasten,
- die Handlungskompetenzen zu erweitern,
- Machtkompetenzen zu sensibilisieren,
- die Teamkultur und den Zusammenhalt zu stärken,
- eingeleitete Maßnahmen zu verstehen und durchzuführen,
- organisatorische, strukturelle und zwischenmenschliche Entwicklungspotenziale sichtbar und begreifbar zu machen,
- die Kommunikationskultur zu stärken,
- die interdisziplinäre Zusammenarbeit zu fördern.

Das folgende Beispiel soll die Notwendigkeit, den Perspektivwechsel, den Ablauf und die Ergebnisqualität der damit verbundenen Gewaltprävention einer Fallbesprechung aufzeigen.

Beispiel

Ausgangslage: Frau Trewitz ist 85 Jahre alt und lebt seit zwei Monaten auf Grund einer fortschreitenden Demenz in einer Pflegeeinrichtung. Sie ist weitgehend mobil, benötigt Anleitung und Erinnerung bei den Pflegehandlungen. Im Kontakt zeigt Frau Trewitz tagsüber ein freundliches und kooperatives Verhalten, an Aktivitäten nimmt sie gerne und aktiv teil. Ihr Tag-/Nachtrhythmus ist ungestört. Den Tag verbringt sie im Aufenthaltsbereich, blättert in Zeitungen und beobachtet das Geschehen rund um sie.

Problem: Nach dem Abendessen wird Frau Trewitz zunehmend motorisch unruhig, sie steht auf, geht im Wohnbereich auf und ab und spricht jeden an: „Wo geht's hier zum Zug, ich muss nach Hause." Die Pflegepersonen begleiten Frau Trewitz in ihr Zimmer, unterstützen sie beim Auskleiden und bei der abendlichen Körperpflege. Helfen ihr noch ins Bett und wünschen ihr eine gute Nacht. Kaum ist die Pflegeperson aus dem Zimmer, läutet Frau Trewitz auch schon. Kommt die Pflegeperson zurück, macht Frau Trewitz keine Angaben, warum sie geläutet hat. Die Bewohnerin läutet abends bis zu 50-mal. Für das Pflegepersonal ist dies sehr belastend, da sie ihre Tätigkeiten jedes Mal unterbrechen müssen und dadurch auch andere Bewohner gefährden. Hinzu kommt das störende Läuten, welches im gesamtem Wohnbereich zu hören ist. Natürlich werden die Pflegepersonen auch ungehalten, versuchen verschiedene Strategien aus: Drohungen und Beschimpfungen, langes Warten und vieles mehr. Nichts hilft. Kaum verlassen die Pflegepersonen das Zimmer von Frau Trewitz, läutet diese wieder. ◄

Mittlerweile hat jede/r Mitarbeiter*in Angst vor der Spätschicht. Auch tagsüber übertragen sie ihren Unmut auf Frau Trewitz. Auch in den Pflegeberichten ist die Belastung der Mitarbeiter*innen erkennbar. Teilweise wird Frau Trewitz die Schlafmedikation schon um 16 Uhr gegeben, in der Hoffnung, dass dann eher Ruhe ist. Auch die Notfallmedikation gegen Unruhe wird täglich verabreicht.

Die Wohnbereichsleitung erkennt die angespannte Situation und beruft eine Fallbesprechung ein (Tab. 6.2).

Tab. 6.2 Fallbesprechung

Bewohner	Frau Trewitz
Datum	15.06.2017
Anwesende	WBL, 4 Pflegemitarbeiter, 2 Betreuungskräfte
Moderation	WBL
Problembeschreibung der Mitarbeiter	Hier beschreiben die Mitarbeiter*innen das Problem aus ihrer Sicht: Nach dem Abendessen wird Frau Trewitz zunehmend motorisch unruhig, sie steht auf, geht im Wohnbereich auf und ab und spricht jeden an: „Wo geht's hier zum Zug, ich muss nach Hause." Die Pflegepersonen begleiten Frau Trewitz in ihr Zimmer, unterstützen sie beim Auskleiden und bei der abendlichen Körperpflege. Helfen ihr noch ins Bett und wünschen ihr eine gute Nacht. Kaum ist die Pflegeperson aus dem Zimmer läutet Frau Trewitz. Kommt die Pflegeperson zurück, macht Frau Trewitz keine Angaben, warum sie geläutet hat. Die Bewohnerin läutet abends bis zu 50-mal. Für das Pflegepersonal ist dies sehr belastend, da sie ihre Tätigkeiten jedes Mal unterbrechen müssen und dadurch auch andere Bewohner*innen gefährden. Hinzu kommt das störende Läuten, welches im gesamtem Wohnbereich zu hören ist.
Problem für Bewohner	Hier definieren/interpretieren die Mitarbeiter*innen das Problem des/der Bewohner*in: - Hat Angst. - Fühlt sich alleine. - Erfährt Ablehnung - Fühlt sich nicht Zuhause. - Entfremdung
Analyse mögliche Ursachen	Hier werden mögliche Ursachen anhand der Anamnese und Biografie sowie Erfahrungen der Mitarbeiter erörtert: Frau Trewitz erzählte vor ein paar Tagen einer Pflegeperson, dass sie abends vor dem Einschlafen immer Angst hat. Als sie erst 10 Jahre war, verstarb ihre Mutter ganz plötzlich in der Nacht.
Ergebnis/Hypothese	Die Angst und Unruhe bei Frau Trewitz hat eine Ursache aus der Kindheit. Die Verlassensängste kommen auf Grund der demenziellen Veränderungen jeden Abend in fremder Umgebung wieder hervor. Durch das Läuten möchte sie sich vergewissern, dass jemand da ist.
Maßnahmen	Frau Trewitz wird nach dem Abendessen sofort von einer Pflegeperson in ihr Zimmer begleitet. Die Mitarbeiter*innen legen ein Abendritual fest. Da Frau Trewitz immer Halt in der Religion und mit einem Gebet gefunden hat, wird ein gemeinsames Abendgebet angeregt. Danach bleibt die Pflegeperson noch bei Frau Trewitz, hält ihre Hand und versichert ihr, dass sie in regelmäßigen Abständen nach ihr sieht. Im Abstand von 15 min werden Kontrollbesuche vereinbart.
Informationsweitergabe	An alle Mitarbeiter*innen, bei den Dienstübergaben durch die Wohnbereichsleitung. Planung der vereinbarten Maßnahmen in der Pflegeplanung – Schlafen und Ruhen durch anwesende examinierte Pflegekraft.
Evaluationsdatum	In 4 Wochen

Auf Grund der Information, dass Frau Trewitz Angst vor dem Einschlafen hat, weil ihre Mutter eines Nachts plötzlich verstarb, fand ein Perspektivwechsel im gesamten Team statt. Die gesetzten Maßnahmen zeigten schon nach den ersten Tagen Wirkung. Frau Trewitz war viel ruhiger und läutete nur, wenn die Pflegeperson den vereinbarten Kontrollbesuch nicht einhielt.

Von einigen Mitarbeitern*innen kam natürlich das Argument, dass es am Abend aus Personalgründen nicht möglich ist, die Maßnahmen durchzuführen. Die Wohnbereichsleitung konnte damit argumentieren, indem sie den zeitlichen Aufwand, bis zu 50-mal auf das Läuten der Glocke zu Frau Trewitz zu gehen, mit dem deutlich geringeren Aufwand des Abendrituals aufrechnete.

Tipps für die Moderation

Als Moderator*in haben Sie die Aufgabe, die Besprechung zu strukturieren, alle Mitarbeiter*innen einzubinden, neutral und offen für Lösungsvorschläge zu sein:

1. Laden Sie alle relevanten Mitarbeiter*innen dazu ein – maximal 6 Personen (Pflege, Betreuung, Ärzte, Sozialpädagogen …).
2. Bereiten Sie alle notwenigen Dokumentationen vor (Pflegebericht, Pflegediagnosen, Biografie …).
3. Legen Sie den Zeitrahmen fest – ideal sind 45 bis max. 90 min.
4. Achten Sie darauf, dass die Fallbesprechung möglichst ungestört ablaufen kann (Räumlichkeit, kein Telefon …).
5. Legen Sie vorab fest, wer das Protokoll schreibt und wer die geplanten Maßnahmen in die Pflegedokumentation überträgt.
6. Lenken Sie die Fallbesprechungen durch gezielte Fragestellungen:
   - Wer hat das Problem und welche Auswirkungen hat es?
   - Was fehlt dem/der Patient*in/Bewohner*in, was ist anders als früher?
   - Gibt es einen Auslöser für das Verhalten, wann tritt das Problem auf?
   - Welche Maßnahmen beeinflussen das Verhalten/Problem – positiv und negativ?
   - Welche Bedürfnisse stecken möglicherweise dahinter?
7. Sorgen Sie für eine gute Atmosphäre und einen positiven Abschluss.

Es gibt verschiedene Methoden und Zugänge zur Abhaltung einer Fallbesprechung. Informieren Sie sich vor der Implementierung, welche Form für Ihre Abteilung die geeignetste ist oder auch welche Methode gerade notwendig erscheint.

Grundsätzlich dient jedoch jede Form der Fallbesprechung der Gewaltprävention. Auf Grund der Auseinandersetzung und der ganzheitlichen Sicht mehrerer Personen werden Potenziale und Ressourcen beim Pflegebedürftigen und bei Mitarbeiter*innen sichtbar.

Für die Abhaltung von Fallbesprechungen gibt es unterschiedliche Empfehlungen. Prinzipiell sollten Sie als Pflegedienstleitung oder Stations- oder Wohnbereichsleitung immer dann zu einer Fallbesprechung einladen, wenn Pflegeprobleme eine differenzierte Betrachtung benötigen.

Die Akzeptanz des Teams erhöht sich meist jedoch durch eine Regelmäßigkeit. Daher ist es als durchaus sinnvoll zu erachten, wenn Fallbesprechungen ein fester, strukturierter und geplanter Bestandteil des Qualitätsmanagements sind.

In besonders schwierigen Situationen oder bei der Implementierung von Fallbesprechungen kann es sinnvoll sein, sich einen externen Berater bzw. Moderator hinzuzuholen. Gerade dann, wenn Probleme schon lange vorhanden sind und das Team in sich uneinig agiert, erscheint eine externe Moderation sinnvoll. Denn oft kann ein neutraler Blick von außen neue Aspekte und Lösungsalternativen aufzeigen.

▶ Nutzen Sie das Instrument der Fallbesprechung. Es fördert die Kommunikations-, Team- und Reflexionsfähigkeit der Mitarbeiter*innen. Sie kann Machtmissbrauchs- und Gewaltpotenziale aufdecken und alternative, machtkompetente und gewaltfreie Lösungen hervorbringen.

Fazit

Die Bandbreite an notwenigen Gesprächen von Führungskräften und Qualitätsbeauftragten ist lang, ob dies nun das Aufnahmegespräch, Konfliktgespräch, Mitarbeiter*innen Gespräch, Teambesprechungen, Steuerungs- und Planungsgespräche oder Alltagsgespräche o. ä. sind. Alle Gesprächsformen und jeder Gesprächsanlass, können zur Sensibilisierung gegen Machtmissbrauch und Gewalt herangezogen werden.

„Führung bezeichnet den Prozess, sich selbst, einzelne Menschen bzw. eine Gruppe auf zwangsfreie Weise in eine gemeinsame Richtung zu bewegen, d. h. sie zu überzeugen, zu motivieren, zu gewinnen vor allem durch Kommunikation." (Decker 1997, S. 69).

Geeignete Kommunikationsstrukturen und Rituale wirken immer gewaltpräventiv. Sie stärken das Wir- Gefühl und steuern Prozesse durch Transparenz.

6.3.7 Die Pflegevisite

In den meisten Langzeiteinrichtungen sind Pflegevisiten vorgesehen und implementiert. Nachdem im Rahmen der Pflegevisiten der Pflegeprozess beleuchtet wird, ergeben sich hier zahlreiche vorab genannte Gesprächs- und Besprechungsmöglichkeiten. Die Vorgaben in der Langzeitpflege sind meist, bei jedem Bewohner einmal jährlich und im Anlassfall eine Pflegevisite durchzuführen. Als Pflegedienstleitung oder Qualitätsbeauftragte können und müssen Sie diese nicht alle selbst durchführen. Stationsleitungen oder Wohnbereichsleitungen, aber auch Fachkräfte können diese ebenso abhalten. Für alle Durchführenden gilt, die Pflegevisite niemals als Druck- und Überwachungsinstrument gegen Mitarbeiter*innen einzusetzen. Auch hier sind die Sichtweise und der Einsatz von großer Bedeutung. Die Durchführung der Pflegevisite dient der Ermittlung der Pflegequalität und da vor allem der Ergebnisqualität. Die Zufriedenheit und die Berücksichtigung der individuellen Wünsche stehen im Vordergrund. Eine Durchsicht der Pflegedokumentation und ein Feedback an die Mitarbeiter*in sind meist vorgesehen.

Um die Pflegevisite auch als Instrument zur Gewaltprävention zu nutzen, sind neben den möglichen physischen Risikoeinschätzungen, wie Dekubitus, Ernährung, Kontraktur und Sturz, auch psychosoziale Risiken und vor allem individuelle Bedürfnisse mit einzubeziehen. Der bewährte PDCA-Zyklus soll und muss ganzheitlich geplant werden. Die Würde, Selbstbestimmung, Autonomie, Freiheit, Individualität, Lebensqualität und Bedürfnisorientierung müssen sich in allen geplanten Maßnahmen wiederfinden. Denn rein somatische und standardisierte Pflege ist bereits Gewalt.

Die Abbildung soll den PDCA-Zyklus des Pflegeprozesses auf psychosozialer Ebene verdeutlichen (Abb. 6.4).

▶ Nutzen Sie als Pflegedienstleitung, Qualitätsbeauftragte, Stations- oder Wohnbereichsleitung dieses Instrument, um Machtmissbrauch und Gewalt zu erkennen und zu verhindern. Reflektieren Sie den Pflegeprozess ganzheitlich. Nutzen Sie die Pflegevisite zur Mitarbeiter*innen Motivation und Vertrauensbildung. Erarbeiten Sie gemeinsam Handlungsalternativen.

Abb. 6.4 PDCA-Zyklus – Pflegevisite zur Gewaltprävention

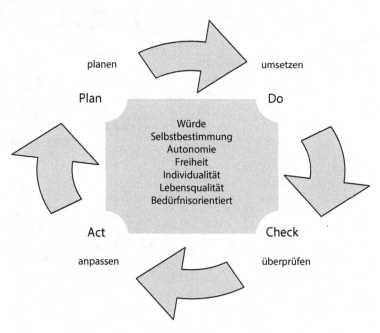

6.4   Leitfaden zur Gewaltprävention

Der folgende Leitfaden zur Gewaltprävention soll Ihnen einen zusammenfassenden Überblick geeigneter Instrumente zur Verhinderung von Machtmissbrauch und Gewalt im stationären Pflegebereich bieten (Kimmel et al. 2012, S. 20 ff. zum MILCEA-Monitoring-System, visualisiert in Abb. 6.5).

Bewusstsein schaffen
Zur Prävention von Gewalt muss in erster Linie ein Bewusstsein geschaffen werden; dies geht auch eindeutig aus dem europäischen Projekt zur Prävention von Gewalt gegen ältere Menschen hervor. Erst wenn ein Bewusstsein für die Gefahr von Gewalt in Pflegebeziehungen innerhalb der Einrichtung und gesellschaftlich (poli-

tisch) besteht, können weitere Maßnahmen zur Prävention umfassend und nachhaltig gewährleistet werden.

„Im Rahmen eines europäischen Projekts zur Prävention von Gewalt gegen ältere und pflegebedürftige Menschen (MILCEA – Monitoring in Long-Term Care – Pilot Project on Elder Abuse) ist es ein Anliegen, einen Beitrag zur Prävention von Gewalt gegen ältere Menschen in der Langzeitpflege zu leisten. Dem Projekt liegt ein umfassendes Verständnis von Prävention zugrunde. Dieses Verständnis umfasst neben dem Erkennen von Gewalt oder Gewaltrisiken auch konkrete Handlungsempfehlungen zum Schutz des älteren Menschen." (Kimmel et al. 2012. S. 2) Das Projekt beinhaltet Rahmenbedingungen für ein Monitoring-System zur Prävention von Gewalt in der Langzeitpflege. Die Rahmenempfehlungen beziehen sich auf die drei wesentlichen Elemente

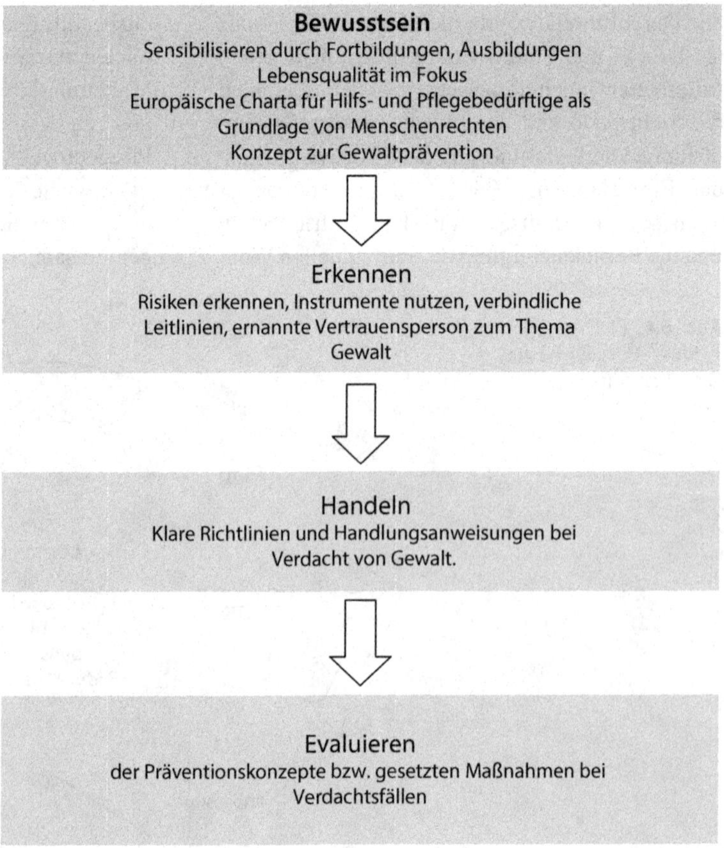

Abb. 6.5 Leitfaden Gewaltprävention

Bewusstsein
Sensibilisieren durch Fortbildungen, Ausbildungen
Lebensqualität im Fokus
Europäische Charta für Hilfs- und Pflegebedürftige als
Grundlage von Menschenrechten
Konzept zur Gewaltprävention

⇩

Erkennen
Risiken erkennen, Instrumente nutzen, verbindliche
Leitlinien, ernannte Vertrauensperson zum Thema
Gewalt

⇩

Handeln
Klare Richtlinien und Handlungsanweisungen bei
Verdacht von Gewalt.

⇩

Evaluieren
der Präventionskonzepte bzw. gesetzten Maßnahmen bei
Verdachtsfällen

eines Monitoring-Systems – nämlich Erkennen, Handeln und Evaluieren – und benennen jene Bedingungen, die für eine erfolgreiche Implementation dieser Elemente notwendig sind (Kimmel et al. 2012, S. 17).

Als wesentlichster Faktor wird im Monitoring-System das Bewusstsein bzw. die Sensibilisierung des Themas genannt, wie schon ausführlich erläutert.

▶ Die Notwendigkeit von Präventionsmaßnahmen spiegelt sich in zahlreichen internationalen und nationalen Projekten und Studien wieder. Nutzen Sie diese als Argumentationshilfe zur Implementierung gewaltpräventiver Maßnahmen (Europäische Charta für Hilfs- und Pflegebedürftige Menschen, ZQP – Gewaltprävention in der Pflege, MILCEA u. v. m.).

10 Tipps zusammengefasst

Zusammenfassend können folgende Tipps zur Machtmissbrauchs- und Gewaltprävention in der Qualitätssicherung herangezogen werden:

1. Organisations- und Führungskultur – wertschätzend und lösungsorientiert oder „das Pflegeleitbild muss gelebt werden"
2. Kommunikationskultur – offen und transparent
3. Konfliktmanagement – analytisch und klärend
4. Implementierung von Strukturen für eine Organisationsethik
5. Reflexions- und Kritikfähigkeit der Mitarbeiter*innen bei Dienstgesprächen, Mitarbeiter*innen Gesprächen, Pflegevisiten, Fallbesprechungen u. Ä. trainieren
6. Den Pflegeprozess und die Pflegedokumentation als Steuerungsinstrument für eine bedürfnisorientierte Pflege gestalten – psychosoziale und biografische Anamnese als Grundlage zur Gewährleistung von individueller Lebensqualität in der Langzeitpflege
7. Sensibilisierungsseminare zum Thema Macht und Gewalt, Kommunikation, Hospiz und Palliative Care …
8. Jahresschwerpunkt – Konzept zur Prävention von Machtmissbrauch und Gewalt entwickeln
9. Fallarbeit – ethisch und interdisziplinär
10. Coaching, Supervision

▶ Gewaltprävention muss mehrdimensional und anhaltend stattfinden. Nur so gewährleisten Sie die entsprechende Nachhaltigkeit und Sensibilisierung innerhalb der Pflege.

Literatur

Bartholomeyczik S, Halek M, Riesner C (2006) Rahmenempfehlungen zum Umgang mit herausforderndem Verhalten bei Menschen mit Demenz in der stationären Altenhilfe. http://siegel.dggpp.de/Rahmenempfehlungen_herausf_Verhaltene.pdf. Zugegriffen am 24.10.2017

Decker F (Hrsg) (1997) Management für soziale Institutionen. Moderne Industrie, Landsberg/Lech

Glasl F (2002) Konfliktmanagement. Ein Handbuch für Führungskräfte, 7. Aufl. Beraterinnen und Berater, Bern

Griess A, von Gerven H, Vermiert J (2000) Grundlagen der Mitarbeiterbeurteilung. W Kohlhammer, Stuttgart

Hiemetzberger M (2016) Ethik in der Pflege, 2., überarb. Aufl. Facultas Universitätsverlag, Wien

Hörl J, Haslinger A, Mulser K, Hellweger U (2009) Übergriffe, Gewalt und Aggression gegen ältere Menschen, Erfahrungen von Expertinnen und Experten von Österreichischen Beratungs- und Hilfseinrichtungen, Bundesministerium für Arbeit, soziales und Konsumentenschutz, Wien

Kimmel A, Brucker U, Schempp N (2012) Prävention von Gewalt gegen ältere und pflegebedürftige Menschen (MILCEA – Monitoring in Long-Term Care – Pilot Project on Elder Abuse). Medizinischer Dienst des Spitzenverbandes Bund der Krankenkassen e.V. (Hrsg) Essen. http://www.milcea.eu. Zugegriffen am 24.10.2017

Kimming-Pfeffer A (2016) Sandwichsituation der Stationsleitung, Werkstatt für innovative Personal- und Organisationsentwicklung, Freiburg

Klocke P, Classe M (2010) Moderationstechniken und Coachingkompetenzen: Wie werden Stationsbesprechungen geführt? http://www.csmm.de/files/CoachBlog_Artikel_Stationsbesprechungen_Pflegezeitschrift_Kohlhammer_2010.pdf. Zugegriffen am 24.10.2017

Korecic J (2012) Pflegestandards Altenpflege. XIV, Springer, Softcover

Loffing C, Loffing D (Hrsg) (2014) Konfliktgespräche in der Pflege. So meistern Sie schwierige Situationen in der Praxis, Schlütersche, Hannover

Maier G (o.J.) In: Springer Gabler Verlag (Hrsg) Gabler Wirtschaftslexikon. Stichwort: Charisma, online im Internet. http://wirtschaftslexikon.gabler.de/Archiv/78150/charisma-v4.html. Zugegriffen am 16.09.2017

Nieder P, Michalk S (2009) Modernes Personalmanagement, Grundlagen, Konzepte, Instrumente. Wiley-Vch, Weinheim

Pieper A (2007) Einführung in die Ethik. Francke, Tübingen/Basel

Schambosrtski H (2006) Mitarbeitergespräche in der Pflege. Praktischer Rathgeber für das Management. Urban & Fischer, München

Schrems B (2013) Fallarbeit in der Pflege. Grundlagen, Formen und Anwendungsbereiche. Falcultas, Wien

Zentrum für Qualität in der Pflege (2015) Themenreport – Gewaltprävention in der Pflege. http://www.pflege-gewalt.de. Zugegriffen am 16.09.2017

Inhaltsverzeichnis

Wenn über das Grundsätzliche keine Einigung besteht, ist es sinnlos, miteinander Pläne zu machen. (Konfuzius)

Diese Kapitel setzt sich mit der wichtigen Führungsebene der Stations-, Wohnbereichs- oder Teamleitung auseinander. Die mittlere Führungsebene ist in der Pflege von besonderer Bedeutung. Sie sind die Leader vor Ort, ganz nah am Geschehen und kennen die Bedürfnisse der Pflegebedürftigen genauso gut wie die Möglichkeiten und Grenzen, einzelner Mitarbeiter*innen und des Teams.

In Zeiten des Personalmangels ist die Bindung der Mitarbeiter*innen, wie schon mehrmals erwähnt, ein großes Thema. Der Arbeitszufriedenheit und dem Gefühl der Verbundenheit mit den Kolleg*innen und dem Arbeitsplatz kommen ein immer höherer Stellenwert zu. Mitarbeiter*innen zeigen eine höhere Motivation, wenn das Arbeitsklima positiv ist. Stations-, Team- oder Wohnbereichsleitungen sind erste Ansprechpartner*innen und Bindeglied zwischen Einrichtungsleitung, Pflegedienstleitung und Trägern. Sie stehen unmittelbar den Anforderungen der Träger, den Bedürfnissen der Mitarbeiter*innen und der Ergebnisqualität am Pflegebedürftigen gegenüber. Sie haben sozusagen eine Sandwichposition. Immer wieder wird auch von Mittelmanager*innen gesprochen. Die Anforderungen an Mitarbeiter*innen der mittleren Führungsebene sind besonders hoch. Sie befinden sich im täglichen Spannungsfeld – nach oben und nach unten. Um die Anforderungen und oftmals ehrgeizigen Zielvorgaben von Pflegedienstleitungen und die Bedürfnisse der Team- mitglieder im Einklang mit Patient*innen- oder Bewohner*innen Bedürfnissen zu erfüllen, wird Stationsleitungen eine hohe Stressstabilität ab- verlangt. Sie sind häufig unsichtbare Leistungs- träger*innen und doch hauptverantwortlich für die Verhaltenskultur und Qualitätssicherung auf der jeweiligen Abteilung.

7.1 Verantwortung und Machtkompetenz der Stations-, Team- oder Wohnbereichsleitung

Die Verantwortung von Stations- oder Wohn- bereichsleitungen ist es, die gesetzlichen und organisationsbezogenen Vorgaben in der Praxis zu gewährleisten. Während Einrichtungs- leitungen und Pflegedienstleistungen den Rah- men und die Struktur vorgeben, sind Mittel- manager*innen die Verantwortlichen im Alltag. Pflegedienstleitungen planen, bauen und statten das Schiff aus, Stationsleitungen steuern und be- wegen es gemeinsam mit ihrer Mannschaft Rich- tung Zielhafen. Sie sind verantwortlich, die Mannschaft (Team) dahingehend zu motivieren, alles Notwendige dazu beizutragen, die Passa- giere (Pflegebedürftige) an Bord zu versorgen und alle vorhandenen Ressourcen zum Wohle und zur Sicherheit der Passagiere zu nutzen. Sta- tions- und Wohnbereichsleitungen sind die Dreh- scheibe, der Motor und auch der Anker für alle Anliegen, egal ob von Pflegebedürftigen, An- gehörigen, Mitarbeiter*innen, Ärzt*innen, Vor- gesetzten oder anderen.

Das Anforderungsprofil und die Aufgaben sind vielfältig.

Renate Tewes (2011, S. 70 ff.) teilt in ihrem Buch „Führungskompetenzen sind erlernbar" die Kompetenzen und Aufgaben in Basis-

kompetenzen und spezielle Kompetenzen ein, die für die Position der Stationsleitung notwendig er- scheinen.

Dazu zählen unter anderem:

- Ziele setzen, Pläne gestalten
- Mitarbeiter*innen Motivation, Talent- förderung, Engagement wertschätzen
- Wissensmanagement, Lernprozesse nach- haltig sichern
- Tätigkeitenkoordination und -kontrolle
- Ressourcenermittlung und -zuteilung
- Beziehungsaufbau und -pflege innerhalb und außerhalb der Organisation
- Konfliktmanagement
- Formelle und informelle Strukturberück- sichtigung.

Für die Aufgabenbewältigung benötigt die Führungskraft Basiskompetenzen:

- Fähigkeit, Visionen und Ziele zu entwickeln
- Kommunikative Kompetenz
- Entscheidungsfähigkeit, Prioritäten setzen
- Konfliktfähigkeit
- Fähigkeit, Probleme als Herausforderung zu erleben
- Verhandlungsgeschick
- Integrität und Authentizität
- Flexibilität im Denken und Handeln
- Fähigkeit zur Selbstreflexion
- Fähigkeit, sich von Situationen zu distanzie- ren und diese von außen zu betrachten
- Respekt vor der Organisation als Ganzes
- Demut vor notwendigen Entwicklungs- prozessen (Tewes 2011, S. 78–79)

Da sind nun auf der einen Seite das wünschens- werte persönliche Anforderungsprofil und auf der anderen Seite die Vielzahl der fachlichen Kompe- tenzen und Zielsetzungen.

7.1.1 Aufgaben einer Wohnbereichsleitung

Am Beispiel des Altenpflegemagazins im Internet (www.altenpflegemagazin.de) ist als Stellenbeschreibung für die Wohnbereichsleitung in Altenpflegeeinrichtungen Folgendes zu lesen:

1. Zielsetzung der Stelle als Wohnbereichsleitung:
   - Sicherung der Lebenszufriedenheit der Bewohner*innen durch eine individuelle, aktivierende und ganzheitliche Pflege und Betreuung
   - Erstellung, Weiterführung und Umsetzung eines modernen Pflegekonzeptes. Mitgestaltung eines modernen und praxisnahen Leitbildes
   - Führung des Wohnbereiches, die sicherstellt, dass die Bedürfnisse der Bewohner*innen, der Mitarbeiter*innen und der Heimleitung in Einklang gebracht werden
   - Sicherung einer modernen und ganzheitlichen Betreuung, die die Freiheit, die Würde und die Individualität eines jeden/r Bewohner*in respektiert
   - Berücksichtigung der heimspezifischen Besonderheiten und Einhaltung der geltenden gesetzlichen Vorschriften, Richtlinien und Verordnungen
   - Integration des Wohnbereiches in das Gemeinwesen des gesamten Heimes
   - Sicherung der Arbeitszufriedenheit der Pflegekräfte durch sinnvollen Einsatz des Personals, kooperativen Führungsstil und Berücksichtigung der Arbeitnehmer*innen Interessen
   - Schaffung eines Umfeldes, in den Schüler*innen und Praktikant*innen sinnvoll angeleitet und ausgebildet werden
   - Sicherstellung einer wirtschaftlichen Betriebsführung
   - Sicherstellung eines gepflegten optischen Eindrucks des Wohnbereiches

2. Pflegerische Aufgaben:
   - Übernahme von Leitungsaufgaben und ergänzend dazu Pflege und Betreuung der Bewohner*innen
   - Sicherung einer an physischen und psychosozialen Bedürfnissen orientierten modernen Pflege und Betreuung der Bewohner*innen
   - Sicherstellung einer optimalen pflegerischen Versorgung von Schwerstkranken und Sterbenden
   - Erstellung von Pflegeanamnesen und Pflegeplanungen in enger Kooperation mit Bewohner*innen, Betreuer*innen, Angehörigen, Pflegekräften, Ärzt*innen sowie Therapeut*innen
   - Überwachung und Kontrolle der fachgerechten Grundpflege und Behandlungspflege
   - Sicherstellung einer fachgerechten Durchführung der von Ärtz*innen angeordneten Maßnahmen
   - Durchführung oder Anordnung und Kontrolle von Prophylaxen (Dekubitus, Pneumonie, Thrombose)
   - Kontrolle der freiheitsentziehenden Maßnahmen

3. Qualitätsmanagement:
   - Entwicklung und Umsetzung von Bewohner*innen orientierten Betreuungskonzepten
   - Einbringen von Verbesserungsvorschlägen
   - Sicherstellung der Umsetzung des Pflegeleitbilds und Pflegekonzepts sowie der Qualitäts- und Pflegestandards
   - Gründliche Überprüfung der Qualität aller durchgeführten Pflege-, Behandlungs- und Betreuungsmaßnahmen
   - Organisation und Teilnahme an Visiten, Arzt- und Fallbesprechungen
   - Schriftliche Dokumentation aller Ereignisse und Tätigkeiten

- Kontrolle der Qualität der Pflegedokumentation. Sicherstellung einer zeit-
nahen Korrektur etwaiger Fehler
- Durchführung von regelmäßigen Fallbesprechungen und Pflegevisiten

4. Beratung und Information:
   - Organisation der Teilnahme von Be-
   wohner*innen an internen und externen
   Veranstaltungen
   - Information der Bewohner*innen über alle
   sie betreffenden Vorgänge innerhalb der
   Pflegeeinrichtung und des Wohnbereiches
   - Mitwirkung bei der Heimaufnahme und
   praktische Hilfe in der Eingewöhnungs-
   phase eines neuen Bewohners
   - Aufrechterhaltung der Kommunikation
   mit sämtlichen Bewohner*innen des
   Wohnbereiches
   - Kontaktaufnahme und Kontaktpflege mit
   Ärzt*innen, Seelsorger*innen und Sozial-
   arbeiter*innen
   - Förderung der Kommunikation zwischen
   Bewohner*innen und Familienangehörigen
   und Freund*innen
   - Annahme und Bearbeitung von Be-
   schwerden und Bewohner*innen Wünschen

5. Verwaltung und Organisation:
   - Kooperation mit anderen Diensten wie
   Physiotherapeut*innen, Beschäftigungs-
   therapeut*innen
   - Sicherstellung des korrekten Datenaus-
   tausches zwischen Verwaltung und Wohnbereich
   - Sicherstellung einer optimalen Einstufung
   aller Bewohner*innen und enge Kooperation mit den MDK-Gutachter*innen
   - Mithilfe bei der Organisation und Durchführung von Feiern (z. B. Sommerfest,
   Weihnachten)

6. Personalbezogene Aufgaben:
   - Einsatzplanung:
     - Mithilfe bei der Erstellung von Dienst-
     plänen und Urlaubsplänen, die den
     gesetzlich gültigen Vorschriften ent-
     sprechen und sich an den Wünschen der
     Bewohner*innen und den Mit-
     arbeiter*innen orientieren.
     - Einsatz des Personals unter Beachtung
     des Dienstplanes
     - Meldung von Ausfällen und Er-
     krankungen an die Pflegedienstleitung
     - Ggf. selbstständige Anforderung von
     Ersatzkräften
     - Teilnahme an Einstellungsgesprächen
     und Mitwirkung bei der Besetzung von
     Stellen im Wohnbereich
   - Ausbildung und Anleitung:
     - Vorstellen neuer Mitarbeiter*innen in
     der gesamten Einrichtung
     - Einarbeitung und Anleitung neuer Mit-
     arbeiter*innen
     - Organisation aller notwendigen Ein-
     weisungen für neue Mitarbeiter*innen
     (z. B. in die EDV-Pflegedokumentation)
     - Aktive und regelmäßige Teilnahme
     berufsbezogenen Fort- und Weiter-
     bildungen (intern und extern)
     - Mithilfe bei der Bestimmung des aktu-
     ellen Fortbildungsbedarfes
     - Motivation der Mitarbeiter*innen zur
     Teilnahme an Fort- und Weiter-
     bildungen
     - Mithilfe bei der Auswahl geeigneter
     Fortbildungsanbieter. Mithilfe bei
     der Bewertung von Fortbildungs-
     anbietern nach Abschluss der Weiter-
     bildung
     - Erstellung einer sinnvollen Anleitung
     von Schüler*innen und Praktikant*in-
     nen

- Kontrolle der Arbeitsleistung
  - Durchführung der Dienstaufsicht, Anleitung, Kontrolle und Fürsorgepflicht für alle unterstellten Pflegekräfte im Wohnbereich
  - Bei Bedarf Korrektur der Arbeitsausführung (etwa durch regelmäßige Pflegevisiten)
  - Ggf. Erteilung mündlicher oder schriftlicher Ermahnungen.
  - Meldung von Dienstvergehen an vorgesetzte Stellen
  - Besondere Kontrolle und Aufsicht für die praktische Ausbildung der Schüler*innen und Praktikant*innen

Anhand der langen Auflistung der Anforderungen, Aufgaben und Zielsetzungen von Wohnbereichsleitungen in der Langzeitpflege (die sich im Vergleich zu Stationsleitungen im klinischen Bereich nicht von der Anzahl und Wichtigkeit unterscheiden), wird die Gefahr von Überlastung deutlich. Und Überlastung bedeutet wiederum, dass Druck weitergegeben wird. Die allermeisten Mittelmanager*innen *innen bemühen sich, den Anforderungen gerecht zu werden und zum Wohle der Patient*innen, Bewohner*innen und Mitarbeiter*innen zu handeln. Kritisch betrachtet und im Alltag beobachtet, sind die umfassenden Aufgaben unter den derzeitigen Rahmenbedingungen kaum bis nicht bewältig bar. Die Spannungsfelder werden zunehmend mehr und die Gefahr besteht, das Machtmissbrauch und Gewalt im Pflegealltag nicht rechtzeitig erkannt oder übersehen wird.

7.1.2 Spannungsfelder

Wenn man bedenkt, dass Stationen oder Wohnbereiche unterschiedliche Größen haben, von ca. 15 bis 50 möglichen Patient*innen oder Bewohner*innen, und die Mitarbeiter*innen Anzahl durch Voll- und Teilzeitkräfte ebenso viele impliziert, wird das Ausmaß der Verantwortung deutlich. Oftmals sind Stations- und Wohnbereichsleitungen noch im Personalschlüssel mitgerechnet

und die Mitarbeit in der grundpflegerischen Versorgung an der Tagesordnung. Allein die administrativen und organisatorischen Aufgaben binden aber vermutlich mindestens 70 % der Arbeitszeit. Regional bedingter Personal- bzw. Fachkräftemangel erfordert die Übernahme von Pflegemaßnahmen (grundpflegerische Versorgung, Verbandswechsel, Medikamentenausgabe usw.) direkt an Patient*innen oder Bewohner*innen, wie die Übernahme und Auswertung von ärztlichen Visiten. Dazu kommt die Planung von Aufnahmen und Entlassungen, Angehörigengespräche sowie Kontaktpflege mit Stake Holdern, interdisziplinäre Besprechungen, welche ebenfalls enorme Zeitressourcen binden, Dienstplangestaltung, Abhaltung von Pflegevisiten und Mitarbeiter*innen Förderungsgesprächen, Teamgesprächen und vieles mehr. Das unmittelbare Konfliktpotenzial und die Angriffsmöglichkeiten sind deutlich höher als das von Einrichtungsleitungen und Pflegedienstleitungen. Denn bevor Konflikte an die erste Führungsebene gelangen, werden sie im mittleren Management oft schon abgefangen und gelöst.

Hinzu kommt, dass der mittleren Führungsebene gemessen an ihrer Verantwortung über die Bezahlung nicht in adäquatem Maße Anerkennung und Wertschätzung vermittelt wird. Häufig haben sie kein eigenes Büro, in dem sie konzentriert arbeiten oder sensible Gespräche führen können. Einrichtungsleitungen und Pflegedienstleitungen können sich zurückziehen, Stations- und Wohnbereichsleitungen können dies in der Regel nicht. Sie sind immer und für jeden ansprechbar, sind die Problemlöser vor Ort. Die zentrale Verantwortung zur Früherkennung und Prävention von Machtmissbrauch und Gewalt liegt im stationären Bereich, bei den Stations- oder Wohnbereichsleitungen. Die persönlichen Kernaufgaben liegen darin, dass sich Mittelmanager*innen gut organisieren und vor allem spontan über Prioritäten entscheiden können und diese umsetzen.

Prioritäten setzen
Überlegen Sie anhand des folgenden Beispiels, welche Prioritäten Sie setzen würden:

Sie sind seit 3 Jahren Stationsleitung auf einer internistischen Abteilung mit 44 Betten und 24 Pflegemitarbeitern*innen (Voll- und Teilzeit) im Krankenhaus. Es sind gerade Sommerferien und daher einige Mitarbeiter*innen in Urlaub. Hinzu kommt, dass 3 Mitarbeiter*innen sich krank gemeldet haben. Sie haben es gerade so geschafft, den Dienstplan mit der Mindestpräsenz abzudecken. Nach der ärztlichen Visite stehen viele Veränderungen der Medikation an und es wurden für den morgigen Tag etliche Untersuchungen angeordnet und fünf Entlassungen geplant. Für den heutigen Tag hätten Sie eine Pflegevisite geplant und das Einarbeitungsgespräch mit einer neuen Mitarbeiterin steht auch an. Die Küche wartet auf die Speisepläne und die Apothekenbestellung muss auch abgeschickt werden. Die Qualitätsbeauftragte erwartet heute die Statistik der Risikoeinschätzungen und Wundplanungen. Eine Angehörige ruft an und beschwert sich darüber, dass ihr Vater gestern nicht rasiert wurde. Am Gang hören Sie zwei Pflegepersonen über Patient*innen reden – laut und abwertend („der Herzinfarkt von Zimmer 9 macht was er will, er steht einfach auf, reißt sich dabei den Venenzugang und Dauerkatheder heraus, jetzt muss ich schon wieder den Arzt anrufen und die von Zimmer 2 ist schon wieder voll"). Währenddessen läutet das Telefon, ein Patient der Station hat sich trotz massiver Sturzgefahr alleine vom Röntgen auf den Weg zur Station gemacht. ◄

Als Stations- oder Wohnbereichsleitung kennen Sie solche Situationen sicher.
Sie müssen binnen weniger Minuten über Prioritäten entscheiden. Wichtig ist es dabei ruhig zu bleiben und keine zusätzliche Hektik zu verbreiten.
Was tun Sie zuerst?

- Patient*innen Bedürfnisse und Sicherheit gehen immer vor, daher hat es oberste Priorität, den sturzgefährdeten Patienten zu finden

und sicher auf die Station zu begleiten – delegieren Sie diese Aufgabe, wenn möglich.
- Mitarbeiter*innen Verhalten – suchen Sie rasch das Gespräch mit den Mitarbeiter*innen über das Verhalten auf dem Gang. Geben Sie den Mitarbeiter*innen die Chance auf Entlastung in einem geschützten Rahmen. Lassen Sie es nicht zu, dass so über Patient*innen gesprochen wird. Klären Sie die Angelegenheit mit der Rasur des Patienten. Beenden Sie das Gespräch positiv. Belieben Sie wertschätzend, aber klar.
- Erledigen Sie alle Aufgaben, um einen reibungslosen Stationsablauf zu gewährleisten –Apothekenbestellung, Speiseplan, Planung von Entlassungen und Untersuchungen.
- Führen Sie das Einarbeitungsgespräch, denn Mitarbeiter*innen sind Ihr Kapital.
- Klären Sie die Dringlichkeit der Statistik mit dem Qualitätsbeauftragten.
- Die Pflegevisite werden Sie vermutlich auf den nächsten Tag verschieben müssen.

▶ Im Alltag geht immer die Sicherheit der Patient*innen oder Bewohner*innen vor. Setzen Sie Ihre Prioritäten danach. Reagieren Sie auf Unfreundlichkeiten oder Unhöflichkeiten von Mitarbeiter*innen sofort, denn sie sind oftmals die ersten Anzeichen für Machtmissbrauch und Gewalt am Pflegebedürftigen.

Fachkräftemangel
Dieser aktuelle Gesichtspunkt darf nicht übersehen werden. Immer wieder sehen sich Einrichtungen des Gesundheitswesens gezwungen, über fachliche und persönliche Defizite von Fachkräften hinwegzusehen, um die gesetzlich erforderliche Quote zu erfüllen. Für Stations- und Wohnbereichsleitungen bedeutet dies im Alltag einen erhöhten Aufwand, Gefahren abzuwenden und die geforderte Pflegequalität zu gewährleisten. Qualifizierte und verlässliche Mitarbeiter*innen leiden unter den Ausfällen oder dem mangelnden Verantwortungsbewusstsein von Kolleg*innen. Sie versuchen, die Defizite auszugleichen. Die augenscheinliche Toleranz

oder auch das Wegsehen bei fachlichen und persönlichen Defiziten von Stationsleitungen oder Wohnbereichsleitungen beeinflusst die Zusammenarbeit negativ. Nachdem ein wesentlicher Wunsch und Faktor für Arbeitszufriedenheit von Mitarbeiter*innen an Führungskräfte die Entscheidungsfähigkeit und Durchsetzungskraft ist, sollten alle zur Verfügung stehenden Möglichkeiten und Instrumente genutzt werden, die Defizite fachlicher und/oder persönlicher Natur auszugleichen.

Darunter zählen beispielsweise:

- Einschulungskonzepte,
- Stellenbeschreibungen,
- Einzelgespräche,
- Fort- und Weiterbildungsmaßnahmen, fachlich und persönlich,
- Pflegevisite,
- Mitarbeiter*innen Gespräche mit klaren Zielvereinbarungen,
- Supervision usw.

▶ Der Verantwortung von Machtmissbrauchs- und Gewaltprävention kann nur durch eine offene und klare Haltung und nachvollziehbare Handlungen nachgekommen werden. Hinsehen, Ansprechen und Handeln ist die Devise!

So schwierig die Sandwichposition von Stations- oder Wohnbereichsleitungen auch sein mag: Sie haben auch einen enormen Handlungsspielraum und unzählige Gestaltungsmöglichkeiten

7.1.3 Rollenverständnis und Rollenerwartungen an die mittlere Führungsebene

Viele Stations- und Wohnbereichsleitungen übernehmen von heute auf morgen die neue Aufgabe: gestern noch Teammitglied und heute Vorgesetze. Auch wenn Ihnen die zahlreichen Aufgaben im Alltag bekannt sind, ist plötzlich alles anders. Auch wenn Sie das Team schon kennen, plötzlich haben Sie eine andere Rolle. Sie sind nicht mehr eine/einer von Ihnen, Sie gehen voran. Viele

Stationsleitungen brauchen Zeit, um ihre neue Rolle hineinzuwachsen. Schnell bemerken sie, dass sich die Zusammenarbeit nun anders gestaltet und gestalten muss. Als Mittelmanager*in stehen Sie den Erwartungen der Vorgesetzten, der Patient*innen und Bewohner*innen und denen des Teams gegenüber.

Jeder Mensch nimmt im Laufe seines Lebens die unterschiedlichsten Rollen ein. Ob dies nun die Rolle des Kindes, der Schüler*in, der Freund*in, der Partner*in, der Mitarbeiter*in, die eines Elternteiles oder Vereinsmitgliedes ist. Die meisten Rollen suchen sich Menschen nicht aus und die meisten Rollenerwartungen sind bereits gesellschaftlich definiert. Viele Rollen werden uns gesellschaftlich zugeteilt (Kind, Tochter, Sohn, Schüler …) und wir wachsen langsam hinein. In andere wiederum geraten wir zufällig oder streben diese auch an. Gleichgültig ob Sie nun die Position als Stations- oder Wohnbereichsleitung angestrebt haben oder ob sie Ihnen zugefallen ist, werden Sie diese auf Ihre ganz individuelle Weise ausfüllen und an die jeweilige Rollenerwartung des Unternehmens anpassen. Sie werden oder haben unterschiedliche Strategien entwickelt und versuchen den Erwartungen von oben und von unten und parallel zu entsprechen. Hinzu kommen die Erwartungen, die Sie an sich selbst stellen. Spannungsfelder und Überforderungen sind vorprogrammiert. Die Leistungen von Stations- oder Wohnbereichsleitung werden von oben an Fakten gemessen, wie der Pflegequalität der Abteilung, Anzahl der Beschwerden, Krankenstandstage der Mitarbeiter*innen, Fluktuation und diversen administrativen und zeitlich vorgegebenen Anforderungen, Anzahl der Pflegevisiten und Mitarbeiter*innen Gespräche, Dienstplangestaltung u. v. m. Patient*innen und Bewohner*innen sowie Mitarbeiter*innen erwarten hingegen Verständnis und Kompetenz, jederzeit da zu sein, Gerechtigkeit, Ehrlichkeit, Transparenz, Vertrauen usw., also schwer zu messende Faktoren. Um den Erwartungen an die Mittelmanager*in zu entsprechen und daran nicht zu zerbrechen, bedarf es vorab einer klaren Definition der Erwartungen an sich selbst:

- Wofür stehen Sie?
- Was können Sie erfüllen, was nicht?
- Wo haben Sie Machtkompetenz und wo sind Sie machtlos?

Im Zusammenhang mit der Prävention von Macht- und Gewalt am Hilfs- und Pflegebedürftigen stehen Stations- und Wohnbereichsleitungen sozusagen an der Front.

Ihr Rollenverständnis spiegelt sich am Verhalten und an den Einstellungen der Teammitglieder maßgeblich wieder.

Reflektieren Sie Ihr Verhalten mittels der folgenden Übung:

Übung

Stellen Sie sich vor, Sie haben Ihr 40-jähriges Dienstjubiläum, welches auf Grund Ihrer Pensionierung groß gefeiert wird. Seit 25 Jahren sind Sie Stations- oder Wohnbereichsleitung. Anlässlich Ihres Jubiläums und Ihrer Pensionierung werden Ansprachen gehalten:

- von der Pflegedienstleitung,
- von einer langjährigen Mitarbeiterin,
- von einer ehrenamtlichen Mitarbeiterin und Angehörigen eines Patienten/Bewohners,
- vom Betriebsrat.

Was würde in den Reden über Sie gesagt werden? Würde Ihr Rollenverständnis zu den Aussagen passen? Was würden Sie sich wünschen, was über Sie gesagt wird?

Die Anforderungen und die Erwartungen an das mittlere Management sind sehr vielfältig.

Ein deutsches Sprichwort besagt schon: „Jeden Menschen recht getan, ist eine Kunst, die niemand kann", erst recht nicht als Führungsperson des Mittelmanagements. Für das Rollenverständnis von Mittelmanager*innen ist es daher unabdingbar, sich seiner verschiedenen Rollen und den daran geknüpften Erwartungen bewusst zu sein. Das Wesentlichste bei der

Rollenerfüllung ist die Authentizität, deren Synonyme lt. Duden für Echtheit, Glaubwürdigkeit, Sicherheit, Verlässlichkeit und Wahrheit stehen. Dies sind Eigenschaften, die zur Prävention von Machtmissbrauch und Gewalt in ihrer Vorbildwirkung, neben Kompetenz und Fachlichkeit, als Führungskraft unbedingt notwendig sind.

▶ Als Mittelmanager*in stehen Sie, wie der Name schon sagt, in der Mitte. Das ermöglicht positive Gestaltung nach oben und unten.

Definieren Sie Ihre unterschiedlichen Rollen und Rollenerwartungen. Setzen Sie Ihre Prioritäten immer unter dem Gesichtspunkt der Menschenwürde.

7.2 Überforderungen im Team erkennen

Da Überforderungen und die daraus resultierende Frustration ein Auslöser für Gewalt in der Pflege sein können, ist es wichtig, diese rechtzeitig zu erkennen. Als Führungskraft einer Abteilung sind sie vor Ort und haben die Verantwortung, die Entstehungsfaktoren zu erkennen und Gegenmaßnahmen einzuleiten.

7.2.1 Erwartungen an ein Team und an die Teamleitung

Zunächst muss geklärt werden, ob im Bereich der Pflege überhaupt von Teams gesprochen werden kann oder ob es sich vielmehr um eine Arbeitsgruppe handelt. Von einem Team erwartet man ein gemeinsames Ziel, eine gemeinsame Haltung und ein Miteinander. In Arbeitsgruppen hat jeder individuelle Ziele und deutlich mehr Eigenverantwortung. Mehrere Mitarbeiter*innen arbeiten, jeder in seinem Verantwortungsbereich, an der Erreichung eines Gesamtziels. Der Unterschied zwischen einem Team und einer Arbeitsgruppe liegt darin, dass Teams gemeinsam Ziele und Lösungen definieren und jeder an der Zielerreichung beteiligt ist. Bei Arbeitsgruppen wird ein Ziel vorgegeben und jeder arbeitet sein Aufgabengebiet ab. Während in einem Team Aufgaben und Rollen wechseln, sind in Arbeitsgruppen Rollen, Aufgaben und Verantwortungen klar geregelt. Somit steht fest, dass im stationären Pflegebereich von Teams zu sprechen ist.

Der Mittelpunkt der Pflegearbeit sind die Patient*innen oder Bewohner*innen. Es muss als gemeinsames Ziel angesehen werden, die Bedürfnisse und Lebensqualität der hilf- und pflegebedürftigen Menschen in den Vordergrund zu stellen.

In der interdisziplinären Zusammenarbeit, wie mit Ärzt*innen, Therapeut*innen, Reinigungspersonal usw., kann von Arbeitsgruppen ausgegangen werden (die in sich auch wieder Teams sein können).

So managen Stations- und Wohnbereichsleitungen einerseits das Team der Pflege und andererseits die Zusammenarbeit mit unterschiedlichen Arbeitsgruppen.

Die subjektiv erlebte Qualität der Pflege, medizinischen Behandlung, Sauberkeit, Qualität des Essens usw. – also des Gesamteindrucks – hängt für einen pflegebedürftigen Menschen von vielen Teams und dem Zusammenspiel von unterschiedlichen Arbeitsgruppen ab. Hier den Überblick zu bewahren, ist nicht einfach.

Da der Auslöser von Machtmissbrauch und Gewalt oftmals aus einer Überforderung heraus entsteht, ist hier bei Mittelmanager*innen von einem erhöhten Risiko auszugehen. Die Gefahr besteht darin, dass insbesondere durch mangelnde Machtkompetenz Überforderungen unmittelbar an den Pflegebedürftigen weitergegeben werden oder aber Druck auf das Pflegeteam übertragen wird, der wiederum beim hilfs- und pflegebedürftigen Menschen in Form von Unfreundlichkeiten, Vernachlässigung, Bevormundung oder auch Freiheitsbe- oder -einschränkungen ankommen kann.

Die Mitarbeiter*innen Führung hat einen hohen Stellenwert, der jedoch auf Grund der zahlreichen administrativen und koordinierenden Aufgaben von Stations- und Wohnbereichsleitungen oftmals auf der Strecke bleibt. Hinzu kommen häufig mangelnde Kenntnisse von Teamstrukturen und Teamentwicklungsmöglichkeiten oder auch ein enormes Harmoniebedürfnis. Führen ist zeitaufwendig und anstrengend

und zunächst unsichtbar. Erfolge stellen sich nur sehr langsam ein, und jede/r neue Mitarbeiter*in verändert das Team.

► Als Leitung eines Teams haben Sie selbst viel Handlungsspielraum; sollten Sie jedoch erhöhte Gewaltpotenziale erkennen, leiten Sie dies umgehend an die Pflegedienstleitung weiter.

Als Leitung eines Pflegeteams nehmen Sie fast täglich an den Dienstübergaben teil. Diese ermöglichen Ihnen einen Einblick in Stimmungen und Einstellungen. Zur Erkennung von Machtmissbrauch und Gewaltphänomenen, aber auch als tägliche Sensibilisierungsmöglichkeit zu verschiedenen Themen, ist die Gestaltung der Dienstübergabe oder Dienstübernahme ein wichtiger Bestandteil im stationären Pflegealltag.

Die Dienstübergabe – Gewaltrisiken erkennen

In Übergabegesprächen, auch Dienstübergabe- oder -übernahme genannt, sollen wichtige Informationen weitergegeben werden, die für die fortlaufende Pflege wichtig sind. In der Art und Weise, wie sie geführt werden, erhalten Sie als Führungsperson wichtige Hinweise:

- zur Pflegequalität,
- zur Teamsituation,
- zur inneren Haltung einzelner Mitarbeiter*innen,
- zu den fachlichen und sozialen Kompetenzen der Mitarbeiter*innen,
- zu Problemen/Konflikten mit Patient*innen, Bewohner*innen, Angehörigen etc.,
- zu Machtverhältnissen und Machtkompetenzen innerhalb des Teams,
- zu Motivation und Engagement der Mitarbeiter*innen.

Tipp

Nehmen Sie, wann immer Sie können, an Dienstübergaben teil und nutzen diese als Ist-Analyse zu den oben genannten Hinweisen.

Analysieren Sie anhand des folgenden **Beispiel**s einer Dienstübergabe die Gefahren von Machtmissbrauch und Gewalt:

Beispiel

Dienstübernahme vom Frühdienst auf den Spätdienst einer chirurgischen Abteilung:

Fünf Mitarbeiter*innen der Frühschicht und vier Mitarbeiter*innen der beginnenden Spätschicht versammeln sich im sehr kleinen Pflegestützpunkt vor dem Computer. Zwei Mitarbeiterinnen (Stationsleitung und Fachkraft) sitzen, die anderen stehen – aus Platzmangel und fehlenden Sitzgelegenheiten. Die Stationsleitung öffnet die Pflegedokumentation mit der Übersicht aller Patient*innen auf der Abteilung. Sie beginnt mit dem ersten Patienten und fragt, ob es besondere Vorkommnisse gab.

Herr Bayer – „Nein, nichts."

Herr Chemnitz – „Nein, nichts."

Frau Dörner – „Ja, die schreit bei der Pflege vor Schmerzen, bitte bei der Visite weitergeben."

Frau Farmer – „Die Operationswunde schaut nicht so gut aus, aber sie kommt morgen eh ins Pflegeheim."

Frau Himmelsberger – „Nein, nichts Besonderes, wie immer, sie läutet unentwegt, ich habe ihr heute gesagt, dass sie nicht die einzige Patientin ist, dann war eine halbe Stunde Ruhe."

Frau Ivanic – „Wer? Ah, die mit der Weber-C-Operation – nichts Besonderes."

Herr Kerner – „Wird heute noch operiert, er ist nüchtern."

Frau Maierhofer – „Die Bluttransfusion hängt noch, morgen wieder Blutabnahme."

Frau Oswald – „Sie wollte rauchen gehen, ich habe es ihr verboten, das kann ja nicht sein, dass sie nach der Beinamputation rauchen will."

Herr Pizek – „Wurde heute aufgenommen, hat eine Unterarmfraktur rechts, die Schülerin war bei ihm, ich kenn ihn nicht."

Frau Reichhart – „Wird morgen entlassen, die Tochter holt sie ab."

Frau Riemer – „Nichts Besonderes."

Frau Rommelsberger – „Die isst nichts, klagt über Übelkeit, ein Ernährungsprotokoll wurde angelegt."

Frau Sieghart – „Die Schmerzinfusionen sind aus, sie bekommt jetzt orale Schmerztherapie."

usw.

Die Stationsleitung bittet die Mitarbeiter*innen noch kurz zu bleiben, da für die nächsten Tage durch eine kranke Kollegin noch Dienste abzudecken sind. Eine Mitarbeiterin meint: „Jetzt ist die schon wieder krank." und verlässt den Pflegestützpunkt. ◄

Bei dieser Dienstübergabe ist deutlich zu erkennen, dass Patient*innen nicht im Mittelpunkt oder im Sinne der Ganzheitlich betrachtet und gepflegt werden. Eindeutige Zeichen von Machtmissbrauch werden in Bezug auf Frau Himmelsberger und Frau Oswald verbalisiert. Von Gewalt in der Pflege kann bei Frau Dörner ausgegangen werden, da Pflegehandlungen durchgeführt werden, obwohl die Patientin vor Schmerzen schreit. Von Vernachlässigung ist bei Herrn Pizek auszugehen, da lediglich eine Schülerin bei ihm war. Die Beurteilung des Pflegezustandes durch eine Fachkraft erfolgte nicht. Insgesamt ist die Sprache abwertend und von wenig Professionalität gekennzeichnet. Die Stationsleitung greift nicht ein, fragt nicht nach und zeigt keine Handlungsalternativen auf. Durch ihr Schweigen billigt sie den Umgang und die Qualität der Pflege.

Die Dienstübergabe ist – richtig genutzt – ein zentrales Steuerungsinstrument für viele Pflege- und Qualitätsanforderungen.

Im Fokus der Gewaltprävention sollte Folgendes beachtet werden:

- Patient*in oder Bewohner*in steht im Mittelpunkt
- Enthält physische, psychische und soziale Informationen
- Ist Bestandteil einer wertschätzenden Kommunikationskultur
- Definition und Zuteilung von Verantwortlichkeit
- Wissensvermittlung

- Probleme erkennen und Lösungen einleiten
- Stärkt die Teamzugehörigkeit
- Steuerung des Pflegeprozesses
- Gemeinsame Ziele werden festgelegt
- Reflexion der Pflegemaßnahmen und der eigenen Handlungen
- Schaffen einer vertrauensvollen Atmosphäre
- Ist ein strukturiertes Ritual zur Orientierung und Sicherheit für Patient*innen, Bewohner*innen und Mitarbeiter*innen

Tipp
- Laden Sie die Pflegedienstleitung, Heimleitung oder den Qualitätsbeauftragten ein, an den Dienstübergaben teilzunehmen. Dies vermittelt ein einheitliches Verständnis der Führungsebenen.
- Stellen Sie bei Unklarheiten Fragen, sprechen Sie einzelne Mitarbeiter*innen an, besonders die zurückhaltenden.
- Geben Sie transparente Auskünfte.
- Verteilen Sie Aufgaben – konkret und namentlich.
- Verweisen Sie immer wieder auf die Themen, der inneren Haltung, der Macht und Gewaltprävention.
- Schaffen Sie Vertrauen, seien Sie Vorbild und: Es darf auch gelacht werden.
- Leiten Sie bei schwierigen Situationen gesonderte Besprechungen ein (Fallbesprechung).
- Achten Sie auf subtile und subjektive Äußerungen, fragen Sie nach.
- Erarbeiten Sie mit den Mitarbeiter*innen einen Dienstübergabe-Standard.
- Machen Sie sich selbst ein Bild von Patient*innen oder Bewohner*innen.
- Nutzen Sie das Instrument der Pflegevisite.
- Nutzen Sie die Dienstübergabe zur Motivation, anerkennen Sie die Leistungen der Mitarbeiter*innen.

Geeignete Kommunikationsstrukturen und Rituale stärken das Wir-Gefühl und steuern Prozesse durch Transparenz.

In den täglichen Dienstübergaben lassen sich bei aufmerksamer Beobachtung negative und gewaltfördernde Tendenzen frühzeitig erkennen.

7.2.2 Burnout

Die Gewaltgefahr ist in Teams, in denen negative Stimmungen, Unstimmigkeiten und schwelende Konflikte herrschen, ungleich höher. Und immer häufiger ist auch von einem kollektiven Burnout in Teams, zu lesen und zu hören. Kann es sein, dass ein ganzes Team vor oder mitten im Burnout steht? Auch wenn viele von uns das Wort Burnout nicht mehr hören können, muss es doch als aktuelles Phänomen in der Arbeitswelt beleuchtet werden. Und nachdem es gerade im Bereich von pflegenden Berufen mittlerweile ein großes Problem der Krankenstände, Fluktuation und des Fachkräftemangels darstellt, betrifft es somit doch alle gleichermaßen – Führungskräfte, Mitarbeiter*innen und Patient*innen oder Bewohner*innen.

Kollektives Burnout oder: Ist Burnout ansteckend?
Burnout ist seit einiger Zeit ein viel beobachtetes Phänomen und man findet dazu um die 18 Mio. Einträge im Internet. So berichtet auch Andreas Kuchenbecker anlässlich eines Vortrags in Lüneburg 2007. Er vergleicht die Gefahr eines kollektiven Burnouts mit einer römischen Öllampe. „Jeder leuchtet für sich, in der Summe erstrahlt ein Ganzes. Damit dies dauerhaft so funktioniert, braucht es eine gemeinsame Bevorratung der Ressourcen, einen verantwortlich gepflegten Energiehaushalt." Fällt ein Licht aus, wird es dunkler, leuchtet eines zu hell, nimmt es den anderen den Brennstoff und sie werden kleiner, brennen alle sehr stark, geht der Brennstoff rasch aus. Ein gelungener Versuch (Feuer – Flamme –

ausgebrannt) von Kuchenbecker (2007, S. 5 ff.)
die Ansteckungsgefahr oder auch Übertragungs-
gefahr von Burnout in Teams zu erklären.

Als Leitung eines Teams sollten Sie die
Risikofaktoren eines Teamburnouts unbedingt
kennen, dazu eignet sich das Risikomodell von
Jörg Fengler und Andrea Sanz, dass sechs äußere
und innere Lebensbedingungen beschreibt, die
zu Belastungen führen und dazu beitragen können, auszubrennen (Fengler und Sanz 2011,
S. 61–69).

1. Risikofaktor Person

Hier sind die unterschiedlichen Eigenschaften der einzelnen Teammitglieder gemeint, die zu einer Belastung für das Team
werden können, wie unzufriedene und un-
glückliche Mitarbeiter*innen, schlecht orga-
nisierte und unstrukturierte Mitarbeiter*innen
sowie jene, die einen besonders hohen
Perfektionsanspruch und Kontrollzwang an
sich und andere haben, oder jene, die schon
innerlich gekündigt haben.

2. Risikofaktor Privatleben

Menschen mit vielen privaten Sorgen können im beruflichen Alltag nur wenig zu einem
harmonischen Betriebsklima beitragen.

3. Risikofaktor Zielgruppe

Da sich die Ansprüche und Erkrankungen
von Patient*innen und Bewohner*innen allein schon demografisch verändern, kann es
zu einer Belastung hinsichtlich eigener
Handlungsmöglichkeiten kommen. Vermehrte psychische Beeinträchtigungen von
Patient*innen und Bewohner*innen über-
fordern Mitarbeiter*innen zusätzlich. Ablehnungen und Kommunikationsbarrieren
können Resignation und innere Erschöpfung
auslösen.

4. Risikofaktor Team

Hier kann es zu Konkurrenzkämpfen und
ständigen Vorwürfen, Neid, Lügen und Intrigen bis hin zu Mobbing kommen. Es können
sich Einzelkämpfer*innen finden, die sich
dann zurückziehen und Konfliktlösungen aus
dem Weg gehen.

5. Risikofaktor Vorgesetzter

Unterschiedliche Merkmale von Vorgesetzten können zu einem gewissen Teil zur
Entstehung des Burnouts beitragen. Durch-
setzungsschwache und konfliktscheue Vorgesetzte, die ihre Mitarbeiter*innen nicht in
Entscheidungen mit einbinden, können
genauso schädlich für ein Team sein wie Vorgesetzte mit einem ausgeprägten Kontrollzwang und jene, die alles negativ hinterfragen.
Auch wenn Mitarbeiter*innen den Vorgesetzten nicht einschätzen können und diese
ihre Meinung ständig wechseln, führt dies zu
Unsicherheit und Frust.

6. Risikofaktor Institution und Gesellschaft

Hier sind Personalmangel, Informations-
mangel und Strukturen zu nennen, die zu
einer Überlastung führen können.

Burnout als Risikofaktor für Gewalt erkennen
In der Auseinandersetzung mit dem Thema Burnout fallen eindeutige Parallelen der Risikofaktoren zur Entstehung von Machtmissbrauch
und Gewalt in Pflegebeziehungen auf. Es drängt
sich die Frage auf, ob es Zusammenhänge zwischen Burnout und Gewalt an Patient*innen oder
Bewohner*innen gibt. So findet man in der Literatur, dass Gewaltakte ein Resultat von Arbeitsbelastungen und institutioneller Zwänge sind
(Gröning 2005, S. 64). Und im multifaktoriellen
Phasenmodell nach Schwerdt (1994) wird Gewalt als maligne Dekompensation und als letztes
von fünf Stadien im Burnoutprozess bezeichnet.

Das Burnout weist unter anderem drei Merkmale
auf: Erschöpfungszustand, Leistungsminderung und
Entfremdung (Fengler und Sanz 2011, S. 17). Fengler erweitert die Dimensionen des Team-Burnouts.
Unter anderem beschreibt er den Kohäsionsverlust,
indem das Team seine Bindungskraft und das Zugehörigkeitsgefühl verliert. Es kommt zur Reizbarkeit,
zu Polarisierungen und Feindseligkeiten; Kleinigkeiten werden dramatisiert und es kommt zu Team-
spaltungen, wobei Fronten und Fraktionen gebildet
werden. Reflexionsverweigerung sieht Fengler
ebenfalls als Merkmal des Team-Burnouts (Fengler
und Sanz 2011, S. 34 ff.)

Sarkasmus als Alarmsignal erkennen
Und immer wieder taucht das Wort Sarkasmus in der Literatur als ein Alarmsignal von Burnout auf. Als Sarkasmus wird ein bitterer, verletzender Spott verstanden; das Wort leitet sich aus dem griechischen Wort „sarx" ab, dessen Bedeutung Fleisch ist. Somit kann Sarkasmus auch mit „Zerfleischen" übersetzt werden.

Wenn ein sarkastischer Kommunikationsstil in Teams an der Tagesordnung ist, sollten alle Alarmglocken von Führungspersonen läuten.

Sowohl die Risikofaktoren als auch die Merkmale eines kollektiven Team-Burnouts lassen darauf schließen, dass dadurch Machtmissbrauch und Gewalt gegenüber Pflegebedürftigen Tür und Tor geöffnet wird. Als verantwortliche Stations- oder Wohnbereichsleitung sind Kenntnisse über die Entstehung, die Risikofaktoren, die Symptome sowie Präventions- und Handlungsoptionen unbedingt erforderlich.

Präventive Maßnahmen
Das Netzwerk Burnoutprävention Tirol (www.burnoutundachtsamkeit.at) empfiehlt folgende Maßnahmen für die Organisation von Teams:

- Fokussierung der menschlichen und beziehungsmäßigen Situation in der Organisation der Beziehungsdynamiken
- Kommunikationskultur und -strukturen
- Reduzieren der Belastungen durch großen Zeitdruck oder Arbeitspensum
- Arbeitspausen
- Etablieren einer Anerkennungskultur
- Erhöhen der Autonomie durch mehr Handlungs- und Entscheidungsspielraum
- Eigenständigkeit in der Ausführung von übertragenen Arbeitsaufgaben und Mitgestaltung der Arbeitsbedingungen
- Mischung von neuen Aufgaben und Routinetätigkeiten
- Förderung des Zusammenhalts im Team
- Schaffen einer Kultur des Feedbacks und der Unterstützung
- Gestaltung von Arbeitsräumen und Arbeitsplatz nach individuellen Bedürfnissen und schaffen einer angenehmen Arbeitsatmosphäre

- Fort- und Weiterbildungsmöglichkeiten, um Selbstvertrauen, berufliche Handlungskompetenz und Reflexionsfähigkeit zu stärken
- Supervision und Coaching, um berufliches Handeln zu reflektieren sowie ein vertiefendes Verstehen und erweiterte Handlungsmöglichkeiten zu erarbeiten

Auch aus den Empfehlungen des Burnout-Netzwerkes Tirol geht die Notwendigkeit einer wertschätzenden Führungskultur eindeutig hervor. Die Maßnahmen zur Burnout – Prävention können somit eins zu eins auch für die Prävention von Machtmissbrauch und Gewalt herangezogen werden.

▶ Burnoutprävention ist Gewaltprävention.

7.2.3 Mobbing im Team ist auch Gewalt für den Pflegebedürftigen

Teamkonflikte bis hin zum kollektiven Burnout stellen eine große Gefahr für Machtmissbrauch und Gewalt an Patient*innen oder Bewohner*innen dar. Eine weitere Gefahr stellt das Mobbing dar. Unter Mobbing werden Handlungen gegen einen Kolleg*innen verstanden, von Schikanen bis hin zu Intrigen, bis dieser letztendlich erkrankt und kündigt. Mobbing hat System und tritt über einen längeren Zeitraum auf.

Auf der Homepage des Arbeitsschutzgesetzes (www.arbeitsschutzgesetz.org/mobbing-am-arbeitsplatz/) wird zum Thema Mobbing Folgendes bemerkt:

> „Die Unternehmenspolitik und die Arbeitsorganisation spielen eine große Rolle. Das Konfliktpotenzial in einer Firma nimmt zu, wenn strukturelle Fehler gemacht werden: Ein zu hohes Arbeitspensum, unklare Zuständigkeiten, Konkurrenzgerangel und nicht transparente Entscheidungen können Beschäftigte dazu bewegen, sich gegenseitig anzugreifen. Auch mangelndes Führungsverhalten und niedrige Gesprächsbereitschaft bei Vorgesetzten sowie Über- und Unterforderung können Mobbing am Arbeitsplatz provozieren."

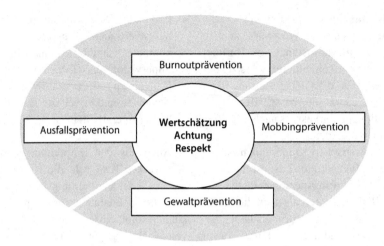

Abb. 7.1 Präventionskreislauf

Dies ist ein weiterer Hinweis dafür, wie wichtig und vielfältig kulturelle, strukturelle und kommunikative Präventionsmaßnahmen sind. Sie schützen den hilfs- und pflegebedürftigen Menschen, sowie die Mitarbeiter*innen vor Machtmissbrauch und Gewalt.

Die aktuellen Themen unserer Zeit, wie Burnout und Mobbing, haben beträchtliche Auswirkungen für das Gesundheitssystem, den Arbeitsmarkt und verursachen letztendlich psychische und körperliche Schäden. Dort, wo gemobbt wird, egal aus welcher Richtung, spalten sich Teams, wird gekämpft und geurteilt.

Wertschätzung, Achtsamkeit und Respekt gehen verloren und übertragen sich negativ auf den pflegebedürftigen Menschen. Es ist zu vermuten, dass dort, wo Kolleg*innen gemobbt werden, auch Patient*innen und Bewohner*innen ausgegrenzt und vernachlässigt werden.

Daher ist jede Auseinandersetzung mit Burnout und Mobbing immer auch Prävention gegen Machtmissbrauch und Gewalt (Abb. 7.1).

▶ Gerade für Führungskräfte des basalen und mittleren Managements sind Präventionsmaßnahmen hinsichtlich Burnout, Mobbing und Gewalt auch Prävention gegen Ausfälle und Fluktuation. Da dies enorme Kosten für die Träger und das Gesundheitssystem verursacht, argumentieren Sie auch in diese Richtung mit Ihren Vorgesetzten.

Ein Pflegeteam zu führen, erfordert ein hohes Maß an sozialer Kompetenz und dem Bewusstsein der eigenen Machtkompetenz.

Literatur

Fengler J, Sanz A (2011) Ausgebrannte Teams – Burnout – Prävention und Salutogenese. Klett-Cotta, Stuttgart

Gröning K (2005) Wenn die Seele auswandert. Belastung, emotionale Entleerung und Gewalt in der professionellen Pflege alter Menschen. Forum Supervision

Kuchenbecker A (2007) Burnout in Teams. Vortrag BAG-KJP Lüneburg. http://www.bag-ped.de/sites/default/files/dateien/fachbeitrag_burnout-prozesse-in-teams.pdf. Zugriffsdatum 26.09.2023

Schwerdt R (1994) Ausgebrannt. Entstehungsbedingungen für Burnout bei AltenpflegerInnen, Altenpflegeforum

Tewes R (2011) Führungskompetenz ist lernbar: Praxiswissen für Führungskräfte in Gesundheitsfachberufen, 2. Aufl. Springer, Berlin/Heidelberg/New York

Selbstreflexion – Die eigenen Handlungskompetenzen erweitern

8

Inhaltsverzeichnis

„Wir können den Wind nicht ändern, aber die Segel anders setzen." (Aristoteles, 322–384 v. Christus)

Selbstreflexion bedeutet die Auseinandersetzung mit der eigenen Person. Sie beinhaltet die Selbstbeobachtung und das Nachdenken über sich selbst. Nur dadurch werden Veränderungen im eigenen Verhalten möglich. Selbstreflexion stärkt das Selbstbewusstsein und ermöglicht den besseren Zugriff auf die persönlichen Stärken, aber auch Schwächen. Selbstreflexion ermöglicht einen positiven Blick auf das eigene Leben und Wirken.

Durch die Auseinandersetzung mit sich selbst, seinen Wünschen, Träumen, Motiven und der Frage, ob durch das eigene Verhalten diese auch erreicht werden können, eröffnen sich neue Handlungskompetenzen.

In der Prävention von Machtmissbrauch und Gewalt hat jede/r Mitarbeiter*in, gleich ob in einer Führungsposition oder nicht, ein hohes Maß an Eigenverantwortung.

In diesem Kapitel soll fernab von Organisations- und Führungsverantwortung die Eigenverantwortung aufgezeigt werden.

8.1 Eigene Belastungsgrenze erkennen

Jeder Mensch kennt das Gefühl, den Anforderungen beruflich und privat nicht mehr standhalten zu können. So unterschiedlich die Belastbarkeit jedes Menschen ist, umso ähnlicher sind die Symptome bei Überlastung. Da gerade im Pflegebereich die

Gefahr eines Burnouts besonders hoch ist und dies die Gefahr von Machtmissbrauch und Gewalt erhöht, ist jede/r Einzelne aufgefordert, achtsam mit sich selbst zu sein. Die eigenen Belastungsgrenzen zu erkennen und Maßnahmen zur Entlastung einzuleiten, würde den Alltag enorm erleichtern. Präventiv an sich zu arbeiten, ist der Schlüssel für Ausgeglichenheit und Zufriedenheit. Achtsamkeit und Wertschätzung fängt bei sich selbst an und hat nichts mit Egoismus zu tun. Vielmehr spiegelt sich die Achtsamkeit und Wertschätzung in Ihrem Verhalten wieder und überträgt sich automatisch auf Ihr Umfeld.

▶ Selbstreflexion ist Selbstpflege.

Warnsignale erkennen

Bevor es zu Grenzüberschreitungen durch Überlastung kommt, zeigen sich Warnsignale, sowohl am eigenen Körper als auch psychisch.

Im Gewaltreport des ZQP (2017, S. 43) werden folgende Warnsignale für eine Überlastung beschrieben. Auch wenn diese Signale für pflegende Angehörige angeführt sind, treten diese gleichermaßen bei professionell Pflegenden auf:

- Energiemangel, chronische Müdigkeit
- Nervosität, innere Unruhe
- Niedergeschlagenheit, Hoffnungslosigkeit
- Gefühl innerer Leere
- Freudlosigkeit, Lustlosigkeit
- Gereiztheit, Ärgergefühle
- Schuldgefühle oder -zuweisungen
- Angstgefühle
- Gefühl, wertlos zu sein
- Gedanken der Sinnlosigkeit
- Schlafstörungen
- Magen-Darm-Beschwerden, Kopf- oder Rückenschmerzen, Herzrasen, ohne dass eine körperliche Erkrankung vorliegt

„Das Erkennen und schließlich das Eingeständnis eigener Belastungsgrenzen kann bei manchen Menschen auch mit Versagens- und Schuldgefühlen einhergehen. Die Gefühle reichen dann von Wut und Enttäuschung über das eigene Verhalten bis hin zu Scham und Bedauern, den eigenen Ansprüchen nicht gerecht werden zu können." (ZQP 2017, S. 43)

Wenn die genannten Warnsignale auftreten, ist es ein deutliches Zeichen, dass Sie reflektieren und handeln müssen.

Die innere Haltung reflektieren – neue Perspektiven schaffen

Da Sie die zunehmenden Anforderungen im Beruf nur sehr bedingt ändern können, achten Sie auf Ihre innere Einstellung. Seien Sie ehrlich zu sich selbst. Der Tag hat 24 h, davon schlafen oder erholen Sie sich hoffentlich zumindest ein Drittel der Zeit.

Im Idealfall entwickeln Sie vor dem Auftreten der oben genannten Warnsignale Strategien zur Selbstpflege.

▶ Selbstpflege – ob Bewegung, Freunde treffen oder einfach nur in die Luft schauen, einfach nichts zu tun usw. – es ist alles erlaubt, dass Ihre physische und psychische Gesundheit, positiv beeinflusst.

▶ Die innere Haltung entsteht aus Ihren Erfahrungen, Gefühlen und Gedanken.

▶ **Tipp** Beobachten Sie Ihre Gedanken, nicht nur in belastenden Situationen, auch in schönen Momenten. So wie Sie denken, so werden Sie sich fühlen. Und so werden sich Ihr Tag, Ihre Woche und Ihr Leben entwickeln.

Es ist ein großer Unterschied,

- ob Sie Anforderungen als Belastung oder als Herausforderung sehen,
- ob Sie gestresst oder gelassen reagieren,
- ob Sie laufen oder gehen,
- ob Sie weinen oder lachen,
- ob Sie ängstlich oder neugierig sind,
- ob Sie reagieren oder agieren,
- ob Sie müssen oder können,
- ob Sie hadern oder reflektieren,
- ob Sie an Ihren Kompetenzen zweifeln oder ihnen vertrauen.

Das Gefühl der Belastung entsteht immer dann, wenn wir uns fremdgesteuert fühlen und wenn wir die Bedürfnisse anderer vor unsere eignen stellen.

Da aber jeder gesunde Erwachsene für sein Tun selbst verantwortlich ist, liegt es immer in der Eigenverantwortlichkeit, wie wir unser Leben gestalten, wie wir mit unseren Ressourcen haushalten und wie wir mit uns und mit anderen umgehen.

Machtkompetenzen entwickeln

Neben der Notwendigkeit, seine Belastungsgrenzen zu erkennen, ist die Entwicklung von Machtkompetenz ein Präventionsmerkmal gegen Gewalt. Die bereits genannten Unterschiede der inneren Haltung und Einstellung ermöglichen nicht nur Belastungen positiv zu nutzen, sondern sind auch die Möglichkeit die eigene Machtkompetenz zu stärken.

Macht und deren positiver Aspekt bedeutet, Gestaltungsmöglichkeiten und Entwicklungschancen zu erkennen und zu nutzen.

Christine Bauer-Jelinek beschreibt in ihrem Buch „Die helle und die dunkle Seite der Macht" (Bauer-Jelinek 2000, S. 191), dass Machtgestalter ihre Machtkompetenz wie folgt nutzen:

- Sie kennen und bewerten ihre Bedürfnisse,
- haben eine klare Zielvorstellung und setzen Prioritäten,
- beachten mögliche Wiederstände,
- überprüfen eigene und fremde Reaktionen,
- erweitern ständig ihre Quellen der Macht,
- fragen nach der äußeren und inneren Legitimation zur Ausübung,
- klären die Grenze zum Machtmissbrauch ab,
- verfügen über ausreichend Ressourcen,
- erkennen unterschiedliche Wertesysteme,
- können ihre eigenen Emotionen beherrschen und sinnvoll nutzen.

Machtkompetenz beinhaltet im Wesentlichen, sich der eigenen Entscheidungsfreiheit und Selbstbestimmung bewusst zu sein – damit ist Ihr Selbstbewusstsein gemeint, und zwar nicht im egoistischen Sinne, sondern vielmehr im Sinne der Achtsamkeit und Würde für sich selbst und für andere. Gerade weil sich Pflegekräfte häufig machtlos bis ohnmächtig fühlen, muss notwendigerweise die Machtkompetenz erhöht werden, um zum Machtgestalter werden zu können.

Machtkompetenz in der Beziehung zum Hilfs- und Pflegebedürftigen

Das Bewusstsein über die eigene Macht und die damit verbundenen Handlungsmöglichkeiten stärken die Persönlichkeit nachhaltig. Die Selbstverantwortung wird deutlich und eröffnet so neue Perspektiven für die Beziehungsgestaltung zum Pflegebedürftigen.

- Sie haben die Macht, Bedürfnisse und Ressourcen ganzheitlich zu erkennen.
- Sie haben die Kompetenz, den Augenblick wertschätzend und würdevoll zu gestalten.
- Sie haben die Macht, Patient*innen oder Bewohner*innen in ihrer Selbstbestimmung und Autonomie zu unterstützen.
- Sie haben die Kompetenz, Pflegemaßnahmen zum Wohle der Pflegebedürftigen zu gestalten.
- Sie haben die Macht der Entscheidungsfreiheit.
- Sie haben die Macht und die Kompetenz der Reflexion Ihrer Handlungen.

▶ Positiv und bewusst gelebte Machtkompetenz und Machtgestaltung sind Selbst- und Fremdschutz.

8.2 Nähe und Distanz

Kaum eine Berufsgruppe kommt anderen Menschen so nahe wie Pflegepersonen. Allein bei der Körperpflege, bei der Intimpflege, bei der Mobilisation und bei der Lagerung durchbrechen Pflegepersonen die erforderlichen körperlichen Nähe- und Distanzzonen. Distanzzonen haben einen Schutzfaktor und geben dem Gegenüber Sicherheit.

Der amerikanische Anthropologe Edward Twitchell Hall ermittelte bereits Mitte der 1960er-Jahre vier Distanzbereiche, nach denen die meisten Menschen ihr soziales Verhalten ausrichten.

- Intime Distanz/Intimsphäre: näher als 50 cm; diese empfinden wir nur als angenehm bei geliebten Familienmitgliedern, Partnern und guten Freunden. Die Einhaltung ist wichtig für die Selbstbestimmung, da sonst ein Gefühl der Schutzlosigkeit entsteht. Die Reaktion ist dann Ablehnung bis Aggression.

- Persönliche Distanz/Privatsphäre: ca. 50 cm bis 1 m Umkreis, auch als Armlängenabstand bezeichnet. Dieser Abstand wird beispielsweise bei Gesprächen notwendig sein, ansonsten kann das Sicherheits- und Geborgenheitsgefühl verletzt werden.
- Soziale Distanz: beschreibt den Abstand von 1 bis 4 m; diesen halten wir normalerweise in Warteschlangen oder auch im Wartezimmer bei Arztbesuchen ein. Die Kontakte sind formeller Natur.
- Öffentliche Distanz: ab 4 m, zum Beispiel das Gehen auf einer Straße, die Anwesenheit auf einem Konzert o. ä.

Immer dann, wenn diese Distanzzonen durchbrochen werden, fühlen wir uns schutzlos, unsicher und möglicherweise auch bedroht. Pflege bedeutet auf beiden Seiten ein häufiges Durchbrechen dieser Distanzzonen.

▶ Beachten Sie im Alltag die Nähe- und Distanzzonen. Schaffen Sie bei körpernahen Pflegehandlung vorab Vertrauen und informieren Sie die Pflegebedürftigen über Ihre Handlungen.

8.2.1 Die Gratwanderung zwischen Menschlichkeit und Vernachlässigung, Empathie und Selbstschutz

Die Erwartungshaltungen von Patient*innen oder Bewohner*innen an Pflegepersonen sind in der Regel ein empathisches, zugewandtes Naheverhältnis. Gleichzeitig erwartet man auch ein professionell agierendes Verhalten. Kaum einer will die „kranke" Schwester, die mehr leidet als der/die Pflegebedürftige. Die tägliche Gratwanderung Nähe, anzubieten und zuzulassen und die notwenige Distanz zu wahren, ist für viele Pflegende nicht immer einfach.

Damit beschäftigt sich auch eine arbeitsmedizinische Konzeption und Studie: „Detached Concern" – eine emotionsregulierende Bewältigungsstrategie.

Mit „Detached Concern" (Lief und Fox 1963; dt. Übersetzung: distanzierte Anteilnahme) wird in einer Studie eine entsprechende Bewältigungsstrategie vorgestellt (Lampert 2011, S. 36). Hier wurden vier unterschiedliche Typen identifiziert. „Diese Typen lassen sich durch Kombinationen mit einem unterschiedlichen Grad an empathischer Anteilnahme und Abgrenzungsfähigkeit charakterisieren:

- **Die Teilnahmslosen (die „abgestumpften Helfer*innen"):** Diese Pflegekräfte zeichnen sich durch eine geringe empathische Anteilnahme sowie eine geringe Abgrenzungsfähigkeit gegenüber den Bewohner*innen in ihrer Arbeit aus. Sie scheinen demnach in ihrer Arbeit weder empathisch zu handeln, noch sich von Bewohner*innen distanzieren zu können. Die teilnahmslosen Pflegekräfte weisen im Vergleich zu allen anderen Typen hochsignifikant negativere Wohlbefindenheitswerte auf: die höchste emotionale Erschöpfung, die höchste Depersonalisation, die geringste persönliche Erfüllung, die höchsten kognitiven wie emotionalen Gereiztheits- und Anspannungszustände, die schlechteste allgemeine psychische Gesundheit.
- **Die Empathischen (die „empathischen Helfer*innen"):** Pflegekräfte dieses Typs geben an, dass ihre Arbeit mit Bewohner*innen durch hohe empathische Anteilnahme bei gleichzeitig geringer Abgrenzungsfähigkeit gegenüber den Bewohner*innen begleitet wird. Empathie und sich für Bewohner*innen „grenzenlos" zu engagieren, scheinen den „empathischen" Pflegekräften in der Arbeit besonders wichtig zu sein. Diese Gruppe der „empathischen" Helfer*innen lässt sich insbesondere dadurch charakterisieren, dass sie ihre Arbeit zwar als bedeutend erfüllender als ihre distanzierten oder teilnahmslosen Kolleg*innen erleben; durch dieses zu viel an Nähe und den fehlenden Abstand laufen die Pflegekräfte mit Blick auf die Gesundheitsprofile jedoch Gefahr, das eigene psychische Wohlbefinden insbesondere in Bezug auf die emotionale Erschöpfung zu belasten. Sie weisen hier ein hochsignifikant stärkeres Erschöpfungserleben als die ausgewogenen und distanzierten Helfer*innen auf.

- **Die Ausgewogenen (die „Detached-Concern-Profis")**: Bei der Gruppe der „ausgewogenen" Helfer*innen finden sich hohe Ausprägungen der empathischen Anteilnahme bei zugleich hoher Bewertung der Abgrenzungsfähigkeit. Diesen Pflegekräften gelingt es, in der Arbeit empathisch zu handeln, aber dennoch eine Grenze zu Bewohner*innen wahren zu können. Sie können sich im Spannungsfeld zwischen Nähe und Distanz zu Patient*innen sehr gut regulieren, agieren empathisch, ohne sich selbst jedoch zu verlieren, indem sie sich hinreichend emotional abgrenzen. Sie geben an, sich bedeutend weniger emotional erschöpft zu fühlen, weniger gefühllose und abgestumpfte Reaktionen gegenüber Patient*innen zu zeigen.
- **Die Distanzierten (die „Detached-Concern-Amateure")**: Die Personen dieser Gruppe scheinen ihre Arbeit weniger empathisch, jedoch mit einer hohen Abgrenzung zu Bewohner*innen zu verrichten. Dies lässt vermuten, dass diese Pflegekräfte in ihrer Arbeit emotional eher unbeteiligt und distanziert handeln, um die fordernde Arbeit mit Bewohner*innen nicht an sich heranzulassen. Mit Blick auf das Gesundheitsprofil der „distanzierten" Helfer*innen sind hier die zweithöchsten Ausprägungen an Entfremdungssymptomen und Zynismus festzustellen." (Lampert 2011, S. 43 ff.)

Weiter führt Lampert (2011, S. 44) an: „Sich in „Nähe und Distanz" zu den Patient*innen erfolgreich regulieren zu können, erscheint auf Basis der vorliegenden empirischen Ergebnisse eine wichtige gesundheitsförderliche Arbeitsstrategie für Beschäftigte in helfenden Berufen zu sein, welche aufgrund des empathischen Handelns auch den Patient*innen zugutekommt."

Kann man Empathie lernen?

Ja, man kann, wenn man will!

Alleine das Bestreben und die Auseinandersetzung mit den eigenen Entwicklungspotenzialen bedeutet schon, soziale und emotionale Kompetenz zu haben.

1995 entdeckte der Wissenschaftler Giacomo Rizzolatti die Spiegelneuronen, welche im Gehirn wahrgenommene Emotionen nachempfinden können. Denken Sie nur an den sauren Geschmack einer Zitrone und Sie werden automatisch das Gesicht verziehen.

> „Nervenzellen, die im eigenen Körper ein bestimmtes Programm realisieren können, die aber auch dann aktiv werden, wen nur beobachtet oder miterlebt wird, werden als Spiegelneurone bezeichnet." (Bauer 2016, S. 23)

Empathie ist die Bereitschaft und Fähigkeit, sich in die Lebenssituation anderer Menschen einzufühlen, und setzt echtes Interesse voraus. Der viel zitierte Satz, in den Schuhen des anderen zu gehen, aber die eigenen Socken zu tragen, beschreibt gesundes empathisches Verhalten wohl am besten: einfühlen im Unterschied zu mitleiden.

▶ Einfühlen bedeutet, das Handeln, Fühlen und Denken nachzuvollziehen, zu verstehen und zu begreifen. Damit wird eine Pflegebeziehung abseits von Machtmissbrauch und Gewalt möglich.

Carl Rogers (1981) nennt dies auch einfühlendes Verstehen oder Kongruenz und meint damit die Echtheit und Unverfälschtheit in der Gesprächsführung. Carl Rogers ist mit seinen Grundhaltungen der personenzentrierten Gesprächsführung in einigen Beziehungs- und auch Pflegemodellen zu finden. Im Pflegemodell nach Monika Krohwinkel sind die Grundhaltungen nach Carl Rogers von Pflegepersonen – Kongruenz, Empathie und Respekt – stark verankert; ein weiterer Hinweis, wie grundlegend notwendig das Einfühlungsvermögen hinsichtlich menschlicher Bedürfnisse von Pflegepersonen ist.

Empathie setzt also Nähe voraus. Und wo Nähe ist, benötigt es auch die Fähigkeit der Distanzierung. Einfühlen bedeutet, beim Anderen zu sein, während man beim Mitleiden bei sich selbst ist. In jedem Fall erfordert diese einfühlsame Nähe zu Menschen auch wieder die Fähigkeit, seine eigenen Schuhe zu tragen und damit zu gehen, ohne Blasenbildung und Verletzung.

Für diese selbstschützende Regulation gibt es zahlreiche Möglichkeiten, die jeder individuell für sich finden muss. Von autogenem Training bis Zartbitterschokolade ist alles erlaubt, wenn es Ihnen guttut.

▶ Einfühlende Anteilnahme kann man üben – werden Sie zum ausgewogenen „Detached-Concern-Profi", indem Sie jeden Augenblick bewusst gestalten, neugierig und interessiert an sich und mit anderen Menschen arbeiten.

Leben ist lernen und Lernen ist Entwicklung.

Work Life Balance – Distanz schaffen

Work Life Balance ist in aller Munde. Es geht um die Ausgewogenheit zwischen Arbeits- und Privatleben, wobei hier das Privatleben für Stressabbau und Entspannung sorgen soll.

In der Literatur und im Internet findet man zahlreiche Tipps zum Ausgleich von Stress und dem Abbau von Belastungen. Ob dies nun mentale Übungen oder Empfehlungen für Bewegung sind, jeder muss für sich geeignete Strategien finden und entwickeln. Daher folgen nun keine Tipps, denn Sie sind aufgefordert, für sich die geeignete Methode zu finden.

„Leben Sie, um zu arbeiten, oder arbeiten Sie, um zu leben?"

Die Reflexionsaufgabe besteht darin, sich über das Verhältnis Privat- und Arbeitsleben klar zu werden, Prioritäten zu setzen und für eine Ausgewogenheit zwischen diesen beiden Welten zu sorgen.

In unserer Gesellschaft werden wir Menschen meist über die Arbeit definiert und eingeordnet. Was man gelernt hat oder wo man arbeitet, sind meist die ersten Fragen, die einem, egal wo, gestellt werden. In welche Schule die Kinder gehen und was diese einmal werden wollen. Oder die Höhe des Einkommens lässt das Ansehen in der Gesellschaft steigen oder sinken. Es scheint, als hätte die Arbeit einen höheren Stellenwert als die individuelle Lebensgestaltung. Diese gesellschaftliche Anforderung erzeugt bei Vielen enormen Druck und lässt den Blick auf das Wesentliche vernachlässigen.

Wenn man bedenkt, dass in Pflegeberufen der Frauenanteil bei durchschnittlich 75 % liegt und hier auch zahlreiche alleinerziehende Mütter beschäftigt sind, klingt Work Life Balance äußerst schwierig. Viele Studien belegen den hohen Stressfaktor in Gesundheitsberufen. Der Personalmangel, die Dienstzeiten, die Bezahlung – all das macht eine Zufriedenheit am Arbeitsplatz für Pflegende nicht gerade leicht. Träger von Einrichtungen bieten Seminare für Zeitmanagement, Stressbewältigung oder auch Gesundheitsprojekte für Mitarbeiter*innen an. Auch politische Projekte, wie flexible Arbeitszeitmodelle, sollen die Vereinbarkeit von Beruf und Privatleben ermöglichen. Informieren Sie sich darüber und nutzen Sie die Angebote.

▶ Nehmen Sie Ihre Gefühle wahr, denken Sie darüber nach, wie Sie Ihr Leben privat und beruflich gestalten möchten. Entscheiden Sie sich für Ihren Weg. Es geht um Ihre Zufriedenheit und wie Sie für sich Lebensqualität und Arbeitsqualität definieren und gestalten.

8.3   Reden oder schweigen

„Unsere Generation wird eines Tages nicht nur die ätzenden Worte und bösen Taten der schlechten Menschen zu bereuen haben, sondern auch das furchtbare Schweigen der Guten." (Martin Luther King)

Dieses Zitat von Martin Luther King, dem amerikanischen Geistlichen, Bürgerrechtler und Friedensnobelpreisträger, der sich mit gewaltlosem Wiederstand gegen jede rassistische Diskriminierung einsetzte, wäre ein guter Wegweiser für die Prävention von Gewalt.

Immer und egal wo es um Machtmissbrauch und Gewalt geht, müssen wir darüber reden, denn Schweigen macht mitschuldig!

In unserer Gesellschaft ist es mittlerweile üblich, Missstände aufzuzeigen, all das Unpassende kundzutun, zu belegen. Daraufhin folgen Rechtfertigungen, warum all das nicht anders möglich ist. Nur sehr selten werden

Lösungsmöglichkeiten aufgezeigt oder gar eingeleitet – eine Art Jammerkultur, die sich dest-
ruktiv auswirkt, hat sich breitgemacht. Jam-
mern, klagen und sich aufregen bewirken vielleicht eine kurze Entlastung für den Einzelnen,
nachhaltige Veränderungen werden dadurch
aber nicht erreicht. Im Gegenteil, diese negativen Stimmungen übertragen sich, werden zu
Phänomen ganzer Gruppen und Gesellschaften.
Aus Unzufriedenheit wird Wut und die Gewalt-
bereitschaft steigt. Es bleibt die Möglichkeit,
sich dem Destruktiven anzuschließen oder dagegen zu sein. Doch dagegen zu sein, sich zu
widersetzen, ist das andere Extrem – spaltet,
verfeindet und grenzt aus.

▶ Eine gewaltfreie Möglichkeit wäre, für etwas
   zu sein anstatt dagegen.

Beispiele:
• Ich bin für eine würdevolle Pflege.
• Ich bin für gewaltfreie Kommunikation.
• Ich bin für die Einhaltung der Menschen-
  rechte.
• Ich bin für eine wertschätzende Kultur.
• Ich bin für eine ganzheitliche Pflege und Be-
  trachtung.

8.4 Fühlen, denken und entscheiden

„Das ist der größte Fehler bei der Behandlung von
Krankheiten, dass es Ärzte für den Körper und
Ärzte für die Seele gibt, wo beides doch nicht ge-
trennt werden kann." (Platon)

Schon Platon, geboren 427 v. Christus und
Schüler von Sokrates, erkannte den Zusammenhang der Ganzheitlichkeit.
Um Platons Aussage auf die Pflege zu übertragen, würde es 2500 Jahre später immer noch
heißen: Das ist der größte Fehler der Pflegepersonen, die Grundpflege in den Mittelpunkt der
Handlungen und Bewertung der Kosten zu stellen. Der Mensch mit seinen Emotionen, Bedürf-

nissen und Motiven wird kaum berücksichtigt
und die Pflege der Seele nicht bezahlt.
„Denken, fühlen und handeln" – in dem
gleichnamigen Buch von Gerhard Roth (2001)
werden die Einflüsse unserer Motive und Gefühle
auf menschliches Handeln umfassend beschrieben sowie Einblicke gegeben, wer oder was
unser Verhalten bestimmt.
Gerade die unbewussten Gefühlsregungen
steuern uns Menschen. Da, wo Machtmissbrauch
und Gewalt ausgeübt werden oder nur die Gefahr
besteht, ist es erforderlich, Zusammenhänge zu
kennen. Nicht der Körper und unser Aussehen machen uns individuell, sondern unsere Seele, unsere
Emotionen und wie wir uns dadurch verhalten.
In den Ausbildungen wäre es somit dringend
notwendig, eine Ausgewogenheit der physischen
und psychischen Wissensvermittlung anzustreben. Mehr psychologische Inhalte in der Ausbildung, wären auch im Hinblick auf die Persönlichkeitsbildung wie die Entwicklung von emotionalen, sozialen Kompetenzen im Sinne der
Menschlichkeit wünschenswert.
Bauer-Jelinek (2016) verwendet die Bezeichnung „fühlen – denken – entscheiden" als
Grundlage für die Entwicklung des mental-
emotionalen Systems zur Entwicklung von
Machtkompetenz. Sie beschreibt, „dass Selbstreflexion die Voraussetzung für Selbsterkenntnis"
ist. Und wer sich selbst gut kennt, kann auch die
Befindlichkeit von anderen gut wahrnehmen, sie
verstehen und Empathie oder Mitgefühl empfinden. Ein gut ausgebildetes Selbstreflexions-
system ermöglicht Selbstliebe und Beziehungsfähigkeit (Bauer-Jelinek 2016, S. 107).

▶ Ob wir positive oder negative Gefühle
   wahrnehmen, entscheiden unsere Erfahrungen.
   Wie wir jeweils darüber denken und uns dann
   für das eine oder andere Verhalten entscheiden,
   fällt in die Eigenverantwortung und ist
   beeinfluss- und steuerbar.

Anhand des folgenden Beispiels können Sie
Ihr Fühlen – Denken – Entscheiden reflektieren.

Beispiel

Frau Eisner wird auf einer unfallchirurgischen Abteilung mit schweren Verletzungen nach einem Autounfall aufgenommen. Sie erlitt zahlreiche Knochenbrüche und eine schwere Gehirnerschütterung. Sie hatte 2 Promille Alkohol im Blut und verursachte den Unfall. Dabei kam ein Familienvater ums Leben. Er hinterlässt eine Frau und drei minderjährige Kinder. ◄

Immer wieder stehen Mitarbeiter*innen aus Gesundheitsberufen solchen oder ähnlichen Situationen gegenüber. Das hier Gefühle wie Wut und Ärger und auch Fassungslosigkeit entstehen, ist durchaus natürlich und menschlich.

Übung

Was fühlen Sie?
   Was denken Sie?
   Wie treten Sie mit Frau Eisner in Kontakt, wie gestalten Sie die Pflegebeziehung?

Perspektivwechsel eröffnet wertfreie Beziehungsgestaltung

Sie haben folgende Möglichkeiten, Ihr Fühlen, Denken und Entscheiden zu steuern. Entweder, Sie betrachten die Situation aus der Sicht der hinterbliebenen Familie. Dann wird es wahrscheinlich Wut und Aggression bis hin zu Rachegelüsten in Ihnen auslösen und eine würdevolle Pflege von Frau Eisner unmöglich machen. Oder Sie versetzen sich in die Lage von Frau Eisner, die nun ihr ganzes Leben mit dieser Schuld leben muss.

Empathische Kompetenz würde bedeuten, sich in beide Situationen einfühlen zu können. In der Pflegebeziehung müssen Beziehungen jedoch abseits von wertendem und urteilendem Verhalten gestaltet werden.

In diesem Fall ist Frau Eisner die Patientin und Sie die Pflegeperson, die nach allen gesetzlichen und ethischen Anforderungen handeln muss.

Sollten Sie privat von einer ähnlichen Situation betroffen sein, dann wäre es sinnvoll und gewaltpräventiv, dies im Team anzusprechen und zu

versuchen, dass eine andere Pflegeperson die Pflege von Frau Eisner übernimmt.

Gewaltfreie Pflege setzt ein bewusstes Fühlen, ein differenziertes Denken und verantwortungsvolles Entscheiden Ihres Handelns voraus.

8.5   Selbstkontrolle und Selbstbeherrschung

Beide Wörter werden häufig unmittelbar mit dem Wort Disziplin verwendet und verknüpft; Disziplin insofern, dass Belastungsfaktoren rechtzeitig erkannt werden, bevor es zur Explosion kommt.

Begriffsdefinition

Die Definition der Selbstkontrolle lautet „die Beherrschung und die Fähigkeit zur Steuerung des eigenen Verhaltens" und wird auch als Überprüfung des eigenen Zustandes beschrieben (wortbedeutung.info 2017).

Selbstbeherrschung wird im Duden als Fähigkeit, Affekte, Gefühle oder Ähnliches durch den Willen zu steuern, ihnen nicht ungezügelt freien Lauf zu lassen, definiert (Duden.de).

Der Kontakt zu sich selbst und seinen Gefühlen ist als Selbstkontrolle zu verstehen, und die Selbstbeherrschung bietet die Möglichkeit, sich nicht von seinen Impulsen mitreißen zu lassen.

Das ZQP beschreibt Selbstbeherrschung zur Gewaltprävention für pflegende Angehörige, jedoch ist diese auch für professionell Pflegende gültig.

„Ist man erst einmal „auf 180", fühlt man sich oftmals machtlos und von seinen Gefühlen geradezu überrollt. Die Fähigkeit zur Kontrolle von aggressiven Impulsen ist eine Gabe, die bei den allermeisten Menschen ausgeprägt vorhanden ist – und auch gezielt verbessert werden kann. Eine wichtige Grundvoraussetzung besteht hierbei darin, die eigenen Gefühle schon frühzeitig wahrzunehmen. Gelingt es, so z. B. den Zorn bereits wachsen zu spüren und das Gefühl weit vor „180" wahrzunehmen, bietet sich die Möglichkeit der bewussten Reaktion und Deeskalation. Idealerweise steht man also im ständigen bewussten Kontakt zu seinen Gefühlen, ohne sich jedoch von ihnen im Affekt mitreißen zu lassen." (ZQP 2017).

Tipps zur Selbstkontrolle

- Nehmen Sie Ihre Gefühle und Stimmungen bewusst war.
- Reflektieren Sie Ihre Gefühle und Gedanken.
- Beobachten Sie Ihren Körper – Haltung, Anspannung, Atmung.
- Wechseln Sie die Perspektive.
- Leiten Sie umgehend Maßnahmen zur Selbstbeherrschung ein.

Tipps zur Selbstbeherrschung

- Schaffen Sie räumliche Distanz, verlassen Sie den Raum.
- Beobachten und regulieren Sie Ihre Atmung.
- Suchen Sie einen ruhigen Ort auf.
- Sprechen Sie mit Ihren Kolleg*innen.
- Tun Sie sich etwas Gutes – trinken Sie Wasser, Tee oder Kaffee.
- Versuchen Sie, über sich selbst zu lachen.
- Gehen Sie zu Patient*innen oder Bewohner*innen, die Ihnen gut tun.

Achtsam Leben pflegen

Zu guter Letzt möchte ich Ihnen diesen Leitsatz mit auf den Weg geben.

Die Achtsamkeit und der Respekt vor dem eigenen Leben und dem Leben anderer Menschen entscheidet, wie wir die Welt in uns und um uns herum wahrnehmen und erleben. Achtsamkeit eröffnet neue Perspektiven und verändert uns und unser Umfeld.

Achtsam Leben pflegen – ist eine innere Haltung, die wir in Zeiten wie diesen privat und beruflich dringend benötigen, um unserem Grundgesetz, Artikel 1 „Die Würde des Menschen ist unantastbar" gerecht werden zu können.

Achtsam Leben pflegen – ermöglicht eine neue Lebensqualität für Sie und für die Pflegebedürftigen.

Achtsam Leben pflegen – ermöglicht Reflexion, Lernen und Veränderung.

Achtsam Leben pflegen – ist gewaltfrei.

Literatur

Bauer J (2016) Warum ich fühle, was du fühlst, 8. Aufl. Hoffmann und Campe, Hamburg

Bauer-Jelinek C (2000) Die helle und die dunkle Seite der Macht, 8. Aufl. Klosterneuburg, Edition va Bene, Wien

Bauer-Jelinek C (2016) Machtwort. Carl Ueberreuter, Wien

Lampert B (2011) Arbeitsmedizin und Arbeitspsychologie 02/2011. Österreichisches Forum Arbeitsmedizin und Arbeitspsychologie, Institut für Arbeitsmedizin der Medizinischen Universität Wien, Österr. Gesellschaft für Arbeitsmedizin, AMD Linz

Lief HI, Fox RC (1963) Training for "detached concern" in medical students. In: Lief HI, Lief VF, Lief NR (Hrsg) The psychological basis of medical practice. Harper & Row, New York, S 12–35

Rogers C (1981) Der neue Mensch. www.carlrogers.de/grundhaltungen-personenzentrierte-gespraechstherapie.html. Zugegriffen am 09.09.2017

Roth G (2001) Denken, Fühlen, Handeln. Die neurobiologischen Grundlagen des menschlichen Verhaltens. Suhrkamp, Frankfurt am Main

ZQP Zentrum für Qualität in der Pflege (2017) Themenreport, Gewaltprävention in der Pflege. https://www.zqp.de/wp-content/uploads/Report_Gewalt_Praevention_Pflege_Alte_Menschen.pdf. Zugegriffen am 24.10.2017

Stichwortverzeichnis

Printed in the United States
by Baker & Taylor Publisher Services